U0729629

目　录

麻醉医生
非技术性技能

ANESTHESIOLOGISTS' NON-TECHNICAL SKILLS(ANTS)

主编 连庆泉 上官王宁

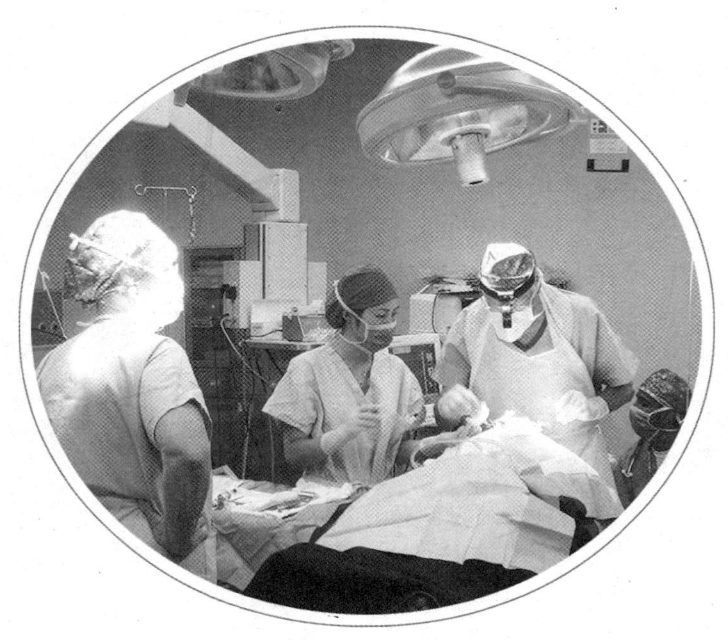

世界图书出版公司
上海 · 西安 · 北京 · 广州

图书在版编目(CIP)数据

麻醉医生非技术性机能/连庆泉,上官王宁主编. —上海:上海世界图书出版公司,2011.8(2014.1重印)

ISBN 978-7-5100-3771-9

Ⅰ.①麻… Ⅱ.①连… ②上… Ⅲ.①麻醉学 Ⅳ.①R614

中国版本图书馆CIP数据核字(2011)第148291号

麻醉医生非技术性机能

连庆泉 上官王宁 主编

上海世界图书出版公司 出版发行
上海市广中路88号
邮政编码 200083
上海市印刷七厂有限公司印刷
如发现印刷质量问题，请与印刷厂联系
（质检科电话：021-59110729）
各地新华书店经销

开本：890×1240 1/32 印张：10.625 字数 280 000
2014年1月第1版第2次印刷
ISBN 978-7-5100-3771-9/R·259
定价：60.00元
http://www.wpcsh.com.cn
http://www.wpcsh.com

编写人员

主　编　连庆泉　上官王宁

编　者（以姓氏笔画为序）

于布为　（上海交通大学医学院附属瑞金医院）
上官王宁（温州医学院附属第二医院）
王祥瑞　（上海交通大学医学院附属仁济医院）
王国林　（天津医科大学总医院）
方利群　（四川大学华西医院）
左云霞　（四川大学华西医院）
刘　平　（华中科技大学协和医院）
申彦杰　（温州医学院附属第二医院）
苏殿三　（上海交通大学医学院附属仁济医院）
李　军　（温州医学院附属第二医院）
李兴旺　（温州医学院附属第二医院）
狄美琴　（温州医学院附属第二医院）
连庆泉　（温州医学院附属第二医院）
林　函　（温州医学院附属第二医院）
赵英花　（温州医学院附属第二医院）
姚尚龙　（华中科技大学协和医院）
贺秋兰　（中山大学附属第一医院）
梅虹霞　（温州医学院附属第二医院）
黄文起　（中山大学附属第一医院）
黄宇光　（北京协和医院）
蒋懿斐　（温州医学院附属第二医院）
薛庆生　（上海交通大学医学院附属瑞金医院）

前　　言

2007年，当我在一篇文献中第一次看到“Anaesthetists' Non-Technical Skills”时，尚无法理解它的含义，只是匆匆一瞥而过，消失于茫茫词海中。几个月后的一个偶然机会，当我再次阅读该篇文献时，给了我莫大的兴趣和启迪，Love is more than a word，it says so much。它的含义、临床实用性和重要性，让我有了深刻的体会。细细品味之余，慢慢地，它的轮廓渐渐清晰，脑海里开始有了一个具体的想法，何不结合临床实践分析，把有关麻醉医生Non-Technical Skills（后来把它翻译成“非技术性技能”）的资料和信息收集起来与大家分享呢？

2008年，我有幸参加由Baxter公司组织的在新西兰Auckland大学举行的模拟培训，让我对“麻醉医生非技术性技能”的理论知识和培训有了更为具体和感同身受的理解和认识。在模拟教室里，有外科医生、护士、模拟人等模拟实况手术环境，通过不同突发的情况，培训我们的计划性（Planning）、沟通交流（Communication）、领导力（Leadership）、判断分析（Situation awareness）、决策（Decision making）、团队合作（Teamwork）、在压力下工作（Working under pressure）等能力。当某一学员在模拟手术室里“身临其境”的时候，其他学员可以在边上的教室里通过单面透视的镜子近距离“参观”他的表演，但该学员则不能看到外面的情景，而那里正有好多双眼睛饶有兴趣地盯着他的“一举一动”呢。真可谓：Men on the outside see clearly，men in the game are blind（旁观者清，当局者迷）。每个学员完成一个病例之后，回到示教室，老师和其他没有参与的学员一起，通过录像分析他的所作所为，让自己有了一个反馈审视自己的机会，并要求每个学员讨论，发表意见(Debrief and Evaluation)。在为期一周的"Scenario Training"中，老师强调在"Crisis Management"中要有 Big picture，Share the mental model，不要发生 Fixation error，Maintain "situation awareness"。并通过一些经典的 Videos 分析和小游戏，培养如何建立团队意识、团队协作、有效的沟通交流。

他山之石，可以攻玉。新西兰 Auckland 大学的模拟培训，给了我莫大的信心和鼓舞，坚定了把这些相关知识介绍给麻醉同道的想法和决心。天行健，君子以自强不息。在连庆泉教授的组织下，邀请了国内知名的麻醉学专家参与编写。全书共分 14 章，约 28 万字，内容新颖全面，理论联系实际，集中体现了临床上的实用性、操作性、可行性和指导性。因此，本书是一本具有较高临床实用价值的参考书，也是麻醉科住院医师临床培训的一本好教材。当然，书中所提到的非技术性技能要素，包括团队协作、沟通交流、决策等，虽然分章节书写，但在临床实践中是一个有机的整体，并不能截然分开。

本书承蒙北京大学第一医院麻醉科主任吴新民教授和美国俄亥俄州立大学医学中心夏云教授作序，对此表示衷心的感谢。同时也感谢参与本书编写并付出辛勤劳动和汗水的所有作者，感谢所有关心并支持本书出版的全国同道同行，感谢温州医学院附属第二医院麻醉科全体工作人员，感谢我科时亚平老师的无私奉献和辛勤付出。不识庐山真面目，只缘身在此山中。囿于麻醉学发展的一日千里以及本人的才疏学浅，书中纰漏之处难免，恳请读者批评指正。

上官王宁

2010 年 9 月

序　一

社会的进步和现代医学的发展要求麻醉科医师具备深厚的麻醉学及其相关知识、全面的技能和较高的修养。常规培训重点在于强调获得必需的专业知识和技能以满足相应的临床实践。然而,仅此并不能够完全满足患者的要求,而只有根据患者具体情况,制定全面和合理的治疗计划并有效地执行之,这就需要一整套诸如交流、团队合作、计划性、资源管理和决策等特别的技能。只有这些技能与医学知识和临床技能有机结合才能够圆满地完成临床治疗任务。这些技能通常被指为"人的因素"(human factors),但更加特别之处在于这些技能与医学专业知识、需要的药物和设备不直接相关,它们被指为"非技术性技能(Non-technical skill)"。非技术性技能可以分为两种:一为认知或精神性技能,如决策、计划性、形势觉察和判断等;二为社会或个体间技能,如团队工作、交流、领导力等。在手术室环境中,要做到安全和有效,两种技能都是必需的,医务人员必须具备基本的非技术性技能,保证他们能满足处理复杂工作环境的需要,这经常包括:对动态变化的环境和情势保持觉醒、在繁重工作压力状态下处理各种突发事件。如果问题发生了,由于操作实施的受限,复合系统潜在的缺陷,就可能导致不良后果。正是认识到这点,其他一些部门会推出有关特别的训练计划,让人们了解来自"人的因素"的问题,并支持非技术性技能的发展。

近年来,新的麻醉学专业著作不断问世,但至今国内尚未见到与之相关的书籍,且该书相关内容与日常临床工作密切相关,可又被很多人忽视,导致临床出现不少的问题,因此出版此书显得尤为必要。该书分为 14 个章节，包括麻醉科医生非技术性技能概况、团队工作、沟通交流、任务的安排完成、情势判断、决策、计划性、在压力下工作等，循序渐进，相互联系，每个章节论点明确，以大量的实例为基础，生动、清晰地说明相关技能在临床麻醉实践中的实用性。相信本书有助于国内麻醉科医生对"非技术性技能"这一理念的认识并在实践中应用有积极的促进作用，不仅是麻醉科医生，也可以面向各个层次的医务工作者，具有较高的指导和参考价值，为临床医生提供一本较为实用的教材和参考书。

吴新民

2011 年 3 月

序　二

我怀着极大的兴趣读完了《麻醉医师非技术性技能》(Anesthesiologists' Non-Technical Skills)的书稿。书中所写的确是我职业生涯和成长经历中不可或缺和体会深刻的一个部分，呼唤着我的记忆。自从我在北京协和医院成为一名临床医生以来，不正是记录着一个将“非技术性技能(Non-Technical Skills)”逐渐融入医疗实践的人生旅程吗？非技术性技能已被广泛地应用于很多领域，如航空和核电工业，在规避人为失误的发生中发挥了重要作用。尽管非技术性技能在麻醉临床实践中也扮演着极其重要的作用，但是迄今为止仍没有一套系统地和与之相关的麻醉住院医生培训计划。

传统医学教育强调的是医学专业理论知识的学习和实践技能的获得以满足基本临床实践的需要。然而在实际的临床工作中，最佳目标的实现除了具备丰富的医学专业知识和熟练的医疗技能以外，还需要严格合理的计划和保障计划准确执行的措施。对于工作强度很高的麻醉医师来讲，随时都会遇到突发情况，即使是一个熟练的高年资麻醉医师，也不可避免地会出现人为的失误。因此，在临床麻醉工作中，怎样能够使人为失误率降低到最低，同时确保最好的麻醉效果(Excellence in Anesthesiology)，这正是《麻醉医师非技术性技能》一书讨论的重点。实际上，这本书所涉及的技能完全可以为其他医学专业所借鉴。

该书从麻醉医生非技术性技能(ANTS)概况、团队合作(Teamwork)、沟通交流(Communication)、领导能力(Leadership)、任务的安排管理(Task management)、情势判断觉察(Situation awareness)、决策(Decision making)、计划性(Planning)、创新、热情与主动性(Innovation, Enthusiasm & Motivation)、在压

力下工作(Working under pressure)等与麻醉相关的人的因素的研究、麻醉医师非技术性技能的评估、麻醉医师非技术性技能的相关研究及数据来源、如何提高麻醉医生的非技术性技能等方面进行了详细的论述,并引用了大量的临床病例讨论和参考文献,是一本具有较高临床实用价值的参考书,也是麻醉住院医师临床培训的一本好教材。我建议一个有志成为优秀临床麻醉医生(Excellence in Anesthesiologists) 的住院医生将此书作为必读的参考书之一。我个人认为,在医学临床实践中,有效的医患交流和患者的心理医疗亦应归类于"非技术性技能"的范畴,一个真正优秀的临床医生必定是一个将医学知识技能和患者心理医疗合理结合的医者。考虑到当前国内严峻的医患关系,本书的出版还有着非常重要的现实意义。

该书的一个显著的亮点是邀请了于布为教授等一大批著名的麻醉学专家参与编写,他们都是当今国内叱咤风云的麻醉学科专业发展的带头人。

我有幸在美国俄亥俄州立大学医学中心先后接待过许多国内麻醉界同仁,其中包括本书的主编连庆泉和上官王宁两位教授。他们两位都是充满热情、脚踏实地、远见卓识和敢为人先的国内麻醉界的实干家。2009 年,时任温州医学院附属第二医院麻醉科副主任的上官王宁教授作为访问学者来我们大学医学中心参观访问,在几个月的工作中,我们互相学习,一起深入探讨麻醉领域里的方方面面。我特别注意到上官王宁教授在此期间做了大量的临床笔记,其中就有许多非技术性技能的内容。他对每一个和国内不同的麻醉管理实例都进行了很有见地的分析,并指出哪些可以为国内麻醉界所借鉴。他既是一名治学严谨、诚恳好学和知识丰富的优秀麻醉医生,又是一个多才多艺颇有文学修养的旅行家。非常感谢两位主编对我的信任,同时也感谢参与本书编写并付出辛勤劳动和汗水的所有作者。

夏云

2011 年 2 月于美国俄亥俄州哥伦布市

第1章

麻醉医生非技术性技能(ANTS)概况

第一节 技能和技术的定义和区别

一、技术的定义

近200年来“技术”这个词的含义发生巨大的变化。在20世纪以前，“技术”是一个不常用的词，通常是指有用的手艺。随着第二次工业革命的出现，在20世纪这个词显著使用得频繁起来。在20世纪30年代以前，“技术”不是指工业技术的学习，而是指工业技术本身。1937年，美国社会科学家Read Bain指出：“技术”包括所有的工具、机器、用具、武器、设备、交流、交通和我们生产和使用他们的技能。技术的定义在当今的学者中仍然很流行，特别是社会科学家。

技术是在人类的生产劳动中产生的。人类为了生存就要生产，任何生产都离不开技术。技术一词(technology)的演变源远流长，其希腊文原型是“téchnē”，通过拉丁语“technicaars”的媒介作用，于技术发展活跃的17世纪，在法国变为“technique”，在美国变为“technology”。最早将科学与技术加以区分的是希腊哲学家亚里士多德，他认为科学是知识，技术是人类活动的技能。马克思将技术作为劳动过程的要素，放到社会的物质生产过程和社会关系中加以系统研究。马克思指出，技术是人和自然的中介，技术的发展将引起生产方式和社会关系的改变。

关于技术本质的表达有多种，有人认为："技术就是按照人类的目的而使自然界人工化的过程，并且是实现自然界人工化的手段"。技术"在本质上反映人对自然的能动关系"。我国《辞海》里，对技术的解释为："根据生产实践经验和自然科学原理而发展成的各种工艺操作方法与技能。广义地讲，还包括相应的生产工具和其他物质设备，以及生产的工艺过程或作业程序和方法。"我们的理解是：技术是人类在认识自然、利用自然、改造自然的劳动过程中所掌握的各种活动方式、手段和方法的总和，是知识、能力同物资手段的动态结合。

二、技能的定义

技能是技术哲学研究中的一个基本概念。但迄今为止，国内外的专家学者却很少有人对技能进行过专门的分析和深入的研究。

技能是在原始时代，伴随着人类制造和使用工具的劳动而产生的。工业革命的到来使机械工具逐渐代替了手工工具，以手工操作为基础的技能便逐步让位于以机器操纵为基础的技能。这时，技能主要是指机器的操作。随着社会的发展，人们逐渐形成了技能的定义，所谓技能是指人们运用有关知识，顺利地完成某项任务的一种机体活动方式或智力活动方式，分为动作技能和智力技能。动作技能是以外部动作占主导地位的技能，它是以肌肉、肢体动作和动觉分析器官的协调运动为特点的。比如：学生对机器的操纵和调整。智力技能是以抽象思维活动为主导的解决实际问题的技能，它是在不断的认识活动过程中形成的。如感知、想象和思维等，而以思维为主要成分；掌握正确的思维方法是智力技能的主要特征。智力技能是在生产实践活动中积累起来的一种调节智力活动和经验的综合能力。智力技能与动作技能同样是在大量地、反复地练习中得以形成和巩固的。

动作技能与智力技能是密切联系、不可分割的，动作技能本身就有智力活动参加，包含有智力技能的成分。同样，智力技能也受到动作技能的制约，很多智力技能往往是通过动作技能表现出来的。

三、技术与技能的区别

在古代，人们常常把技能作为技术的本质。现代技术的发展使科学知识和理论活动的作用日益增强，技能是否等同于技术？一些哲学家把技术定义为理性的有效的活动，认为这种具有理性特征的技术实质上就是技能。技术哲学家范里森曾说过，技术发展的特征之一就是旧工具不断让位于更加独立于人的新工具。现代技术的发展带来技术手段的变化，而技术手段在性能和状态上的变化又必然要对技能产生影响。在现代社会里，虽然技术起着非常重要的作用，但是技能及其作用是不可否认的。

在大工业以前的生产阶段上，技能与手工工具紧密联系在一起，它通过工匠的手艺在技术活动中体现出来。现代技术的出现，一方面使工人某些单纯的动作技能被自动化装置所取代，人的机械活动已完全成为不必要的劳动，另外它还是某些劳动技能变得简单化。但另一方面，虽然自动化机器使工人的职能发生了变化，但是工人这种神圣的职能建立在技术过程某些深刻理解的基础之上，建立在更加发达的智力技能的基础上，而且随着技术的发展，对某些以分析和逻辑能力为基础的智力技能也提出了更高的要求。

由此可见，现代技术的发展对技能的影响主要表现在两方面，但需要指出的是，尽管动作技能日趋简化，这并不意味其消失；而智力技能的作用虽不断增强，这也不表明其独立，动作技能和智力技能作为人类运用肢体的操作活动和大脑的思维活动来驾驭生产劳动的能力，它在现代技术中的地位和作用都是不可忽视的。

无论科学的发展带来怎样先进的高技术，但在现代社会里，技术活动的主题仍然是人，只要人的生产活动存在，作为人类技术活动能力的技能就不会消失，而只能是不断发展、完善。

第二节　非技术性技能的含义

一、非技术性技能

像其他工业领域一样，麻醉事故和不良事件通常是由组织和操作因素所导致的。不良事件或“人为失误”调查显示，多达80％的事件都是由于人为因素故障所引起的，例如：沟通不足、监测不充分、没有反复核对药物或检查机器，而不是缺乏技术知识或者机器故障。对手术室医护人员的调查研究也显示有些事件是由于情势判断觉察不足以及团队交流不足所引起的。

减少这些事件发生的可能性需要麻醉医生有一项额外的技能，它被称为非技术性技能，它和医学知识以及临床技术一样都是必不可少的。非技术性技能可以定义为手术室与医学专业知识、药物或设备不直接相关的行为。它包括人际交往能力，例如：沟通、团队合作、领导力；以及认知能力，如：情势判断觉察、决策。这些技能并不是麻醉的新技能，优秀的麻醉医生都具备这些能力。在过去，这些技能并没有通过正规的教育形式来进行培训。然而，随着对减少不良事件的关注越来越多，已经开始通过培训和模拟训练来培养这些能力。

要想实现非技术性技能培训的成功，首先必须确定在给定的操作环境和文化下必备的工作技能。对这些技能进行评估也是非常重要的，对业绩提供反馈意见以及允许对培训作出评估。航空业使用行为标记系统来组织培训和评估飞行员的非技术性技能。行为标记系统衍生出工作中必要的非技术性技能的分类标准,通过观察评估系统来对他们的行为组分进行评估。它们明确的性质和培训者对可观察行为评估的依赖意味着行为标记系统可以为可靠评估提供一项有组织的工具。它也可以为非技术性技能的讨论提供一种通用语言。不管是在模拟训练还是在职业培训中,这种系统在支持麻醉非技术性技能培训中都起着非常重要的作用。

非技术性技能并非孤立于其他方面的麻醉能力。对这些技能调查的目的在于支持所有良好技能的发展。成功的任务业绩取决于任何给定情况下都能够对技术和非技术性技能进行有效的整合。

二、麻醉医生非技术性技能(ANTS)系统

ANTS 系统是一项行为标记系统,它由工业心理学和麻醉医生在苏格兰通过 4 年的合作研究项目而形成。ANTS 系统采用完整的医学知识和临床技能,可以用于帮助支持日常工作和紧急情况的安全性和有效性,也可以为顾问医生和学员提供一种讨论技能的语言。它能够用于评估个人行为,为培训过程提供支持和为技能发展提供反馈意见。由于对手术室非技术性技能有效性和可靠性缺乏进一步的理解,因此它不推荐用于正式的总结性的评估。

ANTS 系统包含三个层次。最高层次有四种技能分类,接下来是十五项技能元素(见表 1)。每个元素都有一个定义,并且有与之有关的正确和错误行为的例子(详见第 12 章)。这些行为标记能够帮助显示是否存在这些技能元素。它们来源于顾问麻醉医生对自己所经历的各种各样病例的实例描述。ANTS 系统没有提供可供麻醉医生使用的完全详尽的非技术性技能清单,它被一些可以通过行为观察来进行识别的重要的技能所限制。

表 1　ANTS 系统:分类和元素

分　　类	元　　素
任务管理	• 计划和准备 • 区分优先次序 • 提供和维护标准 • 确定并利用资源
团队合作	• 协调团队成员活动 • 交换信息 • 使用权利和威信 • 评估能力 • 支持他人
情势判断觉察	• 收集信息 • 了解并识别 • 预期
决策	• 识别选项 • 权衡风险并作出选择 • 再次评估

三、ANTS 系统的使用

1. 使用者选择和培训:

1）为了更有效的使用 ANTS 系统,培训是很有必要的;

2）如果使用 ANTS 系统进行评估,培训者应该了解评估标准,以确保提供标准化的判断;

3）进行定期培训,形成标准方案;

4）建议每个部门选出一小部分人员作为非技术性技能培训者/评估者。

2. 学员选择和培训:

1）学员应该接受有关人为表现和错误管理的培训以支持非技术性技能的发展。以后,这可能会从医学院开始,然后通过研究生培训进行进一步发展;

2）学员应该有他们自己的有关非技术性技能系统参考指南的副本;

3）非技术性技能系统的使用与培训者的经验水平相适应;

4）顾问医生应该向学员解释为什么在培训期间提供非技术性技能的反馈意见是非常重要的,ANTS系统的目的在于帮助发展专业技能。

第三节　ANTS的来源和发展

一、ANTS来源

非技术性技能的概念最近才被介绍到卫生保健行业,它的起源来自于非医学。在1970年,在几架飞机坠毁之后,研究者对其进行了原因分析。他们发现这不是因为只是缺乏知识或者技术的问题,飞行员和机组人员非技术性技能的失败是关键的潜在因素。随后,这些技能使用不充分或不恰当也是许多工业灾难的主要原因。众所周知的例子包括切尔诺贝利核电站的爆炸、Piper Alpha石油平台的爆炸、希尔斯伯勒足球场的踩踏事件。

非技术性技能是认知(例如:决策)和社交技能(例如:团队合作)的综合,是知识和技术技能的补充物,它可以帮助提高安全性。

二、非技术性技能的重要性

工业研究表明,意外事故70%的原因是人为误差。对麻醉过失的原因进行研究得出了相似的结论。据报道,年轻医生一个月至少会有一次过失。与流行观点相反,这些错误只有少数是由于压力过大或长时间的工作。大部分是由于经验不足或知识有限。大多数的错误都是较小的,但是有些却造成严重伤害或死亡。

越来越多的文献表明在卫生保健行业充分利用非技术性技能，通过减少过失和增加早期识别和纠正潜在危害，能够提高病人的安全性。这些技能对日常活动和临床紧急事件来说非常重要。目前已经对这些技能的不良事件，如：外科、麻醉、重症监护室、急诊室中的角色，进行了广泛的研究。在麻醉和外科，非技术性技能被认为是非常重要的，并且已经形成了评估系统，它可以帮助在培训期间提供反馈意见。

缺乏经验的医生犯错误的风险很高，他可能会从非技术性技能中获得最大的收益。临床实例需要遵循相关的技能和组件。这些例子提醒我们，我们都是人，因此很容易犯错误。

个案研究1：2001年在治疗急性淋巴细胞白血病期间，Wayne Jowett患者没有静脉给予长春新碱，而是错误的囊内给予药物，随后患者死亡。非技术性技能的不足是至关重要的。给予长春新碱时，年轻的医生没有怀疑专科主治医生的指令给予囊内用药，尽管他认为这是错误的（领导力，使用权利和威信）。后来他说，"我是一名年轻医生，做了专科主治医生让我做的事情。我没有想要怀疑他。"适当使用权利和威信是领导力的基本部分，但是指出高年资医生的错误可能是困难的。然而，学生有很大的潜力来充当安全网，他们可以通过毫无保留的说话来阻止错误的发生。

案例研究2：一位重症监护病房的护士看见一名年轻医生为患者拔除中心静脉导管，患者的体位是坐位而不是仰卧位。空气栓子造成了患者有关神经方面的损伤。尽管许多因素（例如无程序）与这有关，充分使用非技术性技能能够阻止这件事情的发生。医生并没有完全理解这项任务（情势判断觉察，了解并识别）。护士意识到医生犯了一个错误（情势判断觉察，了解并识别）但是感觉自己又不会去纠正他的错误（领导力，使用权利和威信）。护士没有支持年轻医生（团队工作，支持他人），并且两者之间的沟通不足（沟通）。通常情况下有很多机会来阻止这些事件。然而，护士和医生很少使用非技术性技能失去了许多避免危险的机会。

使用非技术性技能对年轻医生来说非常重要。压力和疲劳的管理是关键的非技术性技能之一,它可以帮助年轻医生来处理一些要求较高的工作。新的医生压力较大并且易于疲劳,医生的自杀率是任何职业中最高的一个。但是很少有人会承认压力的存在,这就造成了他们寻求帮助的障碍。一项研究表明有将近一半的医生说他们需要心理咨询。对大学生来说有关压力管理的课程很少,但是现在已经开展了有关这方面的训练。或许大学生必修的压力管理课程是新的合格的医生应对压力和寻求帮助最好的办法。非技术性技能在错误发生之后也是至关重要的,它能使医生对随之而来的压力作出更好的反应和管理。

三、教学和学习

许多证据表明了非技术性技能对医学生、年轻医生和他们的患者的相关性和重要性。意识到这些技能,在临床实践中进行学习,具体的讲解如何发展非技术性技能,这些都是必要的。

令人沮丧的是这项训练并没有包括在大学生和研究生的医学课程中。尽管在英国的医学院校沟通是教学的核心部分,对其他非技术性技能的关注更少。教学不必花费很长时间,据年轻医生报道仅仅一天的团队合作和领导力训练就可以提高他们作为医生的能力。通过任务报告的模拟训练也可以提高技能。非技术性技能通过训练和认真的实践可以得到提高。阿拉伯的大学已经形成了一项有关非技术性技能的教学计划。这些包括临床非技术性技能、学生在他们紧急治疗模拟时使用非技术性技能的反应以及在线讨论。从 2009 年开始,这项计划已与现有的教学相结合。

来自研究生医学教育和培训学会的报道将这些技能描述为研究生教学的“基本”训练。有报道称,“培训人员、老师以及团体需要承认非技术性技能的重要性,并努力将非技术性技能的临床教学和学习联系起来。”

非技术性技能不是软技能。它们是必要的，我们需要学习、实践并且使用以确保患者的安全性。如果这样做的话，可以使医师更善于应对压力。大学生和研究生医学培训的领导将会意识到这些。年轻医生学习使用非技术性技能，如果技能形成，他们将会有很大的收益，对这方面进行研究很有必要。

四、ANTS发展

对高可靠性工业如航空业的安全研究，已经清楚地表明意外事故的原因首先与缺乏非技术(认知和社会)技能有关，而不是缺乏专业技术。对麻醉过失的原因进行研究得出了相似的结论。行为标记系统是特殊领域对重要的非技术性技能的分类法，同时也是一个评估他们的行为组成的评分系统(以观察为基础)。航空工业使用行为标记系统对飞行员人力资源管理(非技术性)技能进行培训和评估，由此得出非技术性技能分类标准，以及评估他们的行为组成的评分系统(以观察为基础)。

在医学上，支持人力资源管理培训，需要通过发展恰当的非技术性技能专业化框架。ANTS是由工业心理学家和麻醉顾问医生共同完成的一项研究，由苏格兰国家医疗服务教育系统提供资金，为麻醉医生非技术性技能形成并评估的一项行为标记系统。他们采用“自上而下”的方法。三方面的数据用于鉴定一整套麻醉医生非技术性技能。首先确立有关非技术性技能的知识和麻醉行为标记系统，同时进行人为因素的回顾性调查。认知任务分析调查由29位麻醉顾问医生实施，这些医生是懂麻醉基础知识的心理医生。麻醉医生需要回忆并描述他们管理的具有挑战性的病例，并且在认真思考后列出他们认为对麻醉来说重要的技术清单。运用扎根理论方法确定非技术性的问题分析所产生的数据。从这些数据中，设计小组根据一些设计标准发展一个标准行为标记系统:这些技能应该是可见的;系统应该有分层结构并且应该很简单，在简单培训后便可以使用。之后标准结果在手术室被反复精炼浓缩,重新编码观察样本,评估 200 例麻醉事故报告,核对所有能够被解释的非技术性相关问题。最终标准结果产生后,好的和差的行为例子被挑选出来作为每个元素。借鉴航空业强调对这个系统的需求,系统在使用前需要充分评估,通过引进良好的支持系统程序以便成功的融入目前的训练计划中。

五、ANTS 系统的分类

非技术性技能系统是一个有层次结构的行为标记系统,从四个主要类别开始:任务管理、团队工作、情势判断觉察以及决策。这些类别再分成 15 项技能元素,它组成了系统的主要框架。

ANTS 系统的目的不是要全面详尽的概括所有技能,而是限于那些能够通过观察行为来定义的基本技能。因此,压力管理、沟通不包括在这个系统。压力管理是难以观察的,而沟通能力通常是在其他方面的技能观察中能加以观察的方法。

(申彦杰　林函　连庆泉)

参考文献

1. 陈凡，陈昌曙. 关于技能的哲学思考. 社会科学辑刊，1990，68:13－18.
2. Flin R，O'Connor P，Mearns K. Crew resource management：improving safety in high reliability industries. Team Performance Management，2002，8：68－78.
3. Flin R，Martin L. Behavioural markers for Crew Resource Management：a survey of current practice. Int J Aviat Psychol，2001，11：95－118.
4. Fletcher G，Flin R，McGeorge P，et al. Anaesthetists' Non-technical skills：evaluation of a behavioural marker system. Br J Anaesth，2003，90：580－588.
5. Maran N，Glavin R，Fletcher G. Training in human factors for anaesthetists in Scotland：identifying key skills and developing a training programme. Proceedings of the 7th European Form on Quality Improvement in Health Care. BMJ Publishing Group，2002.
6. O'Connor P，Höermann H-J，Flin R，et al. Developing a method for evaluating Crew Resource Management skills：a European perspective. Int J Aviat Psychol，2002，12：265－288.

第2章 团队工作

第一节　团队工作的技术要素

经理人对团队的定义通常是"一起工作的人们感到身心愉悦，相互之间谦恭有礼"。但是，一个平静的愉悦的工作环境并不能建立突破性的团队。尽管谦恭有礼和尊重是必需的先决条件。

新的团队工作（teamwork）的定义主要包括以C字母开头的5项内容。随着团队的发展，团队成员的能力和表现通过5个水平层次逐步发展，这5个水平层次，依次如下。

一、交流（Communication）

- 相互交流重要信息
- 分享问题
- 倾听和理解

一个工作小组变成有组织结构的工作团队的第一层次就是小组成员之间交流的频率和质量提高，团队成员相互谈论和倾听工作存在的问题和解决办法。当然，并非每个职员的建议都有用并被采纳，但他们的建议必须得到倾听和尊重。如此，表达建议的行为得到保护和鼓励，这种行为就会促进改善和变化，好的交流成为突破性团队的基石(见表 2-1)。

表 2-1 行为要素标准

好	不好
及时更新、报告形势变化和关键事件	不告知团队自己的计划或随后的计划变更
确认分享的信息被理解	给予信息不充分、简略
与合适的团队成员交流病例计划和其他相关的信息	信息交流时没有包括相关的团队成员
保持清楚的病例资料记录书写	表达所关注的信息方式不清楚、不精确

二、合作(Cooperation)

- 相互帮助解决工作相关问题
- 对资历低的成员的工作给予支持帮助

交流改进之后，团队在合作方面就会经历一个显著的提高，团队成员在工作的时候就会开始给予团队成员身体、认知或情绪上的帮忙，因为团队的每一个成员希望团队完成他们的工作目标。好的交流促进合作，诚实的交流和准确的倾听是交流的关键，这样才能改善并促进合作(见表 2-2)。

表 2-2　行为要素标准

好	不好
感谢别人的关心	在某人处于困难、高工作负荷时向其询问要求信息
提供建立自信心、鼓励	不能给团队成员提供援助
一个困难的病例之后，听取汇报并感谢	没有感知别人需要任务再分配的需求
早一步预料，当同事需要设备 /信息时	对别人的请求给予轻视的语调

三、协调（Coordination）

- 协调工作中的职责和行为，以使团队设定的目标完成
- 在团队会议和工作中运用协调解决问题
- 避免无控制的重复工作

团队成员开始合作，其结果就会令人激动。当团队发展到第 3 层次——协调的时候，改善就更加显著。合作属于个体相互之间的非正式交流帮助，而协调则是团队的下一层次，需要更加有组织和计划性。协调是“有计划性的”，把每个人的工作职责和行为整合起来，这样更加困难的目标能够快速全部地完成，而复杂程度相对较小的目标能够较为容易地完成。协调需要出色的团队目标设定。工作计划、团队决策和冲突管理，一个高度“协调”的团队，工作执行上没有明显的脱节，没有明显的重复性，工作有效率。

团队协调，需要团队成员有一个团队任务和目标并理解他们在团队中的职责和角色。协调对存有许多不同部门、成员相互依存完成的工作来说尤其重要（见表 2-3）。

表 2-3 行为要素标准

好	不好
确认团队成员的职责角色和责任	与外科医师和其他团队成员没有合作
与外科医师或者其他同事讨论病例	太依赖于团队情况的熟悉,通过假设或者想当然做事情
行动前考虑别人的需求	采取干预措施时不与别人协商
与其他人合作以完成目标	做事情时没有考虑团队

四、创造性的突破创新(Creative breakthrough)

- 完成一项如何进行工作或解决一个问题的重大创新
- 应用创新盈利或节省很多钱

许多团队成员思考一些突破性的想法,以克服一些惰性屏障,人们应该做一些与众不同的事情,包括有些时候改变工作常规,团队应该支持突破创新。

五、持续性的突破(Continuous Breakthrough)

- 周期性地完成重大工作进展
- 通过有组织的工作方式使得交流改善

突破创新不同于改善提高。持续的突破也不同于持续的改善。一个团队能够通过培训和辅导完成第一次突破,然而,突破性的团队需要所有成员参与创造的持续性突破。持续性突破需要一个支持性的组织和一个对组织改变和发展已经证明可行的方法学。5C 模式就是这样一个方法学,把严格的能力植入到组织的文化体系中去。

六、5C团队的结果

有组织结构的团队合作就是通过组织在工作小组中发展5C团队模式的过程。5C团队有额外的激情和能量。他们有“团队精神(Esprit de corps)”和一种“人人为我,我为人人”的态度,所以成员相互高度信任(见表2-4)。

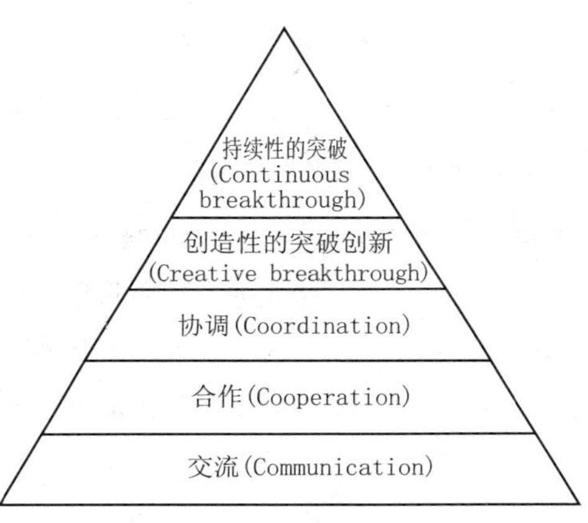

表2-4 工作结果

层 次	工 作 结 果
交流(Communication)	问题明确、详细,被充分论证交流以得到解决 真实的双向交流,使得对工作目标有了更好的理解和定位 对工作目标更为清楚的理解,增加了成功的可能性
合作(Cooperation)	团队成员相互帮助,工作成果增多 通过相互帮助,使得工作质量得以提高
协调(Coordination)	当工作目标和团队成员职责角色得到协调时,其结果就是顺利完成或提前完成设定的目标 当出现一个新的机会和屏障,团队能快速反应
创造性的突破创新(Creative breakthrough)	有明显更好的问题解决办法和工作进展提高
持续性的突破(Continuous breakthrough)	总是有更快更好的行动计划执行方法 能抓住促进工作完成的机会 所有工作进程显著持续改善提高

七、团队工作的十要素

• 核心:团队创造力(Team Creativity)

• 交流合作(Communication and Cooperation):团队交流(Team communication);会议(Team meetings);冲突管理(Conflict management)

• 协调(Coordination):团队价值、视野和任务(Team values, vision and mission);团队目标设定(Team goal setting);职责、责任和团队组织(Roles and responsibilities and team organization)

• 持续性的突破创新(Continuous breakthrough processes):团队问题解决(Team problem solving);决策(Team decision making);工作进程改善提高(Work process improvement)

第二节　让"一组人"变成一个"团队"

一、团队与组的区别(Group vs Team)

很多人困惑于他们是否在一个"真正"的团队工作,他们看到传统的团队(比如足球队、军队和乐队)与自己工作的"团队"很少有相同之处,因此,他们通常认为自己并不属于一个"真正"的团队。团队的经验教训与他们无关。事实上,当你判断你工作的小组是否属于一个团队时,必须首先问自己一个关键的问题,那就是:"我工作的小组所有成员是否分享至少一个目标,而这个目标只有通过所有成员的共同努力才能实现"(Share at least one goal that can be accomplished only through the joint efforts of us all)。如果回答"是",那么你工作的小组就是一个团队,组与团队的区别就在于是否有共享的目标(一个或多个)。因此,在任何一个组织当中,有许多团队和小组。我们中的大部分人在某一个时刻属于其中某一不同的团队或小组。比如你可能是一个组内的一份子，分享同一办公室，一起午餐休息的一组人，你也可能属于一个专业团队，以及专家团队，为组织提供特殊技术。

对一个团队来说，一旦至少一个需要大家一起努力的共同目标出现的时候，特殊的要求、利益和风险就随之而来，这是因为共同的目标需要团队所有成员以同样的方式去理解，大家共同的努力需要协调，由此而产生需要高水平的相互合作与交流的风险，而可能的回报就是成功的合作、相互支持和协调。

下面来看一例病例分析：

患者，女，50 岁，体重 54 kg。因“腰痛数年，加重 1 周”入院，诊断为“L_4 椎体滑移”。拟全身麻醉行“L_4 椎管减压，椎间融合内固定术”。既往体健，无相关疾病史。一般情况：体温：36.3 ℃，呼吸：20 次/min，脉搏：78 次/min，SpO_2 98%。血压：109/70 mmHg。术前各检查除电解质血钾项溶血外，余均正常。ASA 分级 Ⅰ 级。入手术室，测 BP 108/67 mmHg，HR 70 bpm，SpO_2 99%，ECG：窦性心律。静脉注射阿托品 0.5 mg 后，给予瑞芬太尼 0.2 mg＋万可松 8 mg＋丙泊酚 100 mg 静脉注射行麻醉诱导：机控通气：Vt 500 ml，f 10 bpm，Pair 18 cm H_2O。右锁骨下静脉穿刺置管，测 CVP 4 cm H_2O。维持：七氟烷 1.5% 吸入，瑞芬太尼 TCI（效应室靶浓度）3.0 ng/ml。1 h 后改为七氟烷 2%，瑞芬太尼 2.0 ng/ml。又 1 h 后改为瑞芬太尼 2.5 ng/ml，七氟烷 1.5%。间断静注万可松维持肌肉松弛。入室 3 h 后椎管减压完成；入室 4 h 后内固定完成。连接静脉镇痛泵（曲马多 800 mg＋凯纷 100 mg ＋0.9%生理盐水总量 100 ml）术后镇痛。补液 2 750 ml（万纹 1 000 ml，林格液 1 500 ml，0.9%生理盐水 250 ml）。血压维持在 89～128/51～71 mmHg，HR58～65 bpm。术中出血 200 ml，尿量 220 ml。缝皮时给予曲马多 100 mg 镇痛负荷量（中心静脉注入），6 分钟后突发室颤。

抢救经过如下：主刀外科医师立即行俯卧位胸外心脏按压，主管麻醉医师同时予以肾上腺素 1 mg、阿托品 0.5 mg 静注。立即叫护士呼救帮助。3 分钟后，科室正、副主任迅速到达该手术间，立即主持整个抢救流程。改仰卧位胸外心脏按压。此时，隔壁几个手术间的麻醉医师迅速赶来增援抢救，科室主任体现了强烈的领导力，整个抢救现场紧张而有序，高效而不忙乱。一组人(1～2 人)准备除颤仪、血气分析仪等设备；一组人(2～3 人)负责胸外心脏按压及除颤；一组人负责准备抢救药物，2 人抽药，1 人给药；1 人负责动脉穿刺有创测压。通过连续 4 次除颤、静注肾上腺素等抢救措施，总是复跳后又很快室颤，多数人觉得患者已没有复苏成功的希望，建议放弃。第 5 次电除颤(200 J)，自主心律恢复，并维持。血压 168/122 mmHg，心率 87 次/min。此时，动脉测压完成，血气分析报告(动脉血)示：pH 7.298，PaO_2 72 mmHg，SpO_2 92%，钾 4.8 mmol/L，Hb116 g/L。立即跟上多项辅助措施，血管活性药物维持血流动力学稳定。带管手控呼吸送往 ICU。第 2 天早上，患者完全清醒；第 3 天拔除气管导管，第 5 天转病房，除一根肋骨骨折外，患者完全康复，没有任何后遗症。

以上案例说明，通过专业团队所有成员的共同努力和坚持不懈，实现了患者抢救复苏的成功。

二、一个团队之所以成为"超级团队(Super team)"

团队的成员经常都希望自己的团队是可以成为超级团队或者高效团队，这并不奇怪。下面是超级团队必须具备的一些因素：

(1) 团队成员之间有效和令人愉快的交流。

(2) 非常有效的团队工作方法，所有成员能够熟练应用。

(3) 部分团队成员对其他部分成员的个人成长和成功有一定的义务和责任，当然包括团队目标的实现。

(4) 按计划进行并成功地对他们自己的方法和成果获得持续进展。

(5) 高水平的创造性。

(6) 有能力处理非常困难的、微妙的和有争议的问题。

三、团队工作的优缺点

1. 主要缺点

(1) 需要花费太多时间和精力用于改进沟通交流和交互技术，工作起来比较受罪。

(2) 有些特殊个体感到尴尬或被边缘化，因为他们觉得团队工作很难，与他们的自然个性和方式相悖。

2. 主要优点

(1) 团队工作能够释放创造性和能量。有效团队内的交流是真诚的交互沟通，建立在其他人的建议基础上，添加新鲜的观点促进讨论进一步深入，对别人关于自己论点的评论很有兴趣。

(2) 团队工作使成员们更加热爱自己的工作，他们都喜欢属于而且必须属于这个团队，团队工作满足了最基本的人类需求。

(3) 团队工作能够促进效率的提高。当一帮人一起计划和执行多种行动时，通过持续的合作和交流，他们能够确定很多方法以如何提高工作的组织性、信息、想法和产出的有效传递以及不同行动对其他人关键途径的影响。这就是为什么如此多的组织努力寻求降低费用并改进团队工作生产力的主要原因之一。

(4) 有的时候团队工作是某一工作的唯一方式。严格来说，这并非什么优点，但有时我们别无选择，比如音乐会或者一个演出。

第三节　团队容易出现哪些问题

在团队中，各种各样的问题都可能出现。在本节中主要将讲述团队中常见的几种问题，还有为了解决这些问题能做哪些工作。

一、会议

许多人普遍认为"团队工作"等于"召开会议"，这一点在会议进行得很糟糕的时候尤其如此。那些只会产生破坏性后果而不是建设性效果的会议，有如下一些典型的特征：①与会者姗姗来迟；②会议拖沓冗长；③会议内容枯燥乏味；④与会者心不在焉；⑤议程中的第一项长时间得不到解决，以至于后面的议程草草通过；⑥会议结束人们离开时都觉得沮丧、愤怒、疲惫或压抑；⑦该出席会议的人迟迟不来（理由五花八门）；⑧只有一两个人主导着整个会议的全过程；⑨会议成为一个解决个人私怨的讨论会；⑩会议最终要么无法做出决定，要么在没有建设性的讨论后由团队领导武断并强行通过。

如果所有这些或其中的任何征象被团队成员应用于会议之上，就必须意识到这样的会议多么具有破坏性。因为这样的会议使全体团队成员召集到一块的，所以它对于团队工作效率和团队精神有深刻的影响意义。糟糕的会议不仅失去了认识团队工作重大优点的机会，而且它同样成为有效的团队工作所依赖的人事关系遭到不可逆破坏的地方。

因此，对于这种"会议，该死的会议"中的问题，能够做些什么呢？通过向团队成员介绍简单易懂的"会议制度"，其所取得的成效是令人惊讶的：①提前传阅会议的议程和文件；②会议准时开始和按时结束；③训练有素的领导班子；④做出明确的行动指示，并在下次会议上进行回顾；⑤在会议结束前，用 10min 的时间评价总结这次会议的成效。

二、推诿责任（Sloping shoulders）

有时候团队遭受的痛苦与第一个问题即糟糕的会议恰好相反。这些会议进展节奏明快，成员激烈讨论，气氛生动融洽，精彩意见大量涌现，大量的问题被讨论后才做出决策。但是在这次和下次会议之间,没有人真正落实并实施任何一项决议。在为"团队负责"的美丽谎言下,到处都是推诿责任的人。

当这种现象发生时,团队的领导和更多勤快的团队成员常忍不住想去指责他人。他们认为如果给那些在过去没能很好地履行团队工作的人以惩罚,这些人在将来跟别人合作的可能性就会大一些。根据经验,这样做的"结果"只会对团队工作在短期产生积极的作用,对团队工作长期的影响将是负面的。一开始团队成员就寻找逃避承担责任的方法,致使参与性和创造性降低,形成相互排挤的氛围。

一种比较好的方法是强调说明个人对团队工作目标所应该承担的义务这个基本问题。以下一些方式可以避免推诿责任的发生:①确保每一个由团队决定的行动决议落实到个人去实施它;②核实被指定的个人对这一行动有充分透彻的理解并愿意去执行它;③在下一次会议上评价总结所有决议的进展;④寻找哪里没有完成和没有完成的原因(帮忙,非责备的),以及团队其他成员能够帮上什么忙;⑤宣扬并庆祝获得的成功。

病例分析:

患者情况:女,65岁。入院主诉:反复腹痛10余年,转移性下腹疼痛2天。入院体检:心肺未见异常,麦氏点压痛反跳痛,移浊阴性,神经系统未见异常。入院诊断:慢性阑尾炎。腹部B超:脂肪肝,右下腹肠管结气。心电图:窦性心律,ST-T改变,胸片:正常。CT:全腹CT平扫和增强检查未见明显异常。附及:右下肺感染。

9月3日:血 K^+ 3.12 mmol/L,半流质饮食改流质饮食,番泻叶、硫酸镁导泻等肠道准备,静脉补10%氯化钾10 ml。9月4日24:00:禁食禁饮。9月5日8:00:补10%氯化钾10 ml。

手术经过:入室:血压:160/70 mmHg,余无殊。10:30:开始麻醉诱导:

采用瑞芬太尼、丙泊酚靶控，艾可松 40 mg 静脉注射，诱导平顺，气管插管顺利，机械通气。术中用凯纷 50 mg 予以术后镇痛，术毕用新斯的明 2 mg＋阿托品 1 mg 拮抗肌松残余作用。手术时间：10∶40（切皮）～11∶10（结束）。术中生命体征平稳，手术顺利。11∶10：手术结束，停瑞芬太尼和丙泊酚，观察 5 min 后拔除气管导管（11∶20），面罩给氧 1 min，脱氧 3 min 观察，生命体征稳定，麻醉初醒。麻醉医师口述：11∶28 出手术室。生命体征稳定，送 ICU，由麻醉实习生护送。11∶40 左右入 ICU，运送时间：麻醉记录单记录时间：11∶45。

ICU 记录：11∶40 入监护室，麻醉未醒，呼之不应，面色口唇，发绀，四肢末梢较冷，呼吸浅慢，给予 5 L/min，面罩吸氧，心电监护。SpO_2 76％，心率 45 次/min，血压 112/49 mmHg，呼吸无记录。

11∶45：呼吸停止，通知医生，球囊加压辅助呼吸，心电监护示室性逸搏心律，给予胸外按压。SpO_2：21％，心率：45 次/分，呼吸：0，血压无记录。11∶51 左右：麻醉科医生赶到 ICU，11∶55 左右：气管插管成功，球囊加压通气。12∶00：SpO_2：100％，心率：71 次/min，血压 135/55 mmHg，12∶10：呼吸机辅助通气。12∶26：血 K^+ 2.57 mmol/L，13∶10：补 10％氯化钾 20 ml，13∶15：补 10％氯化钾 15 ml。

9 月 5 日～9 月 27 日：机械通气、抗感染及对症治疗，多次组织会诊，昏迷未见好转，9 月 27 日：自动出院后死亡。

慢性阑尾炎手术等治疗造成患者缺氧缺血性脑病，成为植物人，给患者造成严重的损害。患者入院时无脏器功能的严重障碍，更无重要脏器的病变，医院的治疗直接导致了患者的缺氧缺血性脑病。家属要求追究院方责任，并赔偿 60 万元。处理结果：赔偿：20 万元，欠费：80 261 元。

1. 当事人自我申辩

（1）监护室接班护士

1）当患者 11∶40 送入监护室监护后一直到患者开始抢救，我一直守在患者旁边，未离开半步，甚至连中饭也没吃，积极地参与整个监护、抢救过程，在整个过程中我没有违反护理常规。

2）在患者送入监护室后我立即给予吸氧，心电图、脉搏血氧饱和度监护。发现患者情况不好时我也立即呼救，值班医生及护士马上赶到并展开抢救，因此我们的抢救可以说是及时有效的。

3）患者送入监护室后我就发现患者面色有发绀现象，麻醉未醒。当我提出时，那位送患者过来的麻醉医生也没有足够重视，只是一再坚持说患者已经醒过了，而且没有关于该病情什么不好的交代。他轻描淡写的态度对我后来的病情判断有一定的误导作用。

4）该患者从手术开始到结束时间较短，药物的半衰期是否已过？当时将患者送出手术室是否合适？麻醉未醒并已拔管的患者护送过程中没有吸氧是否可以？麻醉实习医师是否有资格护送麻醉后患者到监护室？该患者术前低钾并补钾，低钾患者手术与一般患者手术是否能相同对待？

5）我自认为在监护室的监护、抢救过程是及时有效的。患者术后不能苏醒可能和来监护室前呼吸抑制、严重缺氧有关。同时，如果该患者一到监护室，我如果马上判断出该患者已病情恶化，马上进行抢救，可能对患者的预后有一定的帮助。但考虑到该患者是慢性阑尾炎患者，护送的麻醉医生也一直说患者情况较好，在一定程度上误导我对病情的判断。在这种情况下，要求一个护士马上判断患者呼吸已停，马上开始复苏，还是有一定难度。

（2）监护室医生

1）关于患者进入监护室的确切时间问题：护士陈述患者是 11 点 40 分入监护室，我们认为是可信的。患者在手术室最后一次的监护记录时间是 11 点 26 分，当时患者还在手术台上，等叫来工友，除去身上监护，经过几道门，到达监护室是需要 10 分钟左右的时间；另外麻醉医师麻醉记录单明确写着 11 点 35 分送监护室。

2）关于患者神志问题：该患者送入监护室时神志到底是否清醒，最有力的证明来自于家属的证言，家属一致称大声呼喊及拍打不能唤醒，而送入监护室后，护士也曾大声呼喊患者，但无反应。同时外科医生也反映其不是很清醒，故可以肯定该患者送入监护室时神志不清。

3）发现病情变化是否及时、抢救是否有效：该患者从送入监护室到发现情况不佳大约 5 分钟时间，这期间护士要呼喊患者、给患者吸氧、进行常规监护连接等，故 5 分钟是必须的。这些工作客观上为判断病情提供有力证据。在发现这些数据有异常时，护士就立即呼唤医师护士并马上参加抢救，我们认为发现病情是及时的。11:45 开始气囊辅助呼吸，11:47 通知麻醉科气管插管，12:00 心率恢复至 71 次/min，血压上升至 135/55 mmHg，11:55 气管插管成功……我们认为一系列抢救是有效的。

4）我们认为在术后复苏室的监护、抢救过程是及时有效的。患者术后不能苏醒，可能和送入监护室前即存在严重缺氧有关。

（3）外科医生

1）我们没有过错，因为：术前准备充分，除血钾稍低外，其余基本正常，且已经嘱进食含钾高的水果和静脉补钾，术晨也有补钾，手术顺利，术中术后生命体征稳定，麻醉基本清醒后一起将患者送出手术室，也已尽到医者的责任，此后发生的意外，我们未在现场，故具体情况不明。

2）有人质疑意外是否与低钾有关，一般患者术后血钾会升高，术晨还没有补钾，当时血钾应该更低，却一般情况良好，没有任何不适，临床情况明显不符合，因此该患者的意外与血钾稍低无明显相关性。

（4）麻醉医生 术毕拮抗肌松，患者自主呼吸恢复，能听指令睁眼透气，按照拔管指征拔管，拔管后生命体征稳定，此时患者示意肚子痛。脱氧试验 3 min 左右，患者呼吸平稳，SpO_2 达 96%以上，然后面罩给氧 3 min，SpO_2 达 100%，于 11:28 左右送出。出手术室前最后一次测血压：138/72 mmHg，HR：82 次/min，麻醉医生、手术室护士、外科医师、工友一起把患者转移到推车上，麻醉医生呼唤着名字并嘱其好好透气时，外科医生对患者说“手术做好了”,患者点头表明神志初醒、反应良好。在手术室大门口,高年资麻醉住院医师见患者神志恢复、自主呼吸良好,遂叫实习医师送至隔壁 PACU,并叮嘱注意患者呼吸及与 PACU 医生、护士交接好。

在手术室门口,患者家属与患者交流时患者有反应。来到监护室后,护士说“监护仪都没有了,这台监护仪另一个患者在用着”,然后护士去拍了拍患者,叫了一下患者后对麻醉实习医生说“患者还没有完全清醒哦”。后麻醉实习医生拍了拍患者问:“透气好不好透?”患者点了点头,然后麻醉实习医生就对护士说:“那患者就交给你了。”

责任说明:无过错。因为:

(1) 麻醉选择、实施及管理准确无误,拔管指征明确,拔管后早期患者生命体征稳定,因此无麻醉失误与过错。

(2) 麻醉医师将患者护送到 PACU 并和值班护士交代情况后才离开;当时麻醉医生有向护士交代患者情况,护士也接收了患者,安排了位置,但当时未行监护。麻醉医生交班好离开时 PACU 值班护士没有异议,说明已了解病情,交接完毕,如有问题肯定马上提出,大家也可一起抢救处理,不至于延误病情。

(3) 事故在 PACU 发生,原因主要是监护与早期治疗不力。交接班后约 20 分钟才请麻醉科医生气管插管。

(4) 麻醉实习医生规定要参与临床麻醉工作,此实习医生经常护送患者到 PACU,是绝对有能力和经验护送患者的,且手术室和 PACU 紧挨,路程不到 1 分钟时间,实习医生在 PACU 有交班并嘱护士监护、吸氧。

故在整个麻醉实施和护送患者过程中,没有违反本院、本科室的规章制度,患者安全护送到 PACU。

2. 院方的最终结果认定

(1) 麻醉科 有过错。与 ICU 护士对患者交接内容不详细;麻醉记录单时间不准确;对病史、相关化验检查没能引起足够重视,忽视低钾血症的存在与术中相应处理;对该医院 ICU 医护人员的工作责任心、能力没能正确地认识。由麻醉实习医生护送患者是否允许?麻醉后患者是否苏醒?是否存在麻醉药的残余作用?交接班的情况如何?

(2) ICU 无过错。患者被送入监护室时神志就已经不清;患者从送入监护室到被发现其情况不佳,大约 5 min 时间;当事护士从患者入室到患者开展抢救,一直守在患者旁边,未离开,积极参与整个监护、抢救过程,整个过程未违背护理常规;该患者不能苏醒可能和患者在来监护室以前即存在严重的呼吸抑制、缺氧有关。

(3) 微创外科 无过错。患者诊断明确,有手术指征,除术前轻度低血钾外基本正常,而低血钾已予补钾。术前准备充分。手术过程顺利,术后生命体征稳定,麻醉基本清醒后一起将患者送出手术室,已尽到医者责任。

三、团队间竞争(Between-team rivalry)

有时团队之间的竞争是有益的,只有当组织的整体性遭受破坏时团队之间的竞争才是一个麻烦问题。团队之间不良竞争的征象包括:

(1) 没完成既定的工作:团队之间相互指责。

(2) 团队间信息沟通不稳定或很慢,即使信息非常重要。

(3) 当一个团队请求另一个团队的帮助时,得到的回答却是“那是你自己的问题”。

(4) 需要团队之间进行协作的工作通常陷入举步维艰的境地。

(5) 人们对于从一个团队调到另一个团队表示强烈的不满。

两个办法可以帮助克服团队之间这种不恰当的竞争。一个是使所有或部分团队成员团结在一起,这些措施包括:①举行社会活动;②开展建设性的团队活动；③邀请其他团队的成员参加你们的会议；④对有关两个团队间的问题，建立一个交叉的任务小组设法去解决它们。另一个办法是介绍一些评价一个团队工作有效性(包括该团队为团队成员提供何种程度的服务)的方法。具体包括：①向团队成员询问信息，了解团队到底给了他们什么帮助，以及有何不同的方式方法可以更多地去帮助他们；②在团队与团队之间进行交接的时候向其他的团队进行关于对你们团队“顾客满意度”的问卷调查；③邀请组织中资历很深的人同你的团队进行交谈，讨论他或她的看法以及他是如何给其他团队以支持的。

四、冲突(Conflict)

我们大多数人都不喜欢冲突。然而一个团队就像一个家庭，这是一个人们之间的联系合作非常密切的地方，也是一个相互之间依赖程度很高的地方，因此增加了产生矛盾的危险性。

该如何判断你所在团队中的冲突不是一个麻烦问题而是团队发展的一个阶段呢？如果下列任何一种说法存在于你的团队中，那么你的团队正在经历的冲突就是一个麻烦问题：①冲突反复发生；②冲突对人们造成了伤害；③冲突并不能解决任何问题；④冲突可能会给人们带来个人伤害或苦涩的经历；⑤你对这种冲突感到羞愧；⑥人们因为这种冲突而离开团队。

关于这种冲突你可以做些什么呢？①为了保护人们不受到伤害可以引入更多的工作模式；在开放的环境中冲突是最容易发生的；严格执行会议的决议；明确责任和职责，在人们之间划清工作和活动的界限。②为了专门解决这种冲突，在一个特定的时间内找一个对团队工作特别熟练的外部人员和团队一起工作。例如，最近我被请去同一个 IT 销售团队工作一天，这个团队中由于个人和其他的团队之间存在历史性的个人利益冲突，在很大程度上遭受到了破坏，这一团队需要彻底地把问题明朗化。以至于这样可以使他们进入一个不一样的未来发展空间。

在 25 个健康医疗机构对 149 名机构雇员进行的一项有关人与人之间冲突、攻击行为的研究结果表明，团队工作内成员间的攻击行为（Aggression）具有传染性，因此，管理者/领导者应当尽早介入，采取预防措施，缓和矛盾、争论和攻击；同时还需要冲突的管理技巧和自我管理策略，有助于预防攻击行为发生。

五、个性碰撞（Personality clashes）

现在人们越来越依赖于团队工作去做事情，组建有效的团队已变得越来越重要并令人感兴趣。一个团队工作有效性的评价指标就是它的工作能力，但是，团队的工作能力因不同团队和不同任务而表现差异很大。那么，到底哪些因素会影响一个团队的工作能力呢？团队成员的个性已被证明是影响因素之一。有人认为团队成员个性特征一致性能改善团队的工作表现，另外有些人认为团队成员个性多样性有助于团队的工作表现，到底哪个是正确的呢？近来的研究认为关键的问题还在于所要完成任务的特性。不同的工作任务，需要团队内成员们不同的工作能力和不同水平的相互依赖程度。

一般来说，书面的任务（Written task）是较为认知性的东西，可以通过个人努力完成，而口头的任务（Oral task）则较为社会性，需要团队成员间的相互协作才能完成。相关的研究结果表明，对书面工作而言，体现团队工作能力的五项评价指标包括：责任心（Conscientiousness）、外向性（Extraversion）、合群性（Agreeableness）、情绪稳定性（Neuroticism）和团队定位（Team orientation），其差异性对团队工作能力均没有显著的影响；而对于口头的工作，团队内成员间外向性差异大的话能产生正面的影响，合群性和情绪稳定性差异大的话产生负面的影响，责任心和团队定位对其影响不大。一个团队内的成员具有较高的认知技术，相似的合群性和情绪稳定性，并有广泛的外向性，那么就会产生最佳的工作结果，不管是书面还是口头的工作任务。

有时候两个成员之间极其不喜欢对方，不讽刺对方就不能进行交流，或者是需要完全不同的工作环境，一个需要按部就班一成不变的环境，另一个需要无拘无束飘摇不定的环境；一个充满噪音和争论，另一个则是自我反思。然而，对于一个团队来说这两种个性都是需要的。

作为团队的领导者，首先必须查明问题的根源是利益冲突还是历史冲突，如果不是这两方面造成的，然后根据问题中的建议来处理这个问题，如果不与我们刚才描述的的特质相符合，然后可以尝试：①跳出团队的框架，同他们各自单独讨论出现的相关问题，并看看他们有怎么样的进一步建议；②尽可能地清楚明确每个团队成员的作用和职责；③在不影响团队的情况下，采取简单的措施确保他们以一定的方式保持一定的距离，例如，确保他们的办公桌不要靠得太近。

只有每个人都喜欢对方才可能实现更多的团体目标，通过"谨慎的小心的"交往方式可以增加彼此之间的相互尊重，即使当建立个人友谊是不可能的时候。

六、破坏性的沟通模式(Destructive communication patterns)

在团队内分享社会生活过程(想法、经验)变得越来越重要，因为现在人们更加关注团队定位(Team orientation)。这些分享的社会生活过程(想法、经验)有助于促进团队内相互了解和掌握各种各样的动态变化，而这对工作的开展和任务完成很重要。相关的研究结果表明，在一个群体内，不管正面/积极的(Positive)或者负面/消极的(Negative)情绪都具有传染性；而不开心的情绪比开心的情绪更容易传染；正面的情绪感染(Positive Emotional contagion，促进正面情绪和心情)，不管是个人还是机体层面，都更能促进合作；另外，正面的情绪感染同样也导致较少的集体内部矛盾和冲突，而且使人们更能去评价自己和别人的工作表现，增加对任务执行的认识和领悟能力。

团体和家庭在很多方面具有相似性，一个特别坏的习惯很容易导致破坏性的沟通模式，这些破坏性的沟通模式不但可以是口头的，也可以是书面性的。比如：

(1) 贬低(Put-down) 目的是为了使其丢脸。如："那种不切实际的建议，是典型的你干的"，"Jeff，你一定在开玩笑吧。"

(2) 高压(Wind-up) 目的是使更加焦虑。如："如果你的成员没有赢得我们需要的订单将裁员"；"我可不会设身处地为你考虑(不喜欢处于你的那种境地)；""有点天方夜谭了吧?"

(3) 愤世嫉俗(Cynical aside) 目的是为了逃避责任。如："我们在那之前就已经知道了一切"；"你做了是该死的，不做也是该死的。"

(4) 吹毛求疵(Nit-picker) 目的是为了维护特权。如："我不认为你的意思是你刚才所说的"；"你的意思是'和'而非'但是'"。

七、群体思维(Group think)

1. 什么是群体思维

群体思维理论由 Janis 于 1972 年提出，并于 1977 年和 1982 年进一步扩展。根据 Janis 的研究，人们团体决策过程中，往往会为了维护团体的和谐和凝聚力，而弃事实真相于不顾。Janis 为群体思维做了如下定义：团体成员在集体主义精神感召下，当成员的努力为全体一致忽略他们的动机现实地估价作用的选择过程。群体思维是团体凝聚力导致的一个负面结果，这一现象早在 20 世纪 30 年代就引起了 Lewin 的注意，认为它是一个非常重要的因素，会影响各种类型的组织决策，如工作组、研讨会、委员会等。群体思维是伤害许多群体的一种疾病，它会严重损害群体。也就是说，在群体就某一问题或事宜的提议发表意见时，有时会长时间处于集体沉默状态，没有人发表见解，而后人们又会一致通过。通常是组织内那些拥有权威，说话自信，喜欢发表意见的主要成员的想法更容易被接受，但其实大多数人并不赞成这一提议。之所以会这样，因为群体成员感受到群体规范要求共识的压力，不愿表达不同见解。这时个体的思辨及道德判断力都会受到影响而下降。这种情形下做出的群体决策往往都是不合理的失败的决策。当一个组织过分注重整体性，而不能持一种批评的态度来评价其决策及假设，这种情况就会发生。

2. 群体思维现象的表现

(1) 产生无懈可击的错觉(illusion of invulnerability) Janis 用一句话总结了这一态度，"什么都是对的，我们是与众不同的团队"。缺少对选择方案的审查。群体过分的自信和盲目的乐观，忽视潜在的危险及警告，意识不到一种决策的危险性。

(2) 对群体道德深信不疑(unquestioned belief in the inherent morality of the group) 在群体思维支配下，团体成员想当然地相信群体所做出的决策是正义的，不存在伦理道德问题，因此忽视道德上的挑战。

(3) 集体合理化(collective rationalization of group's decisions) 通过集体意志将团体做出的决策合理化，忽视外来挑战，在收集信息时暴露出高度的选择性。一旦群体作出了某个决策后，更多的是将时间花在如何将决策合理化，而不是对它们重新审视和评价。

(4) 党同伐异的成见(shared stereotypes of outgroup, particularly opponents) 群体成员把他们所作出假设的任何反对意见合理化。不管事实与他们的基本假设的冲突多么强烈，成员的行为都是继续强化这种假设。倾向地认为任何反对他们的人或者群体都是邪恶和难以沟通协调的，故此不屑与之争论；或者认为这些人或者群体过于软弱、愚蠢、不能够保护自己，认为自己群体既定的方案则会获胜。

(5) 缺少自我审查(self-censorship; members withhold criticisms) 团体成员即便对讨论、决策有疑虑时，也只会提供模棱两可的观点，不会想到去征求专家意见，或与外部人士交流，团体压力使人们趋于高度一致，没有批评性意见。成员对于议题有疑虑时总是保持沉默，忽视自己心中所产生的疑虑，认为自己没有权力可以去质疑多数人的决定或智能。

(6) 产生团体一致的错觉(illusion of unanimity) 团体成员的意见看起来互为一致，并由此造成团体和谐统一的错觉。那些持有怀疑或不同看法的人，往往通过保持沉默，甚至降低自己看法的重要性，来尽力避免与群体观点不一致。这是群众压力和自我压抑的结果，是使群体的意见看起来是一致的，并由此造成群体统一的错觉。表面的一致性又会使群体决策合理化，这种由于缺乏不同的意见而造成的统一的错觉，甚至可以使很多荒谬、罪恶的行动合理化。

(7) 直接打压不同意见者(direct pressure on dissenters to conform) 用压力保护团体，将不同观点、负面信息拒之于门外。对于那些时不时怀疑群体共同观点的人，或怀疑大家信奉的论据的人，群体成员对他们施加直接压力。好像存在一种无疑义错觉，如果某个人保持沉默，大家往往认为他表示赞成。换句话说，缺席者就被看作是赞成者。群体不欣赏不同的意见和看法，对于怀疑群体立场和计划的人，群体总是立即给予反击，但常常不是以证据来反驳，取而代之的是冷嘲热讽。为了获得群体的认可，多数人在面对这种嘲弄时会变得没有了主见而与群体保持一致。

(8) 自命的卫道士(self-appointed "mindguards" protect the group from negative information) 这些团体里的卫道士会运用各种方法，自觉保护团体领导者免遭异见骚扰。某些成员会有意地扣留或者隐藏那些不利于群体决策的信息和资料，或者是限制成员提出不同的意见，以此来保护决策的合法性和影响力。

3. *群体思维的利与弊*

如果个人的观点与处于控制地位的大部分群体成员的观点不一致，在群体压力下，他就可能屈从、退缩或修正自己的真实感情或信念。作为群体的一员，我们会发现，与群体保持一致，即成为群体中积极的一分子，比成为干扰力量对我们更有利，即使这种干扰对于改善群体决策效果是必须的。

所有的群体都容易受群体思维之害吗？事实证明，不是这样。研究者们的注意力放在 3 个中介变量上：群体凝聚力、群体领导者的行为、与外部人员的隔离。但研究结果不一致。就这一点来说，所能作出的最有效的结论是：

（1）凝聚力强的群体内部讨论较多，能够带来更多信息，但这种群体是否不鼓励群体成员提出反对意见，尚难确定。

（2）如果群体领导者公正无私，鼓励群体成员提出自己的意见，群体成员会提出更多的解决问题的方法，并进行更多的讨论。

（3）群体领导者在讨论初期，应该避免表现出对某种方案的偏爱，因为这样做会限制群体成员对这个问题提出批评性意见，使群体很可能把这种方案作为最终的选择方案。

（4）群体与外界的隔离会使内部可选择和可评价的不同的方案减少。

4. 群体思维对群体决策过程及结果的影响

（1）不全面研究替代方案（incomplete survey of alternative） 团体讨论局限于有限的几个方案；团体轻易放弃那些不被大多数成员所接受的选择方案。

（2）不全面研究决策目标（（incomplete survey of objectives） 被大多数团体成员所接受的方案，其负面影响得不到反复深入研究。

（3）不考虑既定选择的风险（failure to examine risks of preferred choice）。

（4）信息搜集不足（poor information search） 团体只专注于收集、选择那些可以获得到的信息。

（5）信息处理过程有偏见（selective bias in processing information at hand） 团体讨论中听不到专家的意见、声音。

（6）不重新评估当初放弃的选择（failure to re-appraise initially rejected

alternatives)。

(7) 未制定突发情况的备用方案(failure to work out contingency plans) 团体迷信于既定决策,不考虑发生意外时的替代方案。

群体思维对于一个团体和组织的健康发展是异常危险的,因为它暗中破坏团体决策的有效性。由于它存在的普遍性,致使更紧密团结的团队,群体思维的危险性就越大。

5. 诱发群体思维的相关因素

(1) 群体高凝聚力(high group cohesiveness)。

(2) 群体与外界的隔绝(insulation of the group from outside sources of information and analysis)。

(3) 命令式的领导方式(directive leadership)。

(4) 缺乏有条理的决策方法程序(lack of procedural norms)。

(5) 群体成员背景和价值观的相似性(homogeneity of members' social background and ideology)。

(6) 外部压力及时间压力(high stress from external threats and time stress)。

(7) 现有的方案被有影响力的领导者所接受而使群体没有信心去寻找更好的方案(low hope of a better solution than the one offered by the leader)。

(8) 由于刚刚经历的失败使得群体处于一种很低的自尊水平(low self-esteem)。

病例分析:

患者,男,26 岁。因"鼻中隔偏曲"拟在全身麻醉下行"鼻中隔偏曲矫形术"。既往有过敏性鼻炎史。入室后开放静脉,心电监护,患者血压、心率及 SpO_2 均正常。麻醉诱导静脉依次给予丙泊酚 140 mg、瑞芬太尼 0.2 mg、阿曲库铵 50 mg 后,进行气管插管(实习医生),插入 ID 7.5 导管;连接麻醉机后发现气道阻力很高(Paw 35~40 cm H_2O),麻醉主治医师怀疑气管导管误入食管，拔出导管后面罩加压给氧，3 min 后再次气管插入 ID7.5 导管(实习医生)，手控呼吸没有出现呼末波形(主麻听说并认为呼末监测已坏)，听诊呼吸音轻，气道阻力仍很高(Paw 35～45 cm H_2O)，主麻通过判断认为是由于肌松药过敏引起的支气管痉挛。给予甲泼尼龙 40 mg 静注并吸入异氟醚，气道阻力无改善(此时血压、心率正常，SpO_2 降至 80%左右)，30 s 后再次甲泼尼龙 40 mg 静注、氯胺酮 100 mg 静注仍无改善，SpO_2 快速下降至 40%左右，心率 50 次/min 并仍有下降趋势，静脉注射肾上腺素 0.5 mg 仍无改善。立即呼叫上级医生，与此同时，20～30 s 后发现心电图心率 30～40 次/min，SpO_2 测不出，血压降至 60/32 mmHg，此时上级医生赶到，立即心肺复苏，实施胸外心脏按压、静脉注射 2 mg、5 mg 肾上腺素、准备电除颤，经过 4 min 左右抢救患者仍无自主心律。此时，主任闻声而至，凭着经验判断导管进入食管，拔出气管导管，再次行气管插管，之后经多次肾上腺素、利多卡因、纠酸、5 次电除颤处理后患者自主心律恢复(心脏停搏时间约为 15 min)，后续处理包括进一步改善内环境、补钾、利尿、强心、脑局部低温、大剂量激素应用，动静脉穿刺置管等，待病情初步稳定后将患者送入 ICU 病房。

在此病例的处理过程中，主治医生和上级医生都犯了群体思维的失误，思维比较单一，认定就是药物过敏引起支气管痉挛导致的缺氧，缺乏有条理的决策方法程序，即使在复苏时多次除颤效果不佳的情况下，依然没有重新回过头去从源头思考排除可能的原因。根据 2005 心肺复苏指南，对于经过 5 组心外按压(2 min)后复苏效果不佳时，应该反馈思考可能存在的原因，主要的因素有 5H、4T，包括除了上级医生轻信麻醉主治医生的判断之外，他们之间的交换、互享信息(exchanging information)以及作出评估的能力(assessing capabilities)都存有不足之处。

6. 群体思维的防范

(1) 群体成员懂得群体思维现象，并了解其原因和后果。

(2) 在团体里安排一个故意唱反调的角色。预防或减少群体思维的一个有效方法是在群体决策时指定一位成员专门对其他人的论点提出质疑，对其他人的逻辑提出挑战，并提供一系列建设性批评意见。这种方法保证了群体决策时保持理性的、清晰的思路。另外，一些用以防止群体思维的措施包括轮流引入新成员，邀请局外人参与，在最终决定前作一暂停，给成员的最后一个机会来确定并说出自己的保留意见等。

(3) 鼓励每一位团体成员都要做评论家。

(4) 领导者不应该持有任何倾向、立场。领导者应当保持公正，不要偏向任何立场，防止形成不成熟的倾向；领导者应该引导每一位成员对提出的意见进行批评性评价，应鼓励提出反对意见和怀疑。

(5) 设立独立讨论团队。

(6) 将讨论团队再细分为讨论小组。时常将群体分成小组，并将他们分别聚会拟议，然后再全体聚会交流分歧；如果问题涉及与对手群体的关系，则应花时间充分研究一切警告性信息，并确认对方会采取的各种可能行动。

(7) 与团体之外的人士交流意见。

(8) 邀请团体之外的专家参与团体讨论，为讨论引入源头活水。

(9) 征集匿名反馈意见和建议，既可以用传统的意见箱，也可以采用网络论坛。

第四节　团队成功需要的因素

对一个团队来说，要想工作良好，需要正确的内部机制和外部环境。

一、手段一："智力爆发"(头脑风暴，Brainstorming)技术

什么是智力爆发？利用集体的大脑能力，产生新的创意的良好方法，是产生而非分析。最好的实践是产生尽可能多的创意，鼓励自由飞翔式的思

考，不允许批评，参与者有平等的机会，记下所有的创意，“no idea is bad idea”，让创意孵化。如何实现智力爆发？引导者描述一个特定的、比较集中的主题，而不是泛泛的一般话题。团队领导者（引导者）不要参与想法的产生，他或她重要的功能是保持会议气氛并顺利地进行。

如果一个团队内部成员的工作技巧变得熟练，他们就开始建立起“简洁交流”（clean communication）的能力，这是有效团队工作的基础。另外，参与一个好的智力爆发会议可以带来信任和欢乐，促进团结。在一个好的智力爆发会议上，一些想法可以激发其他的想法，创造性思维就像电流，弥漫于团队之内。

Brainstorming 理论，作为一种激发创造性思维的教学法，通常以一个特定话题为切入口，并以谈论与讨论的形式挖掘各种有用的信息形成思路，从而拓宽想象和思考空间，集思广益，诱发集体智慧，激活学生的创意与灵感。Brainstorming（头脑风暴法），又称智力激励法，是由美国创造学家 A. F. 奥斯本于 1953 年正式发表的一种激发创造性思维的方法，现已成为国外新近流行的一种新颖的课堂活动形式。使用 Brainstorming 这种技巧的目的是为了集中给学生一个想象和思考的时间和空间，集思广益，激活其头脑中各种相关的图式，比如，想法、概念、形象和印象等。它通常围绕一个特定的话题进行，教师作为指导者，鼓励学生积极思考，创造性地思维，并以谈论与讨论的形式挖掘各种有用的信息和形成思路；然后在激活的想法中选择有意义的内容。实践证明，Brainstorming 对促进学生的自主学习，发展学生英语的听、说、读、写能力，尤其是写的能力起着积极的促进作用。具体思路为：激活（stimulating）、蓄势（retaining）、爆发（storming）和抑制（checking）。每个学生的叙述时间不宜过长，有时可在他们意犹未尽时让他们停下。这样做有两个好处：一是可以激励他们下次爆发速度的加快；二是可以给更多同学机会，活跃课堂气氛。诱导（inspiring）：在学生叙述有困难时适时启发、引导和鼓励。当全部内容呈现完毕时，教师及时帮助学生归纳整理,并下笔成文,以强化记忆与运用。

在临床工作中,疑难病例的讨论是行之有效的方法。其优点在于:①可以激起参与者的思维活动。根据讨论组织者会前提供的临床资料,与会者纷纷开动脑筋思考,把自己的经验思维与理论思维相结合,提出各自的诊断和诊治方案。②可以汇集各家之长,从不同的角度去思考问题,开拓了与会者的视野。③最后组织者将病例的诊断和治疗经过和临床结果公布,使与会者看到自己的不足,学习借鉴他人的思维方式。

二、手段二:有条理地解决问题/决策程序步骤

有许多条理性的问题解决程序步骤,复杂程度不一。对有效的团队来说,应用一种条理性的问题解决程序步骤比注重于应用哪一特殊程序步骤更为重要。大部分程序步骤有如下几个阶段:

1. 阶段一:定义问题

由于团队内不同成员对问题真正的症结所在有不同的理解,大量的团队努力被浪费。因此,团队所有成员明确问题所在显得非常重要。

2. 阶段二:提供背景知识

在此阶段,每个人都应该知道与问题相关的背景知识和信息。解决问题的会议召开之前,这些信息应当已经很好地被传播并熟悉。

3. 阶段三:产生想法

就是智力爆发阶段,详见上述。

4. 阶段四:团体的想法

最好由一或两个团队完成,并反馈给整个团队。这是把没有条理的智力爆发转化为有序和连续的选择比较关键的步骤。

5. 阶段五:选择想法

现在团队的任务是从逻辑上评估这些想法,获得所有背景信息,选择其中一个或几个认为比较实用和有效的想法,应该说明每一个想法的正反两

方面意见。从团队建设观点来说，这个阶段的好处是提供了一个独立自由的讨论空间，团队成员对其他成员的观点、特长和推理方式更为了解，同时也鼓励开放式的争论。

三、手段三：行动计划

对一个团队来说，很好地解决一个问题之后，但发现什么也没改变，没有比这更为沮丧的了。因此，应该需要一个针对所有团队成员的行动计划。行动计划的格式为：一个行动，谁做？什么时候完成？需要团队的哪些支持？基本原则包括：①某一行动，无需提名指定某一个人，除非他(她)愿意承担。②行动的说明必须准确无误并被完全理解。③团队必须同意每一个行动值得去做。

四、手段四：计划有效执行(planning effective performance，PEP)的对话

PEP 包括三个简单的问题，团队应该经常应用，这样才能获得自信并持续改善他们的有效性：①是什么让我们所做的工作做得很好？②是什么让我们所做的工作做得不好？③那么，我们接下来应该怎么做？

不像“事后反馈(post-mortems)”，着重强调过去并鼓励相互指出不足之处，PEP 对话设想团队可以从所有他们的成就、失败和经历中学到如何在将来把事情做得更有效。对负面东西与对正面东西一样地强调。PEP 对话不需要很长时间，我们可以看到短至 5min 的有效快速交流。

一个组织如何保证团队取得成功？基本原则包括：①给予团队一整套明确定义的目标。②给予持续的关于什么是他们期望要获得的信息。③建立团队和个人行为的奖惩系统。④给予团队反馈，他们做的如何好—总是诚实地，正面地反馈。⑤在开始落实人员之前，要衡量对团队的影响。⑥保证最高级别的团队(如董事会或经理团队)做出好的榜样。⑦给予团队完成

他们目标所必需的合理的资源。⑧支持团队领导。

第五节　麻醉科手术室团队精神的培养

手术室是医护人员共同为患者进行手术、诊察、治疗、抢救的重要场所，是整体医疗中的一个重要环节，所配合的是一个多层次、多学科、多专业人员的整体，工作量大，急重症患者多，麻醉工作质量的优劣直接关系到手术患者的成败及抢救的质量。因此，成员之间的默契、团结协作等团队精神很重要。可以这么说，每一个手术都是一次团队合作。任何手术，没有一个人能"单独地完成(go it alone)"，每个人都依赖于其他人，而患者当然依赖于手术团队的所有人。手术室内的团队合作主要包括外科医生—护士、外科医生—麻醉医生和外科医生—助手。很显然，外科医生和麻醉医生需要合作。患者的麻醉深度有赖于手术的类型和手术进程的不同阶段。同样的，外科医生应该被及时反馈告知患者情况的变化。良好的合作需要麻醉医生对外科医生有很好的了解，知晓他们的技术水平，好的合作如同自动化的步骤。

团队精神不是自发形成的，它需要团队内部成员相互间充分地理解与合作，如何提高麻醉队伍的团队精神，建立一支适应新形势的发展的高素质麻醉队伍，是我们思考的问题。英国内部机密查询机构 2002 年调查围术期死亡事件的独立报道：不良的团队合作和沟通交流促使危重患者的病情没有改善而最终导致死亡(Poor team work is killing patients)。

1. 共同发展的目标是团队精神的重要基础

共同的目标孕育着无限的创造力和凝聚力，个人有目标可以激发个人有不断向前超越的力量，团队有目标，会因大家一起投入为实现共同的目标而贡献自己的才华而产生巨大的动力。目标在未实现时，作为一种期望，激励每个成员为了实现目标而努力。麻醉科的管理者与同事们一起讨论团队的目标，如麻醉手术的医疗安全、设定麻醉死亡率的目标、患者的满意度等；

制订各级管理和培养目标。把个人目标融入到团队目标中，每个人都知道自己的责任和任务，与团队共发展，荣辱与共。在“比、学、赶、帮”的过程中，提升群体的整体素质，建立一支优秀的麻醉团队。

2. 麻醉科领导者的影响力是团队精神的重要来源

有效的领导是一个团队取得成功的决定性因素，领导者作为团队的核心和灵魂，一言一行都会对麻醉医生产生一定的影响，要注意维护自身的形象，示范在前，管理在后。

(1) 提高自身素质，增强领导者影响力　作为团队的核心，领导者的影响力对培养团队精神至关重要，尤其是非权力因素的影响，即领导者的人格、品行、才能、知识、感情、自律性、修养、民主作风等。领导者要有领导胸怀，讲领导信誉，并修炼自己的行为，作风民主，与同事之间感情融洽，信息通畅，人际关系和谐，营造亲如一家的家庭温馨气氛，利于团队建设，反之，领导者专横，私欲亢奋，会削弱团队的内聚力，引起内耗，会使团队人心涣散，丧失战斗力。

(2) 公平、公开、公正的处事态度　公平、公开、公正是营造良好的团队精神，赢得团队成员尊重的前提，尊重包括两方面的涵义：①特定团队内部的每个成员间相互尊重，彼此理解，否则一个团队无法运行或走向解散。②组织的领导者或团队的管理者能够为团队创造一种相互尊重的氛围，确保团队成员有完成工作的信心。科室同事工作中出现失误时，要敢于承担责任，不要为难下属，在处理问题时，说理多于施压，不要以势压人，注意尊重、关心、爱护；对奖金分配，评功授奖等有关切身利益相关的问题，要做到公开公正，不要加入个人情感；在荣誉功劳面前，要有谦让精神；同时完善科室各项规章制度及工作程序，做到有章可循，内容细致，执行严格，如有违反行为，按奖惩制度处理，要一视同仁，造成心理相容的和谐氛围。

3. 团体情感是凝聚团队成员的无形纽带

经常定期组织丰富多彩的集体活动，融洽科室同事之间的关系，密切他们之间的感情，激发团队意识和情感；规范各种行为和临床实践，培养大家自尊、自爱、自信、自强的品质，爱岗敬业，工作中注意言谈举止，“有所为，有所不为”，树立团队在兄弟科室、患者及家属中的形象，培养对团队的认同感和自豪感。

4. 团队内部的团结合作是团队精神的重要支柱

团队中的团结问题说到底就是建立在信任基础上的沟通、合作与协调。由于团队中每个成员的工作年限、经验、能力、个性的不同，很容易出现不团结的现象，导致团队松散、内耗。首先营造相互信任的组织氛围，由于麻醉工作的特殊性，工作配合中都是有经验的主治医生带着年轻住院医生作为搭档，大家无形中就可互相取长补短，尊重彼此的技术和能力，尊重彼此的见解和观点。其次是协调，由于每位麻醉医生个体的文化背景、价值取向、道德观念、心理状态有差异，这就需要对他们之间的关系进行协调，领导者要善于观察每位麻醉医生的特点、工作能力，用人所长，避人所短，使能力—工作相匹配，提高和实现个人价值，把工作的积极性、主动性、创造性调动起来。第三是沟通，建立多种渠道和方式，有效地使团队成员之间保持良好的沟通，利用每天晨会鼓励大家提出建议意见。麻醉手术过程中发现的不安全因素，及时讨论解决办法并记录在案，以防类似的事情发生。建立应急抢救小组，一旦发生急诊抢救或“突发公共事件”，立即召集，保证抢救工作进行。工作中建立彼此信任、相互尊重的人际关系，互相交流思想传递爱心，行动步调与科室一致，增加团队内聚力。

5. 团队成员的全局观念是对团队高度忠诚的表现

团队成员要有强烈的归属感、一体感，强烈地感受到自己是团队的一员，绝不允许有损害团队利益的事情发生，把自己的前途与团队的命运牢牢地系在一起，愿意为团队的利益与目标尽心尽力。团队成员如果没有全局观念，各自为政，很难形成团队的合力，一是要全员参与管理，鼓励大家集思广益，贡献自己的智慧，为科室的发展出谋划策，从而增加大家的责任感和向心力。二是要有整体意识,团队中若有一人出现问题,大家集体参与讨论,并且相关人员承担相应责任,将团队的荣辱与每一名科室同事密切联系,增加员工团队荣誉感,从而形成个体与科室之间相互依存、相互促进的“同生存共命运”关系。

6. 促进麻醉科手术室团队有效性的措施

主要包括:足够的薪酬;团队工作;实施更好的手术安排表管理(一览表,开始、结束时间,变更);改善工作环境;对操作(行为)更好地反馈、正面反馈;更好、合适的员工水平;更好的认可(赞赏);改进交流、好的交流;尊重团队内的每一位成员;足够、改进培训;更好的时间管理;良好的个人间关系、技术;常规回顾会议(非批评性、指责)。

(赵英花　上官王宁)

参考文献

1. Alison Hardingham, ed. Working in Teams. New edition edn. UK: Chartered Institute of Personnel & Development, 1998.
2. Baron RS. So Right It's Wrong: Groupthink and the Ubiquitous Nature of Polarized Group Decision Making. In: Mark Zanna, ed. Advances in experimental social psychology. 1st edn. San Diego: Elsevier Academic Press, 2009. 219 - 253.
3. Natalie Gold, ed. Teamwork: Multi-disciplinary Perspectives. 1st edn. New York: Palgrave Macmillan, 2004.
4. Pegels C. Carl, ed. Proven Solutions For Improving Supply Chain Performance. Information Age Publishing Inc., 2000.
5. Pilcher T. Collaboration and teamwork in critical care. Nurs Crit Care, 2009, 14: 45 - 46.
6. Romig DA, Kathy Olson, eds. Breakthrough Teamwork: Outstanding Results Using Structured Teamwork. 1st edn. Chicago: Performance Research Press, 1996.
7. Susan Mayor. Poor team work is killing patients. BMJ, 2002, 325: 1129.
8. William H. Whyte Groupthink. http://en.wikipedia.org/wiki/Groupthink.
9. Wilson RN. Teamwork in the Operating Room. Human Organization, 1954, 12: 9 - 14.
10. 田德杰. 整体护理模式下手术室团队精神的培养. 护理研究, 2007,21:3365 - 3367.

第3章

沟通交流

现代麻醉学诞生一个半世纪以来，麻醉学的发展保障并促进了手术学科和其他相关学科的进步，更重要的是麻醉学科在发展过程中，逐渐完善，形成了特色鲜明、专业独特的临床门类。临床医生经过该专业的严格训练，成为麻醉医师，并且区别于内科和外科医生，有着自身独特的专业特性。麻醉医师既需要精巧的技术和丰富的专业理论，同时也需具备领导、组织、协作、预判和决策等能力，而后者作为麻醉医师的非技术性技能(Anesthesiologists' Non-Technical Skills, ANTS)，在近十年多的学科发展中被越来越多地提及，逐渐成为麻醉学科专业医师培养的重要内容。

ANTS之所以被越来越广泛地重视，是由其专业特性决定的。麻醉医师主要担负着临床麻醉、疼痛诊疗、重症救治、急救复苏等临床重任，在确保患者安全的前提下，给患者提供更多的舒适医疗服务。对于手术患者、重症急救而言，麻醉医师总是面对复杂多变的临床危机和尖锐的医疗矛盾，并需要即刻判断、快速处理。麻醉医师有能力影响并改变这类临床危机中患者的结局，在临床医疗安全和品质中发挥举足轻重的作用。正如笔者所言：麻醉学科是临床医疗安全的守门员学科。

曾有将临床麻醉比喻为飞机起落的提法，其实麻醉医师更像是操控飞机的驾驶员，担负着维系患者的生命安全的职责。那些在飞行员培养中建立起来的非技术性技能培训在被移植到医学领域时，是首先应用于麻醉学科。麻醉医师在实践中需要具备团队协作精神、任务管理计划、模拟预判和决策能力。这些 ANTS 极大程度地降低了麻醉并发症发生率，提高了麻醉医师对临床危机的处置能力和救治水平，使得麻醉手术更加安全。

通过过去的研究发现对于报道的麻醉事故，80%是由人为因素所致；与此同时，国际卫生组织(WHO)2008 年在全球发起的“安全手术挽救生命(Safe Surgery Save lives)”宣传活动中，将麻醉定位为“第二个全球安全的挑战”，可见麻醉学科的重要性，以及 ANTS 在降低麻醉医疗事故中所能够发挥的重要作用。

沟通是指人与人之间的信息传递和交流，目的是为了互相了解，协调一致，心理相容。古希腊希波克拉底曾有一句名言：“世界上有两种东西能治病，一是药物，二是语言。”良好的医患关系是保证医疗服务高质量的基础，而医患沟通是建立良好医患关系的前提。在 ANTS 中，沟通是所有能力培养和临床实践的重要方式和实现途径。临床医疗中，麻醉医师并非被动地接受外界信息，而是需要多方面地广泛快速接受信息，并作出精确迅速的反馈，实时保障患者的安全舒适。因此，清楚、精要、准确的信息沟通是麻醉医师必须具备的非技术性技能。

麻醉医师在临床工作方面需要面对的主要人群有患者和(或)患者家属，手术医师和护理人员，或其他专科医师，以及其他麻醉医师。麻醉医师需要同他们有效地沟通，建立互信协作关系，才能更好地做好临床麻醉，实现麻醉医师的工作目标，即笔者曾经概括的三满意：患者满意、术者满意、麻醉医师自己满意。下面就麻醉医师与不同人群沟通的方法和价值逐一进行介绍。

第一节　医患沟通

一、现状及存在的问题

当前，医疗纠纷呈上升趋势，“医闹”现象成为医院管理者必须面对的新课题。据中国医师协会最近对全国 115 家医院完成的“医闹”调研，结果显示，遭受“医闹”行为的医院，从 2004 年的 89.58%，增加到 2006 年的 97.92%。“医闹”的出现源自于医患关系的长期不对等，尤为重要的是医患之间沟通的缺少或医者沟通能力的不足。要减少医患矛盾，医生的沟通能力显得尤为重要，但医学生和住院医生的沟通技能培训并未受到足够重视，医学生和住院医生，甚至包括主治医生的医患沟通能力缺乏的现状令人担忧。许多医生对医患关系和医患沟通的重要性认识不深，只关心病、不关心人的现象普遍存在。部分医生缺乏与患者沟通的心理准备，在医患沟通技巧上缺乏应对策略。

临床实例：9 岁血液病化疗患儿，外周静脉没法开通，病房护士请麻醉医生会诊，拟行深静脉穿刺。麻醉医生考虑到患儿的不合作，允许其父亲陪护进手术室内行颈内静脉穿刺操作。急诊值班麻醉高年资住院医生请示上级医生(A 主任)，上级医生嘱其先行穿刺，有困难可以喊他帮忙。简单地与患儿和家长谈话并知情同意签字后进入手术室，常规消毒铺巾，高年资住院医生先用细针头探了两下，未及颈内静脉，考虑到患儿肥胖、颈部粗短、已反复多次行深静脉穿刺，该医生对边上帮忙的护士说：还是叫 A 主任过来进行穿刺吧！那个患儿父亲一听，立即火冒三丈，“你没有资历穿刺，还过来干吗？拿我们孩子当试验品”，上来就打了这个住院医生一拳……从此病例可见，医患之间是多么的不信任，以及医患之间需要沟通的其他很多问题。

目前，我国的高等医学教育仍较侧重于医学知识的传授和运用上，也正在对培养学生的人文素质和实践能力予以重视。各院校开始注重人文社会教育，开设了为数不少的人文社会科学课程，如医学心理学、医学伦理学和医学史等必修课或选修课，但总体而言，对服务理念与医患沟通能力的培养还比较薄弱，对人际交往和能力培养尚未予以足够重视，不太符合全球医学教育最低基本要求中规定医生具备的沟通能力的要求。学生对加强医患沟通教育已有相当的认识和重视，也迫切要求开设有关课程，同时提示我们要与时俱进，加强这方面的教育。对于住院医生培训而言，也大多是强调医学技术的训练和培养，很多时候也忽视包括医患沟通技巧在内的许多非技术性技能的培养和锻炼。

二、加强和促进医患沟通的措施

加强学习与患者沟通的艺术，改善与患者沟通的技巧，既可增加患者对医疗技术局限和高风险性的了解，增加对医生的信任，也有助于提高医生理解他人情绪和控制自己情绪的能力，从而建立一种相互信任、尊重、配合的新型医患关系，防范和杜绝医疗纠纷的发生。

1. 培养医学生、住院医生的医患沟通能力

美国医学院校十分重视医学生沟通能力的培养，把它列为 21 世纪医学生教育课程重点加强的九项内容之一。要求医学教育工作者在培养未来医生时，仔细讲解、传授、评估其交流技能，使每一位医生不仅具备精湛医术，更具有良好的沟通能力。强化教育，让学生树立正确的沟通观念。医学生要做好医患沟通工作，应当明确一个观念，沟通不仅仅是谈话，谈话仅仅是沟通的一种手段，但不是唯一的手段。医患沟通应是多种手段综合运用的沟通。医者在与患者的接触中，其语言、表情、动作姿态，甚至医院的环境，诊室环境，无一不在向患者及其家人传达着某种信息，传达着医者的感情和态度。

2. 提高并注重带教老师、主治医生队伍沟通能力

大部分的住院医生认为既往接受的最主要和最有效的提高医患沟通能力的方式均为临床带教。临床主治医生对住院医生和医学生的言传身教非常重要，优秀的临床主治医生必然对他们产生积极的影响。要培养高素质的医学生和住院医生，首先要有高素质的临床带教老师。临床带教老师在指导学生学习时，其敬业精神、与患者积极沟通交流的态度会自然地传给学生，这种示范作用对学生在未来的临床工作中建立良性的医患沟通模式将产生深远影响。

3. 重视临床带教，在实践中培养学生和住院医生的沟通能力

在医学生和住院医生培训过程中，临床带教老师在传授专业知识的同时，应重视医患沟通能力知识的传授，将培养他们的医患沟通能力渗透到每一天的临床时间中。鼓励他们积极与患者交流，站在患者的立场思考问题和解决问题。

4. 麻醉医生的医患沟通

医患之间，医生首先要设身处地为患者着想。即使是再小的手术对患者及其家属来讲也是大事。他们到医院来就把生命交给了医生，他们把希望寄托在医生身上。大多数患者对医院、医生是否满意，主要在于医护人员是否耐心，是否认真，是否抱有深切的同情感，是否尽了最大的努力去做好诊治工作。简单地说，就是服务态度好不好，医德是否高尚的问题。因此，要树立"以患者为中心"的思想观念，设身处地为患者着想，把患者的手术作为自己亲人的手术来对待，这样就会自然而然地和患者及其家属站在了同一条战线上，成为患者和家属最好的参谋，与他们共同去面对疾病、战胜疾病。医德高尚、医术高明，两者结合，始为名医。随着医学发展模式的改变，麻醉医师和所有的其他临床医师都应该树立患者是所有医疗活动第一目标的概念。麻醉医师需要"以人为本"，在实践中本着"人文关怀"的理念，减少患者及其家属的痛苦。一句医学哲言所谓：患者在体验，医生在观察。只有

增加医患沟通，才能降低哲言所谓的差别。

过去的医学教育强调疾病治疗本身，存在漠视患者需求以及“人文关怀”的缺陷，疾病治疗的代价是患者承受更多的痛苦（如过去和现在仍然在开展的许多创伤性侵袭性检查和手术操作），这些与麻醉医师的工作目标相互冲突。随着麻醉学科的发展和医学进步，过去的缺陷都在被修正，患者的尊严和对安全舒适的医疗环境的要求被更多地顾及。因此，麻醉医师与患者或其家属的沟通也愈来愈多。在术前访视和术后随访中，麻醉医师与患者或其家属更多地沟通。这也是麻醉学在发展形成为围术期医学科过程中所必须具备的。

术前评估是围术期医学的一项重要内容。在发达国家和国内多家大型医院已建立了麻醉门诊，实施手术患者的术前评估。其目的是为等待手术的患者提供麻醉会诊、体格检查、实验室和影像检查等综合性服务，减少手术取消率和不必要的检查，降低医疗费用。中华麻醉学会也已经向医疗行政主管部门提议建立麻醉门诊制度，提升医疗安全，优化临床效率。有效的医患交流能够减轻患者术前的焦虑，帮助患者配合医疗活动，认识麻醉和手术并发症，同时调整麻醉管理方案，给术者提供建议，减少不必要的失误，促进患者病情恢复等。麻醉医师在与患者交流过程中需要“以人为本”，重视患者的感受，同时做到详细解答，力求理解。

术后随访主要是发现治疗术后麻醉相关并发症，促进患者实现更好的预后和转归。许多医院麻醉科开展的术后疼痛医疗服务（acute pain service），已经在这方面建立了良好的典范。

此外，手术过程中的医患交流沟通能够及时发现或验证医疗行为的效果，并实时纠正，避免并发症的出现。比如麻醉诱导前的介绍能够减轻患者对于静脉穿刺和丙泊酚等药物注射痛的不适感，配合麻醉医师的呼吸管理，以及部分耐受麻醉恢复期的不适，促进患者的麻醉后恢复。这些在老人、小儿、产科麻醉中显得尤为重要。

充分的医患沟通能够保证麻醉安全，保障患者生命健康。临床调查显示麻醉死亡率中气道困难达到70%的比例，然而绝大多数的气道困难都是因为没有完善的预案，对可能出现的严重并发症估计不足。因此，在术前的医患沟通中，了解患者的气管插管条件，估计可能遇到的困难，充分准备，能够消除或避免绝大多数的临床气道困难出现。如在术前访视中，通过和患者的交流，患者自诉一侧下肢的酸胀不适，查体发现患者两侧下肢粗细不一致，通过超声检查提示下肢存在血栓，对于新鲜的下肢血栓需要术前处理后再进行其他的手术治疗，因此此类医患沟通很好地保障了患者手术安全。

充分的医患沟通可以避免和化解可能产生的医疗纠纷。有调查显示如今的医患矛盾有很大程度是因为缺乏完善有效的医患沟通。患者对于医疗活动的不知情增加了并发症出现后的纠纷和争执。麻醉医师在术前访视阶段需要完整准确地告知患者和(或)其家属麻醉和手术的风险，麻醉操作可能产生的并发症和采取的预防治疗手段。当出现了严重的并发症，需要及时报告患者和(或)其家属，告诉事实真相，争取患者和(或)其家属的理解。从而避免患者和(或)其家属因为不理解或听信他人，而可能对医疗活动产生的不利影响。比如过去缺乏麻醉医师和患者和(或)其家属的有效沟通习惯，在气管插管过程中出现的牙齿脱落损伤没有及时报告给患者家属，造成术后的医疗纠纷，使麻醉医师常常处于不利的境地。自从重视医患交流沟通后，当发生这类严重的并发症，及时告知患者家属，介绍发生原因和处理措施，以及可能的补救方案，绝大多数患者和(或)其家属都是能够理解，从而也避免了可能出现的医疗纠纷。

充分而准确的医患沟通也能够促进麻醉学科新技术的开展。和其他临床学科一样，在开展新的治疗方案和技术操作之前，麻醉医师需要准确详实地告诉患者，实施知情同意，在取得患者同意后，才能够开展实施。充分的医患沟通也能够及时了解患者的感受和反应，促进方案的改进。比如麻醉医师在开展新药物新技术的术后疼痛治疗时，及时了解患者疼痛变化，告知可能出现的效果和不适，完善随访，不仅取得治疗患者的满意，也给其他患者带来示范效应，从而促进了新技术的临床开展。

第二节 麻醉医师与手术医师的沟通

只有麻醉医师和手术医师的密切合作，才能够高质量地完成患者的手术治疗，尤其是那些复杂的大型手术和高危患者手术。

通过及时的沟通，麻醉医师需要了解手术方式和特殊操作，可能会发生的手术风险，患者能够承受的损伤程度，以及手术过程中需要麻醉医师的配合和特殊治疗。麻醉医师甚至通过了解术者的操作风格和手术理念，从而调整麻醉管理，最精确地配合手术医师完成操作，实现患者最大程度的恢复和优异的转归结局。同时，麻醉医师和手术医师的沟通也不是单向被动的，麻醉医师需要根据患者的疾病特点，及时指出并修正手术医师治疗方案的缺陷和不足，为术者提供科学合理的建议。相对于术者而言，麻醉医师更能够从整体全局的角度出发，评价患者对手术的承受能力，术后并发症和预后转归。麻醉学科在转变为围术期医学科的过程中也需要麻醉医师更加积极主动地参与患者治疗，并且成为手术患者医疗实践的主导。

一个优秀的麻醉医师是能够根据患者的条件和疾病特点，以及术者操作习惯，度身制定有效的麻醉管理方案，准确预判可能出现的危险，及时纠正手术方案的缺陷，对于手术中最糟糕的局面设定积极的预防和治疗措施，科学规避，避免不良结局的出现。这相比那些只是停留在对症治疗，当出现危害后再采取措施的麻醉理念要更加先进和深刻。诚如笔者一直倡导的“理想麻醉状态”临床实践，它通过多种具体客观的指标，实现患者的理想麻醉状态，在一开始就避免了手术操作带来的各种危害，最大限度地增加组织灌注，降低了可能出现的缺血再灌注损伤，确保患者实现更好的转归。

手术医师也必须就术中可能发生的危险和重要的操作，以及希望麻醉医师给予的帮助及时准确地告诉麻醉医师，取得认识上的相互一致。一个优秀的手术医师是善于利用和依靠麻醉医师的技术能力，为自己的手术创造良好的环境，同时也是根据患者特点、自身能力和麻醉医师的建议，从“以人为本”的理念出发，合理调整手术治疗方案，避免不必要的伤害、增加患者的痛苦。诚如一句名言：好的外科医师知道如何不做手术。

麻醉医师和手术医生的沟通内容包括以下几个方面。

在术前访视和对患者评估过程中，及时和手术医师沟通，确定手术方案，了解可能开展的特殊技术或操作，制定合理详细的预案。并提出患者术前准备方面的不足，提供需要进一步完善的内容。对特殊患者的术前准备提供建议。比如接受手术的老年患者合并严重的心血管系统疾患，或者是呼吸系统疾患，此类患者的术前评估、准备和其对手术耐受能力的评价需要麻醉医师的严格把关。

在手术过程中，麻醉医师和术者要及时沟通，使术者知道其操作可能会给患者产生的影响和患者的承受能力。麻醉医师需要熟悉手术过程，仔细观察术者的操作，密切监测患者生命体征的变化，尽可能地采用多种监测手段，及时、客观、科学地评价手术过程中机体、器官、组织的变化。

如在神经外科手术中，术者使用肾上腺素可能会对存在心脏疾患的患者产生不利影响，这就需要麻醉医师仔细观察，及时通告术者患者生命体征变化，避免术者不合理的操作导致的额外损伤。如在清醒开颅手术中，术者需要及早汇报操作要求以供麻醉医师实施改变管理方案。在泌尿外科开展的嗜铬细胞瘤手术需要麻醉医师的严密监测和及时处理，了解术者的每一步操作，手术的成功完全依赖于麻醉医师和术者的精密配合。

当代手术朝微创方向的发展给麻醉医师带来了越来越多的挑战。这是因为大多数微创操作只是手术切口的缩小甚至消失，创口出血的减少，但对患者生理功能的影响却更加显著，而这些常常不为人们所知的变化通常是麻醉医师最关心和直接承受的部分。同时微创手术的确能够减少患者的术后疼痛,因此患者和其家属对于这类手术患者术后的恢复期望值较以往更加增加,以术中患者生理功能调节为己任的麻醉医师所遇到的挑战和压力因此也相应增加了。所以这类新型手术更需要麻醉医师和术者以及患者和其家属的沟通交流。对于长时间的微创手术(如后腹膜的腔镜手术、胸腔镜单肺通气手术、机器人手术等)如果缺乏麻醉医师的密切配合,和其与手术医师的沟通交流,微创的操作可能会给患者带来更大的创伤。

对于手术结束后,患者进入苏醒室,及回到病房或ICU中,麻醉医师和手术医师的沟通还必须延续。在苏醒室里,麻醉医师需要应对术后的急性并发症,降低患者疼痛不适,排除手术因素带来的危害,如术后出血、伤口包扎对呼吸的影响等,并就术后治疗为术者提供合理的建议。

上述麻醉医师与手术医师的沟通交流很大程度上取决于麻醉医师对于细节的观察和对待。优秀的麻醉医师通常在介绍自己经验时都少不了"细节决定成败"的观点。只有仔细观察,认真分析,培养建立良好的工作习惯,才能够发现隐患,防微杜渐。

临床实例:体外循环下行"室缺修补术"患儿,主动脉开放后心脏开始复跳,外科医生在上下腔静脉开放时也没有大声地说,而麻醉医生没有看手术进程,也根本不知道上下腔静脉开放,因此就没有打开呼吸机行机控通气。而同时,体外循环医生已经在开始减流量准备停机工作。随着流量的减低,麻醉医生不明就里,发现该患儿的脉搏氧饱和度在下降,此时才发现麻醉呼吸机没有工作,患儿处于缺氧状态。从该病例说明,手术医生、体外循环医生和麻醉医生存在沟通交流问题,而麻醉医生也没有注意手术进程并仔细观察。

第三节 麻醉医师之间的沟通

麻醉医师之间也需要及时有效地沟通,团队协作精神是麻醉医师必须具备的基本素质。尤其在遇到危机,抢救患者或操作失败的时候,麻醉医师需要立即呼叫，寻求帮助，其他麻醉医师也应该尽其所能，无私援助。由于临床麻醉更多更重要的是对危机的及时处理，因此更需要麻醉医师之间的交流协作。麻醉医师之间的沟通交流还有助于自身能力的培养和提高，吸取他人失败的教训和成功的经验，借鉴的同时也保证今后自己不犯相同的错误。

麻醉医师之间的沟通首先是建立在团队协作基础之上的。团队的作用是保证不出现个体出现的错误。团队精神是需要相互之间的配合和帮助。笔者工作的科室强调麻醉医师之间的团结互助，对于所有侵袭性的操作，一个麻醉医师的失败只能允许 2 次，2 次之后必须求助其他麻醉医师。这是考虑到最大限度地不伤害患者，同时也是建立在团队合作的基础之上。

麻醉医师之间的沟通还表现在理念的沟通融合和互补。应该承认经验成分居多的医学科学领域仍然存在各种各样的学术观念，有些甚至是相互矛盾碰撞，麻醉学科也不例外。随着医学的进步，那些过时的不适用的理论需要在麻醉医师的沟通交流中被摒弃。对于在特定条件环境下形成的学术理念，应当理解它存在的特殊性，在沟通交流中也会被不断地完善修正。对于符合医学发展要求，科学有效的理念需要大家共同的坚持和掌握。在同一个科室内，所有的麻醉医师应该遵循共同的理念，这样在交流合作过程中才能够协同一致。保障患者的医疗安全。因此，麻醉医师之间的沟通交流也是学科发展的重要内容。

要成为一名合格的临床麻醉医师，必须善于向别人学习。观察他人的优点，检查自己的不足。在和其他麻醉医师的沟通交流中，不断丰富完善自己。应当看到每个人的精力有限，一名麻醉医师穷其一生完成的临床麻醉也不过 20 000 例，而现在的严重麻醉并发症和死亡率都在 1/10 000 以下，也就意味着大部分麻醉医师不会遇到那些严重的并发症（如恶心高热，麻醉死亡），这并不意味着我们可以不考虑那些并发症，恰恰相反，麻醉医生更应该时刻警惕，避免其出现，因为它们给患者带来的损害是无法修复的。而对于这些罕见并发症的防治就需要麻醉医师之间的沟通交流，通过情景模拟操作等了解掌握。这也是如今麻醉死亡率降低到 1/10000 以下的一个重要原因。

应当说，随着 ANTS 培训在麻醉学科领域的广泛开展，以及更加科学完善的专业知识和丰富科学的监测手段，现在的临床麻醉已经进入安全的时代。过去曾用航空安全来要求临床麻醉，而发达国家的临床麻醉死亡率已经远远低于空难事件。这些已经取得的成就是建立在麻醉医师的不断努力和沟通交流基础之上的，在享受来之不易的成绩同时，麻醉医师也面临着更加严峻的挑战。也就是世界卫生组织希望能够以麻醉医师为主导，降低一直居高不下的手术死亡率，提高医疗安全。

目前的手术死亡率还停留在 1/1 000 水平以上，老年患者甚至在 1/100 以上，高龄患者达到 1/50，这些数字在数十年来都没有降低，相比于麻醉死亡率存在非常大的差距。手术技术和临床医学的发展并没有显著地降低临床患者手术死亡率，因此在借鉴麻醉学科实践经验的基础上，医学发展更加强调通过非技术性技能降低手术死亡率的作用。发展围术期医学，在麻醉医师的主导下，充分实现信息的沟通交流，发挥团队协作互助的精神，坚持“以人为本”的理念，最大限度地保障患者的安全和舒适，降低手术死亡率，在疾病治疗的同时，维护患者的尊严和生命质量。这也需要麻醉医师今后在围术期的交流沟通方面投入更多的精力，发挥更大的作用。

第四节　沟通交流技巧

一、医患之间的言语沟通技巧

1. 善于使用美好的语言

伤害性语言常常以种种劣性信息给人以伤害刺激，从而通过皮层与内脏相关的机制扰乱内脏与躯体的生理平衡。如果这种刺激过强或持续时间过久，将会引起机体器质性病变或加重病情。临床上能引起严重后果的伤害性语言有如下几种：一是直接伤害性语言：包括对患者训斥、指责、威胁、讥讽和患者最害怕听到的语言。二是消极暗示性语言：医护人员有意无意的消极言语都会给患者造成严重的消极情绪。

而美好的语言，使人听了心情愉快，倍感亲切温暖。医护人员每天与患者接触，交往频繁，如果能注意发挥语言的积极作用，必将有益于患者的身心健康，大大提高临床治疗水平。在临床实践中，医护人员应当熟练运用的语言有：一是安慰性语言：医务人员对处在病痛之中患者的安慰，其温暖是沁人心脾的。二是鼓励性语言：医务人员对患者的鼓励，实际上就是对患者的心理支持。它对调动患者积极地与医生配合治疗是非常重要的，医护人员应当学会对不同的患者说不同的鼓励性语言。三是劝说性语言：医务人员在患者的心目中具有相当高的权威，当患者出现应当做的事而一时不愿做时，往往经医务人员的劝说后便会顺从，以提高医疗质量。四是积极的暗示性语言：积极的暗示性语言可以使患者有意无意地在心理活动中受到良好的激励。五是指令性语言：有时要求患者必须严格遵照执行医嘱时，医护人员应恰当地运用指令性语言，这样往往会收到事半功倍的效果。

2. 善于引导患者谈话

临床调查表明，医护人员对患者是否有同情心，是患者是否愿意和医护人员谈话的关键。如果患者感到医护人员缺乏同情心，他就不能主动地和医护人员交谈。因此，医护人员只有取得患者的好感，才能引导患者说话，以便收集更多的临床信息。但也要注意，与患者沟通时如果对患者热情过度，有时也会收到相反的效果。因此，因人而异也是提高沟通效果的重要方面。

“开放式谈话”是维持继续谈话的有效方式。如果有一患者告诉医护人员说“我头痛”，医护人员回答“ 吃一片去痛片吧”。这样，就头痛问题的谈话,则无法继续了。这种谈话就是"封闭式"的谈话。如果医护人员说"哦,怎么痛法,什么时候开始的"或问"痛得很严重吗",这种谈话患者都不能以"是"或"否"的答案结束提问,医护人员便可以通过患者的回答继续提问。这种谈话就是"开放式"的谈话。

3. 重视反馈信息

所谓反馈是指谈话者所发出的信息到达听者,听者通过某种方式又把信息传回给谈话者,使谈话者的本意得以明确、扩展或改变。反馈是沟通中的一个必要环节,良好的反馈不仅使沟通过程更加完整而且可以通过不断印证双方的观点,从而改善沟通的效果。反馈有正反馈与负反馈之分。一般地,正反馈有良好的效果,但这不是说负反馈就不能使用。如果科学正确地使用负反馈,同样会对沟通产生良好的影响。但需要注意以下几点:反馈要有针对性而不是泛泛而谈;及时反馈;负反馈应是描述性的,尽量不带有个人价值判断;同时负反馈应针对可控制的行为。

患者和医护人员谈话时,医护人员对所理解的内容及时反馈给患者时应适时地用"嗯""对"等应答词表示自己已注意,在仔细地听,也听懂了,也理解了患者的情感。同样,医护人员向患者说话时,应采用目光接触、简单发问等方式探测患者是否有兴趣听,听懂了没有等,以决定是否继续谈下去和如何谈下去。这样才能使谈话双方始终融洽,不至于陷入僵局。

4. 善于倾听

倾听是指通过感官(视觉、听觉、触觉等)媒介,接受、吸收并理解对方的思想、信息和情感的过程。倾听不是人们平常所说的听或听见,而是一个将注意力集中于当前声音的有意识行动,具有个体主观努力的特征,与个体的主观感受有关,是一种主动的行为。但要做到积极主动的倾听需做到以下几点:第一,要专注,要集中精力;第二,要换位思考,尽量去揣摩说话者的意思而不是你理解的意思;第三,尽量保持信息传递的完整性,并做到及时反馈。

医护人员与患者交谈时，谈话态度十分重要。心不在焉地似听非听，随便中断患者的谈话，随意插话都是不礼貌的。听话时，应注意力集中，倾听对方所谈内容，特别要注意听出谈话患者的弦外之音，才能收集到真实的信息，谈话时，要让对方看着自己。特别是老年患者，他们视野窄，和他们要面对面地交谈，这样效果最好。谈话时要用相互能理解的词语。

5. 良好沟通十诫

美国管理者协会曾提出一些沟通过程应该注意的事项，被称为“良好沟通十诫”：一诫沟通前概念不清；二诫沟通目的不明；三诫忽视沟通环境；四诫沟通内容不完整；五诫沟通手段不适当；六诫沟通信息繁杂无用；七诫沟通后不跟踪不督促；八诫沟通后不注意后果；九诫言行不一致；十诫我行我素。

二、医患之间的非言语沟通技巧

所谓“非言语沟通技巧”，是指使用举止、行为和表情动作等进行的沟通与交流。用超语词性提示直接沟通。超语词性提示就是我们说话时所用的语调、所强调的词、声音的强度、说话的速度以及抑扬顿挫等，它会起到帮助表达语意的效果。

1. 用目光接触沟通

目光接触是非言语沟通的主要信息通道。目光接触可以帮助谈话双方的话语同步，思路保持一致。但目光相互接触时间长，则成凝视。凝视往往包含多种涵义，有时带有敌意，有时也表示困苦。患者对医护人员的凝视多是求助。在临床上，医护人员和患者交谈时，要用短促的目光接触检验信息是否被患者所接受，从对方的回避视线，瞬间的目光接触等来判断对方的心理状态。

2. 通过面部表情沟通

面部表情是人的情绪和情感的生理性表露，一般是不随意的，但又可以受自我意识的调节控制。这就是说,无论是医护人员对患者抑或是患者对医护人员的面部表情都主要是思想情感的流露。在某种情况下,即使可以做出掩盖真实情感的表情,那也只能是暂时的、有限的。所以,医护人员对患者的表情是以职业道德情感为基础的,当然也与习惯过程和表达能力有关。至于患者的表情,有经验的医护人员很容易总结出规律来,只要留意,就能透过现象抓住本质。

3. 运用肢体语言表达沟通

这是指以挥手、耸肩、点头、摇头等外表姿态进行沟通的方式。这些方式相当于无声的语言,也是很重要的方面。例如,诚恳友善地向患者点头,患者的激动、温暖和安全感就会油然而生。

4. 用身体接触沟通

接触是指身体的接触。据国外心理学家研究,接触的动作有时会产生良好的效果。按中国的文化背景和习俗,除了握手之外,在医院这样的公共场合,只限于和儿童接触较为随意。对患儿的搂抱、抚摸的效果较佳。对成年患者,医护人员的某些做法如若得当,也可以收到良好的效果。例如,为呕吐的患者轻轻拍背,为动作不便者轻轻翻身变换体位,搀扶患者下床活动,对手术前夜因惧怕而难以入睡以及术后疼痛的患者进行背部按摩,以示安慰并分散注意力,以及双手久握出院人的手,以示祝贺。这些都是有意的接触沟通,对神经症患者的接触,更有鼓励支持的作用,可使患者愿意说话,愿意解剖自己,改善态度,增强病愈信心。

（薛庆生　于布为）

参考文献

1. Cooper J B，Newbower R S，Long C D，et al. Preventable anesthesia mishaps：a study of human factors. Anesthesiology，1978，49：399－406.

2. Eisenach J C. Excellence in anesthesiology. The role of nontechnical skills. Anesthesiology，2009，110：210－213.

3. Fletcher GCL，Megeorge P，Flin R H，et al. The role of nontechnical skills in anaesthesia：a review of current literatue. Br J Anaesth，2002，88：418－429.

4. World Alliance for patient safety，the second global patient safety challenge. Safe Surgery Saves Lives. WHO/IER/PSP/2008，07.

5. 傅志俭. 疼痛科医师素质培养浅谈. 实用疼痛学杂志，2009，6：405－408.

6. 徐铭军. 麻醉医生与人文关怀. 医学与哲学，2005，289：46－47.

7. 于布为. 理想麻醉状态与麻醉深度监测. 广东医学. 2005，26，723－724.

8. 寿红艳. 从“医闹”现象谈医学生沟通能力的培养. 医院管理论坛. 2007，4，57－59.

9. 张淑清，李红玉. 当代医患沟通的意义与技巧. 辽宁医学院学报(社会科学版)，2007，5：16－19.

第4章

领 导 力

第一节　领导力的概念

领导力(Leadership)是时下一个热点词汇,在谈及企业文化和组织管理时常常出现。而在医疗卫生领域,有关医生领导力的话题还探讨得较少。所谓Leadership,有两个方面的涵义,一是领导的能力,二是领导的方式。2010年7月,在美国Texas从事教学和研究的Janine C Edwards博士(A&M University System Health Science Center),应邀来到中国协和医科大学讲学,她带来的题目正是"Leadership in Medicine(医学中的领导力)"。那么,如何理解医学中的领导力?领导力在医生的职业生涯中将起到什么样的作用?怎样才能具备领导力?

关于"领导"在《现代汉语词典》中有个解释,就是率领和引导朝着一定方向前进。领导力就是影响别人的能力,特别能激励你的团队和他人完成一个具有挑战性的目标,完成这样的任务才能说明你具备了一个良好的领导力。领导力可以被形容为一系列行为的组合,而这些行为将会激励人们跟随领导去要去的地方,不是简单地服从。领导力就是指在管辖的范围内充分地利用人力和客观条件以最小的成本办成所需的事来提高整个团体的办事效率。根据领导力的定义，可以看到它存在于我们周围，在管理层，在课堂，在球场，在政府，在军队，在上市跨国公司，在小公司甚至直到一个小家庭，在各个层次，各个领域都能看到领导力，它是我们做好每一件事的核心。一个头衔或职务不能自动创造一个领导。关于领导力的定义，美国前国务卿基辛格(Henry Kissenger)博士说："领导就是要让他的人们，从他们现在的地方，带领他们去还没有去过的地方。"通用汽车副总裁马克·赫根(Mark Hogan)对领导者的描述是："记住，是人使事情发生，世界上最好的计划，如果没有人去执行，那它就没有任何意义。我努力让最聪明、最有创造性的人们在我周围。我的目标是永远为那些最优秀、最有天才的人们创造他们想要的工作环境。如果你尊敬人们并且永远保持你的诺言，你将会是一个领导者，不管你在公司的位置高低。"沃伦·班尼斯(Warren Bennis)认为："领导力就像美，它难以定义，但当你看到时，你就知道。"美国总统五星上将德怀特·大卫·艾森豪威尔曾这样说过："领导力，我不能确定如何给它下定义，但是，当我身临其境之后我理解了它。"艾森豪威尔指出领导力必须建立在领导影响下属的基础之上：领导力是让下属做你期望实现、他又高兴并愿意去做的事情的一项艺术。

古今中外，从刘邦战胜项羽，建立汉朝，一统天下，到刘备桃园三结义；从色诺芬在士兵中的崇高威望，到下属对拿破仑的绝对忠诚；从圣雄甘地非暴力主义的魅力到丘吉尔面对挑战的视野和勇气，优秀领导者的身上总是具有一种让追随者难以抗拒的影响力。领导者和管理者有着非常重要区别：管理者按章行事，领导者以身作则。管理者维持现状，领导者展望未来。管理者事必躬亲，领导者与人同行。管理者维持局面，领导者挑战现状。管理者独善其身，领导者激励人心。领导者的角色就是要创造跟随者；领导者的任务就是要带来建设性的，必要的变革；领导者的责任就是根据所有利益相关者的切实、长期的需求，进行相应的变革；领导者所能获得的最大的权力源自其忠诚的下属的信任。因此，领导力是一种艺术，领导力是怎样做人的艺术,而不是怎样做事的艺术,是一种优雅而精妙的艺术。领导力是一种影响力,它能使人们超出常规标准、常规质量地去完成任务,并且乐意这么做。领导力作为社会交互作用的一种要素,是一种复杂的活动,它包括:目标的完成、个体对目标承诺的实现、团队凝聚力的增强以及组织文化的提高。现在医院里有各种管理,比如,对费用的管理,对患者的管理,对整个医院的管理等,但这还不是领导。现在有很多人在谈到领导力时,实际上谈的是管理方式。我们所谈的适应性领导力是从患者和医生之间一种相互作用模式转变过来的。管理是领导的基础,但管理并不是领导的全部。Edwards 教授认为,医生领导力的本质是要能站在患者的利益上有效地帮助患者。从这个意义上说,每一个有志于医学事业的人都应该具备这种领导力,而不管他本人是不是一名管理者。

第二节　领导力模型

2006 年中国科学院课题组经过课题攻关,基于领导过程构建了领导力五力模型,认为领导者必须具备如下领导力:

(1) 对应于群体或组织目标的目标和战略制定能力(前瞻力)。

(2) 对应于或来源于被领导者的能力,包括吸引被领导者的能力(感召力)及影响被领导者和情境的能力(影响力)。

(3) 对应于群体或组织目标实现过程的能力,主要包括正确而果断决策的能力(决断力)和控制目标实现过程的能力(控制力)。

这五种关键的领导力构成了领导力的五力模型。

一、感召力

领导力五力模型中的五种领导能力对领导者而言都非常重要,但这些领导能力并不处于同一层次,在五种领导力中,感召力是最本色的领导能力，一个人如果没有坚定的信念、崇高的使命感、令人肃然起敬的道德修养、充沛的激情、宽厚的知识面、超人的能力和独特的个人形象，他就只能成为一个管理者而不能修炼为一个领导者，因此，感召力是处于最顶层的领导能力，是最本色的领导能力，领导学理论中最经典的特质论研究的核心主题就是感召力。感召力主要来自于以下五个方面：

（1）具有坚定的信念和崇高的理想。

（2）具有高尚的人格和高度的自信。

（3）具有代表一个群体、组织、民族、国家或全人类的伦理价值观和臻于完善的修养。

（4）具有超越常人的大智慧和丰富曲折的阅历。

（5）不满足于现状，乐于挑战，对所从事的事业充满激情。

二、前瞻力

一个领导者不能仅仅追求自己成为“完人”，领导者的天职是带领群体或组织实现其使命。这样就要求领导者能够看清组织的发展方向和路径，并能够通过影响被领导者实现团队的目标，就此而言，前瞻力和影响力是感召力的延伸或发展，是处于中间层面的领导能力。前瞻力从本质上讲是一种着眼未来、预测未来和把握未来的能力。具体分析，前瞻力的形成主要与下述因素有关：

（1）领导者和领导团队的领导理念。

（2）组织利益相关者的期望。

（3）组织的核心能力。

（4）组织所在行业的发展规律。

（5）组织所处的宏观环境的发展趋势。

三、影响力

影响力是领导者积极主动地影响被领导者的能力，主要体现为：

(1) 领导者对被领导者需求和动机的洞察与把握。

(2) 领导者与被领导者之间建立的各种正式与非正式的关系。

(3) 领导者平衡各种利益相关者特别是被领导者利益的行为与结果。

(4) 领导者与被领导者进行沟通的方式、行为与效果。

(5) 领导者拥有的各种能够有效影响被领导者的权力。

四、决断力

领导者不能仅仅指明方向就万事大吉，在实现目标的过程中随时都会出现新的意想不到的危机和挑战，这就要求领导者具备超强的决断力和控制力，在重大危机关头能够果断决策、控制局面、力挽狂澜，也就是说，作为前瞻力和影响力的延伸和发展，决断力和控制力是处于实施层面的领导能力。决断力是针对战略实施中的各种问题和突发事件而进行快速和有效决策的能力，主要体现为：

(1) 掌握和善于利用各种决策理论、决策方法和决策工具。

(2) 具备快速和准确评价决策收益的能力。

(3) 具备预见、评估、防范和化解风险的意识与能力。

(4) 具有实现目标所需要的必不可少的资源。

(5) 具备把握和利用最佳决策及其实施时机的能力。

五、控制力

控制力是领导者有效控制组织的发展方向、战略实施过程和成效的能力，一般是通过下述方式来实现的：

(1) 确立组织的价值观并使组织的所有成员接受这些价值观。

（2）制定规章制度等规范并通过法定力量保证组织成员遵守这些规范。

（3）任命和合理使用能够贯彻领导意图的干部来实现组织的分层控制。

（4）建立强大的信息力量以求了解和驾驭局势。

（5）控制和有效解决各种现实的和潜在的冲突以控制战略实施过程。

一个有志于医学事业的人具备了感召力、前瞻力、影响力、决断力、控制力就能在医学领域起到很好的领导者的作用。

第三节　团队工作中的领导力

现代社会瞬息万变，医疗行业也是纷繁复杂，不断发展。这种变化对医生也提出了角色不断变化的要求，要求医务人员具备新知识、新技能。美国的医学教育已顺应医学科学技术的飞速发展，转变了观念，认为一名经过良好教育和培训的医生应具有多方面的综合能力，即除了精湛的医术、标准化的治疗手段、质量改进和不断获取新信息的能力之外，还应具备在团队中有效工作和领导团队的能力。每一位医生都是系统的一名成员，现代医学更强调发挥团队精神。

对团队领导力的研究已成为领导科学理论中研究最普遍、发展最迅速的领域。经过有效组织的外科团队有许多益处，例如，工作效率的提高、资源的更有效利用，更加优化的决策制定和问题解决过程、更高质量的服务以及革新与创造力。团队领导力有两个关键功能：一是帮助团队完成任务（任务功能）；二是维系团队及其运作（维系功能）。优秀的团队应该坚持不懈将重点放在这两个功能上。任务功能包括完成任务、制定决策、解决问题、适应变化、制定计划和达成目标。维系功能包括发展积极的氛围、解决人际关系问题、满足科室员工需求和发展和谐的氛围。

一个好的领导者能帮助团队发展组织框架或一套流程。领导并不是一个角色，而是一个持续地不断搜集信息、减少模糊概念、组织团队结构、团队成功跨越障碍的过程。为了帮助团队获得高效率，领导者肩负着特殊的责任。领导行为将被视为是团队问题的解决。在解决问题过程中，领导者努力通过分析内外因素帮助达成目标，然后实施正确的行为来确保团队高效率。团队领导力的复杂本质表明，在理解和判断团队困境时，领导者一定要有开朗和客观的态度，在选择有助于表达团队目标的措施时必须有丰富技巧。这些技巧包括：锁定目标，促成决策制定，建立组织结构，培训成员完成任务的技巧，保持优秀的水平等领导力职能；在人际交往技巧方面培训员工协作，处理冲突和权力之争，树立团队责任感和团队精神，满足成员个人需求建立实践中的道德伦理准则等领导力的内在关系职能即以行动改善团队关系；提倡并实施将团队与环境相连接形成环境上的网络化及联盟，同上级争取确保团队优秀所必要的资源、支持和认同，充当团队成员与外界环境的干扰因素之间的缓冲带，与团队分享相关的环境信息，评估团队效率的环境指标等外在环境职能即领导需要改善与团队相关的环境问题。总而言之，在团队工作中领导者角色就是做任何能帮助他们的团队实现效力的事情。

团队工作中的领导者，应具有威信和果断(authority and assertiveness)：领导整个团队和任务(所需要的)；必要时接受非领导角色；采取合适有说服力的方式做出决定，同时适应团队和(或)形势变化随时做出调整(见表 4-1)。

表 4-1　行为要素标准

好	不好
采用所需要的果断，让团队成员了解目标和要求	不敢挑战上级，惟命是从
需要的时候接管作为任务的领导者	不允许其他人开展他们的事情
对团队成员给出明确的指令	不会尝试解决争端
病例陈述并给予正当理由的辩护	需要的时候也不会坚持自己的立场

也要具有作出评估的能力(Assessing capabilities):评估判断团队不同成员的技术水平,以及处理问题的能力;对一些可能限制和影响团队成员水平发挥和操作有效性的相关因素(如经验、压力、疲劳)有一定的警惕性(见表4-2)。

表4-2 行为要素标准

好	不好
需要的时候呼叫助手帮助	如果学员/助手能够自行处理解决任务,就不予关心询问
询问新来的团队成员的相关经历和经验	允许团队成员接受超过他们技术水平能力的病例
对某一个团队成员的任务完成没有达到预期给予关注	对其他团队成员的操作行为不予注意
监测其他团队成员的专业技术水平并做出调整	没有对团队成员的能力做出评判就加入其中
观察某一因身体健康原因而请假的团队成员已经上班并询问整体健康程度	对团队成员明显的疲劳征象(打呵欠,记不住简单的指令等)没有做出反应

在麻醉学的临床工作中,时间是很重要的,往往"时间就是生命"。对需施行麻醉的危重患者,麻醉工作者就要在外科团队中起到领导者的角色。麻醉医师除应做到胸有成竹、有条不紊、周到细密、监测严密、处理及时,使麻醉诱导和手术维持尽可能平稳外,在对病情变化的处理上,对脏器功能的支持与改善上,在合理用药的斟酌上,在对患者机体内环境的维护上也应做到如同一名危重病医师、内科医师或临床药理学工作者。一个领导者所具备的对病情变化能准确预估的前瞻力、正确而果断的为控制病情恶化给出治疗的决断力和控制力、带领手术医生通力协作配合抢救的感召力和影响

力在带领外科团队的工作开展中就深刻地体现出来。

临床实例(模拟培训):

笔者曾经参加过一次在新西兰奥克兰大学组织的模拟培训(scenario training):在模拟手术室环境中突发诸如心跳骤停等急救事件(crisis management),紧急呼叫求助,在门外预备等候的其他学员拥入培训房间,此时,主导麻醉医师作为 lead(take the leadership role),沉着冷静,能够迅速组织有效的、有条不紊的抢救工作(calm and organised),通过判断,做出坚决、快速有效的举措和决策;同时能够在极短的时间内,向进来帮助的学员提供简单明了的患者目前的情况和需要的帮助内容,把各项任务逐一分配给他们(communication effectively);在分配任务过程中,沟通和交流必须是非常明确,而且是得到对方反馈和确认的(clear, name, hearback, active followship);与所有参与抢救的相关人员很好地沟通协作(Coordinator),分享各种信息(share the mental model),并得到其他人的建议(suggestion);把握全局(centralise information, big picture)。

第四节　围术期管理的领导权组织问题

领导是科学,又是艺术。领导艺术,就是一种创造美的劳动,其领导者本身,就是一种美的吸引和感染。围术期尤其是手术期间,外科医师主要工作是在台上对患者实施手术,而生命功能维持是麻醉医生主要职责,围术期管理救治工作紧张、高效、有序是关键,加强对围术期患者管理的统筹和领导意义重大。整个围术期管理的组织领导艺术包括决策艺术、指挥艺术、沟通艺术、激励艺术、协调艺术等,麻醉医师外科医师应各负其职,相互配合。外科医师对患者手术负责,而麻醉医师应在患者生命功能调控方面起主导作用。

决策是科学管理的前提，决策艺术是领导艺术的核心。决策的基本程序：掌握准确信息，确立关键问题，确定目标，拟订多种方案，进行方案评估，做出正确决策。决策要集思广益和实事求是，讲民主，确立问题时要有多种思维。对于紧急突发事件，要具有一定的创造力和判断力，根据实际情况及时作出非程序化决策。解决主要矛盾，保证重点，立即做出明确判断，提出处理措施。善于思考、勇于决断，有无决断的魄力是衡量领导水平和才能的主要标志之一。然而，果断的决断力来自周密的情况调查和平时勤于思考的习惯。因此，领导者应通过经常深入临床实际，掌握第一手资料，凡事心中有数，善于发现新问题，及时分析，以便选择最佳处理方案，而突出良好的决断魄力。

决策的实施有赖于领导者的指挥。常体现在围术期突发事件的处理，如危重患者的抢救，成批创伤患者的抢救等。急诊抢救中，领导者沉着面对，冷静指挥的意义重大。遇突发事件时应不计较个人得失，积极承担应负的责任和任务，有良好的控制能力，能随时调度工作以适应抢救任务的需要。

沟通是团队工作的重要手段，也是团队工作的基础和前提。要因人、因事、因地制宜采取适当的沟通途径。古人云：尺有所短，寸有所长；他山之石，可以攻玉。急诊抢救时，麻醉医生与手术医生的沟通，医生和护士之间的沟通，麻醉医生和麻醉医生的沟通往往就能挽救一个生命。在沟通过程中必须注意非语言沟通的形式，如语声、语调、语气、身体语言等。良好的沟通要注重沟通技巧，首先要关心、爱护、尊重、理解团队中的每一个成员，要以诚相待。作为领导者在工作、学习、生活上，都要真诚地关心下属，经常和他们谈心，营造一个团结、温暖的工作环境，帮助他们解决所遇到的困难，做他们的朋友并肯定他们在科室中的作用。耐心倾听表示领导解决问题的诚意，创造和谐有利于身心健康的气氛或环境。

美国心理学家赫茨伯格认为：影响人的“双因素”中，只有内在因素（也称激励因素）才能真正激发起职工的工作热情，提高劳动生产率。而这些内在因素包括工作带来的愉快和成就感，由于工作出色获得上级的赞扬、奖励等。作为管理者，要善于使用赞美的语言，对在工作、学习上有微小进步者，在工作中总结出对工作有益的任何经验、方法者，都要及时肯定，给予表扬，使其获得成就感。使人的积极性、主动性、创造性得到充分发挥，这有利于改进工作、技术创新。

领导者也应该善于授权以增强主体意识和责任感。授权下属过程中应注意以下五点：①权责要明确；②带责授权；③信任授权；④适度授权；⑤防止反授权。每个人都有长处和短处，通过了解每个人的特长使其扬长避短，让每个人都处于最能发挥其长处的岗位上。只有这样，才能最大限度地发挥每个人的优势，提高了工作效率。有研究者在观察围术期患者的处理，即使面临巨大的压力，只要领导有方，行动迅速，并充分发挥每个人的主观能动性，均可使围术期工作井井有条。并研究把其归因于一系列“授权条件”，包括专家的支持、小组成员对于团队工作的认识等。

第五节　领导者的职责和面临的问题

关于领导者的研究，尤其引人注目的是领导者职责。人们对领导者的职责的认识不尽相同，仁者见仁，智者见智。组织中人人各司其职，领导者亦然。抽象地讲，麻醉科领导者肩负四方面的责任：政治责任，法律责任，工作责任，道德责任。其工作责任的展开，就是所谓领导者职责。毛泽东所说的“出主意，用干部”，“了解情况和掌握政策”，“领导就是预见”，是领导者主要职责的高度概括。关于“预见”，毛泽东说：“什么叫领导？领导和预见有什么关系？预见就是预先看到前途趋向。如果没有预见，叫不叫领导？我说不叫领导。”斯大林说：“没有预见就不叫领导，为着领导必须预见。”“坐在指挥台上，如果什么也看不见，就不能叫领导。坐在指挥台上只看见地平线上已经出现的大量的普遍的东西，那是平平常常的，也不能算领导。只有当着还没有出现大量的明显的东西的时候，当桅杆顶刚刚露出的时候，就能看出这是要发展成为大量的普遍的东西，并能掌握住它，这才叫领导。”

毛泽东关于“领导就是预见”的科学论断，不仅提出了领导者的一个重要职责，而且揭示了领导的实质。当代领导科学的发展，从学科意义上提出了一系列关于领导者职责的系统论述，这要从对“领导”的认识和理解开始。华伦·本尼斯(Warren Bennis)认为，领导就是“创造并实现梦想”。约翰·加德纳认为：“领导是一种说服或示范的过程。一个人(或领导班底)可以借着这个过程，引发团体去追求领导者所坚持、或上下一心所共持的目标。”约翰·科特把领导定义为“一个目标的实现过程，即领导者主要通过非强制性的方式方法，鼓动一部分人(或一个集体)来实现一个或若干个既定目标的过程。”

根据约翰·科特的研究成果，麻醉领导者应定位于以下三层含义：①确定团队发展的远景与前进目标，制定进行变革的战略。②联合群众，形成联盟，对远景目标达成共识并投身于实现这一目标。③激励和鼓舞，调动团队工作者的工作积极性和创造热情，克服遇到的障碍。从上述含义出发，领导者有四项基本职责：①拥有远景。②提出战略。③形成联盟。④激励鼓舞。约翰·加德纳划分更细，提出了领导者的重要职责即九大任务：①拟定目标。②确定价值。③激励行动。④学会管理(加德纳对此解释说：大部分管理者都会表现出某些领导技巧，而大部分领导者偶尔也会发现他们自己在执行管理。虽然领导和管理并不是同一回事，但它们却有部分重叠，因此有必要将管理纳入领导者的表现中)。⑤致力统整(即化解内部冲突，保持组织团结，建立相互信任)。⑥宣导说明(因为人们都想知道问题出在哪儿？为什么他们必须作某些事？为什么他们会充满了困顿挫折？领导者的任务就是替追随者把话说出来)。⑦作为象征。⑧担任团体代表(如出面谈判，维护体制完整，执行公共关系等)。⑨革新。

根据中国的国情和特色出发，用我们习惯的语言表述领导者职责，国内专家形成了共识，可概括为五点：①领导决策；②领导用人；③沟通与协调；④激励与鼓舞；⑤思想政治工作。其中领导决策相当于前边所讲的拥有远景，提出战略。领导者用人和沟通与协调，相当于形成联盟，激励鼓舞则是东西方的共识，而思想政治工作则是我们的传统优势、宝贵财富。

领导者职责从另一个角度阐述，就是要求领导者扮演两种角色：任务角色—达成团队组织的目标；社会角色—协调团队中的人际关系。任何领导者都必须平衡这两个方面：把多少时间和精力用在达成组织目标上，把多少时间和精力用在处理人际关系上。众所周知，一个成功的手术离不开外科医生和麻醉医生的密切合作。手术是一种创伤性的治疗手段，手术创伤可使患者生理功能一直处于高度应激状态，因此做手术时患者的生理状态很难保持稳定。而此时，外科医生都在全神贯注地对患者的患病局部进行切除、修复或止血等手术操作，根本无暇顾及患者基本生命体征的变化，于是这个重担就落在了麻醉医生肩上。麻醉医师在手术中起到的作用是领导性的，除了在手术前为患者作麻醉前评估及施行麻醉外，还必须在外科医师进行手术时负责处理患者因麻醉和手术而引起的病理生理变化，维护患者在麻醉状态中的基本生理功能，如心跳、呼吸、血液循环及氧气输送等重要功能的维持。另外，还必须注意患者的麻醉深度是否适当、预防及紧急处理麻醉手术中可能出现的异常，以免发生并发症及严重后遗症。具体来说，麻醉医生主要负责：①与患者的主管医生共同决定患者是否能承受手术麻醉；②决定采用哪种麻醉及监测措施；③对患者施行麻醉；④在手术全过程尽力保证患者的生命安全；⑤在手术结束后使患者安全平稳地恢复；⑥术后疼痛治疗；⑦慢性疼痛的治疗；⑧急救与复苏。

麻醉医生面对一台接一台的手术、一个又一个的患者，仔细加小心地工作，如履薄冰、如临深渊，容不得丝毫马虎和半点懈怠。广博的理论知识是基础，病理生理、药理、内科、外科、妇儿、麻醉等基础和临床医学等多学科内容，交叉融会并铸造一名麻醉医生。为手术保驾护航时，难免遇到暗礁涌流。麻醉医生在面临紧急抢救时必须具备处理突发情况的能力，管理好患者的重要生命体征，包括呼吸、心率、血压、神经系统、肝肾功能等。同时，还必须具备细致的观察力，面面俱到。麻醉学发展到今天，研究的范畴已涉及到临床麻醉、重症监测治疗、疼痛治疗及急救复苏等，加强多学科沟通协作也是我们需要面临的问题，通过经常参与重危手术患者的会诊、术前讨论和救治工作，同时利用麻醉、监测技术的优势，协助兄弟科室的诊断和治疗，进一步拓宽了麻醉的业务范围。这就为学科间的沟通构筑了桥梁，为彼此间的交流、达成共识奠定了良好的基础。同时由于麻醉发展的历史时间不长，又长期封闭在手术室工作，社会、医疗界本身、甚至手术医生对其尚缺乏足够的认识和理解，只知麻醉风险大，但并不完全了解影响麻醉安全的各种因素。麻醉的风险临界于生与死之间，可以在短时间内发生生与死的变化，并非故弄玄虚。麻醉安全情系千家万户，进一步宣传麻醉，让社会了解有关麻醉的基本知识，让手术医生认识影响麻醉安全的因素，牢固树立安全麻醉的意识也是麻醉队伍需要面临的问题，更是我们本身义不容辞的责任和义务。

第六节　领导力之技巧

多年的探索经验表明，谨慎应用十一项技巧可促成较好的领导力，这十一项技巧是可以被任何职位领导者或职员学以致用的。通过实践，这些技巧能够成为成年或青年职员领导风格的一部分，并且很有助益。

一、了解所在职位的需求和特点，团体的每个参与者都有各自的需求和特点。

（1）一个领导者应该了解他或她自己的需要和特点。

（2）一个领导者应该了解团体每个参与者的需要和特点。这有助于领导者以独立的个体来对待每个人、尊重每个人以及个人的成长。

(3) 这种了解有助于程序的设计和任务的完成。

(4) 这种了解有助于团体参与者之间建立信任以及树立信心。

通过职位参与者的谈话和非正式的调查,寻找他们为什么参与你们的职位;他们对职位计划的期望;他们主要的兴趣是什么;他们未来的计划是什么。

二、了解和利用团体资源

资源包括从事某一职业需要的所有事物。资源也包括人员,因为人员拥有知识和技术。知识是人们通过熟悉或者经历一些事情所学到的。技能是一个人运用知识的能力。态度包括做一件事情的愿望－动机－以及做事的信念－信心。

领导者利用参与者的知识和技能来完成工作,参与者可以获得经验并且技能也得到提高。他们对运用技能也形成了一种积极的态度。

(1) 保持最好的岗位计划能力并且将它运用于计划中。

(2) 了解有多人参加的组织目的和资源。

(3) 调查参与者的父母,包括他们的计划能力。

(4) 发现你们职位参与者的技能、爱好以及资源。

三、交流

提高你获取信息技能:

(1) 集中注意力、仔细地听。

(2) 做笔记和画示意图。

(3) 提出问题并且重复你对所听的内容的理解。

提高你给予信息技能:

(1) 在你发言之前确保别人在认真地听取。

(2) 讲话要慢并且清晰。

(3) 必要时要画图。要求那些接收信息的人要记笔记。

(4) 让听众重复他们对你所讲内容的理解。鼓励他们提问题。

四、计划性

计划是我们在探索中所作的每一件事情中的一个重要部分。以下是计划的一个简单过程:

(1) 要考虑任务和目标。你想要达到什么样的目标?

(2) 要考虑资源—设备、知识、技能以及态度。

(3) 要考虑备选方案,集思广益。

(4) 作出决定,对每项选择进行评估。

(5) 将计划写下来并且根据职位进行再次审核。

(6) 执行计划。

(7) 评估计划。

五、管理团体业绩

领导者通过他们的行为影响团体或个体参与者的业绩。为什么需要管理?

一个团体需要管理就像火车头需要刹车一样,使它不至于脱轨。当每个人都朝向同一个方向努力的时候团体合作处于最佳状态。一个计划要想正确地实施,就必须有人来领导。管理是领导者指导团体完成工作的职责。管理是在意识到团体在哪里和团体要去哪里的区别时产生的。领导者负责制定计划,以帮助团体去实现目标。

树立榜样是管理团体最有效的方法。在与参与者一起工作时,做到以下几点:

(1) 不断地观察团体,要了解团体发生了什么以及它们的态度。

（2）清晰恰当地做出你的指示。

（3）必要时要以身作则。

（4）快速处理问题。引导所属职员的自律性。

六、评估

评估有助于估量团体工作和合作的业绩，并且提出了团体提高业绩的方法。评估问题有两种基本类型。在任何项目或活动结束后，提出这些问题：

完成的工作：

（1）这项工作完成了吗？

（2）这项工作做得正确吗？

（3）这项工作按时完成了吗？

保持团体齐心协力：

（1）团体参与者之间的关系是否融洽？

（2）团体参与者之间分配公平吗？

（3）团体参与者喜欢这项活动吗？

（4）团体参与者之间能很好地处理冲突吗？

七、树立榜样

树立榜样可能是最重要的领导技能。它是引导其他人员最有效的方法，甚至比语言交流更有效。没有这项技能，其他所有的技能都将无效。树立榜样就是将你自己想象成团体的一员，考虑你希望你的领导怎么样做。

八、分享领导力

锻炼领导力有多种方法，引用中国古代哲学家老子的话来说明探索领导力目标，“太上，不知有之。功成事遂，百姓皆谓。‘我自然’。”（编者注：最高明的统治者，民众不感到他的存在）。“一个好领导是……当工作结束以后，他的目标实现了，他说，这是我们自己完成的。”

具有探索力的领导者想给参与者他所拥有的技能，而不是使用那些技能使参与者依赖于他们，给参与者提供领导机会并且教给他们所需的技能。

九、提供咨询服务

咨询服务的重要性：

（1）帮助人们解决问题。

（2）鼓励或安抚。

（3）帮助探索者发挥他的潜能。

咨询服务对这样的人是有效的：

（1）未决定的—他不能做出决定。

（2）困惑的—他没有足够的信息或者拥有太多的信息。

（3）不容易变化的—他不知道任何备选方案。

怎样给予建议？

（1）试图去了解情况。仔细听。总结。核对事实。确保你了解。

（2）帮助列出所有可能的选择。

（3）帮助列出这些选项劣势。

（4）帮助列出这些选项优势。

（5）让人们自己决定解决方案。顾问的角色是给予鼓励和信息，而不是建议。

十、代表团体

你从哪方面代表了职位？领导者在两种情况下代表职位：

（1）没有咨询—他没有机会对所作决定去咨询有关人员。

（2）咨询—他对有关问题能够去咨询有关人员。

在某些情况下领导者必须代表正确的代表职员的决定；在其他情况下，领导者必须独立判断。在职位指导方针、由多人参加的组织和探索中你需要征求、分析参与者的观点并且试着去代表这些观点。

十一、有效的教学

有效的教学是增加团体以及团体参与者知识、技能和正确态度的过程。重点是在学习上而不是教学上。因为教学是有效的，而学习是必须要进行的。

有效教学的步骤包括：

（1）选择学习目标。

（2）提供学习经验以帮助学者了解掌握技能的必要性。

（3）演示或解释技能。

（4）允许学者实践技能。

（5）评估过程。

第七节　美德—成功领导力的关键

现代领导者的素质是现代领导艺术之源，两者不可分割。作为一个领导应具有良好的身体素质和道德修养。通过诸如大度、审慎、公正、勇气和自制等美德的培养，成就自身的卓越。

首先，作为一个领导者应当是一个精力充沛的人，具有一定的活力。一个领导者日理万机，如果精力不足，暮气沉沉，必然难以担当起繁重的工作。

其次，作为一个领导者应注重自己道德方面的修养和学识的渊博。道德是一种社会现象，是一种由人们在实际生活中根据人们的需求而逐步形成的一种具有普遍约束力的行为规范，是一种心灵契约。它将直接决定一个领导者的内在人格和生命的价值，也将直接决定着一个领导者作用的程度和范围。道德素质如何，还将影响到其所领导的整个组织及其所有成员的命运。领导者有道德，才有影响力、号召力，才能实现有效领导。优秀的道德素质包括：一是有责任心。领导者在享有相应的权利的同时，付出相应的劳动，承担相应的责任和义务。二是宽容。领导者只有豁达大度，能容人、容言、容事，才能团结上下、左右，成为一名成功的领导者。三是诚实。诚实是对领导者的最基本的要求。领导者应该把诚实作为自己生命的瑰宝，在人际交往中表里如一，坦诚相见，真诚可信。四是信赖。领导者要充分信任下属，放心大胆地让他们去完成任务，以充分发挥下属的作用。五是廉洁。领导者要正确对待自己手中的权力，真正弄明白“用权做什么，奋斗图什么”，切实做到克己奉公、清正廉洁。“知识就是力量”，作为一名领导者要成为知识经济时代里的知识领导，必须要具备纵向专业知识和广泛的横向知识。所谓纵向是指领导者必须成为内行领导，每一行业、部门、岗位都有各自的专业知识。要想成为内行就必须掌握这些专业知识。横向知识是指一般性知识、科学技术知识、法律知识、思维知识、文史知识及心理知识。拥有广泛的横向知识会给领导者一种积蓄，一种潜在的力量。

再次，领导者的基本素质还应有：

（1）要有自知之明。作为一个领导者不仅要了解自己的下属，更重要的是要充分了解自己。人贵有自知之明，不应做自己能力达不到的事。

（2）要有不断创新的进取心。作为一个领导者应有自己的创见，要不断探索工作中的新路子和新方法，不能人云亦云，更不能萧规曹随。

（3）要有决断的魄力。决断的魄力不是盲目武断，而是要有切实的情报工作和细致方案的比选。你犹豫不决，是无法动员下属全力以赴地去从事自己的工作。

（4）要有较好的表达能力。适当而巧妙地运用文字或语言，是一个领导者所不可缺少的基本条件之一。较好的表达能力，是动员群众、组织群众、说服群众共同完成工作任务的先决条件，也是领导者的基本功。

尊重下级也是领导者的高尚品德。尊重下级是领导者应具有的品格，也是调动下属积极性的一种领导艺术。一个领导者必须学会尊重人，因为尊重是一种巨大的力量。国外有的企业家，把尊重人当作是激励人的智慧、同心同德搞好企业的一条宗旨，这一点很值得我们思考。现在一提尊重，人们往往想到的是尊重上级，而忽略了对下级的尊重，这是很片面的。我国古代就提倡“礼贤下士”，今天我们更应树立尊重下级的新风。因为尊重从来都是相互的，一个受人尊重的领导者，才能成为一个有效的管理者。那么，如何尊重下级呢？有三点应注意：

第一，尊重下级的职权。在一般情况下，属于下级职权范围内的事，不要随便干预插手，如果下级决定确有不妥之处，应该先同他们沟通思想，不要越过下级直接去做应由下级处理的事务，否则就是对下级职权的一种侵犯。

第二，尊重下级的意见，倾听他们的呼声。因为他们直接来自基层，接触群众较多，考虑问题比较实际。我党一贯倡导的“从群众中来，到群众中去”的工作方法，也可以说是一种尊重下级、尊重群众的工作方法。

第三，尊重下级的人格。这一点在一般情况下很容易做到，需要注意的是要正确对待有缺点和错误的同志，对这样的同志应热情帮助，对其错误决不姑息迁就，但是也不能讽刺挖苦或粗暴的训斥，更不能不尊重其人格。要信任下级、尊重下级，给他们以改过的机会，这样就能充分调动下级和各方面的积极因素，使我们的工作出现生动活泼的局面。

作为一个领导者在明确自己的职责、掌握和运用好领导艺术的同时，还需要在工作实践中刻苦学习、反复揣摩，不断总结、升华，还要加强道德品格方面的修养，因为品德是领导艺术的后盾。因此，作为一个领导者应培养自己大公无私、光明磊落的品格。在工作中既要坚持真理，坦率耿直，不随波逐流，又要顾全大局，善于团结有不同意见的同志一起工作。这样的领导者，就会有一种无形的、巨大的道德感染力，就会赢得下级或群众的信任和支持，就能出色地完成党和人民交给我们的各项任务。

（刘　平　姚尚龙）

参考文献

1. Bicket M, Misra S, Wright S M, et al. Medical student engagement and leadership within a new learning community. BMC Med Educ, 2010, 10: 20.
2. Bligh J, Brice J. Leadership in medical education. BMJ, 2010, 340: c2351.
3. Douglas N J. Strengthening medical leadership. Br J Hosp Med (Lond), 2010, 71: 184-185.
4. Frugé E, Mahoney D H, Poplack D G, et al. Leadership: "They never taught me this in medical school". J Pediatr Hematol Oncol. 2010, 32: 304-308.
5. Haeusler J M. Medicine needs adaptive leadership. Physician Exec, 2010, 36: 12-15.
6. Johansson B, Fogelberg-Dahm M, Wadensten B. Evidence-based practice: the importance of education and leadership. J Nurs Manag, 2010, 18: 70-77.
7. Künzle B, Zala-Mezö E, Wacker J, et al. Leadership in anaesthesia teams: the most effective leadership is shared. Qual Saf Health Care, 2010.
8. Lexa F J. Leadership: style and structures. J Am Coll Radiol, 2010, 7: 301-303.

9.. O'Connell MT, Pascoe J M. Undergraduate medical education for the 21st century: leadership and teamwork. Fam Med, 2004, 36 Suppl: S51－56.

10. Paterson K, Henderson A, Trivella A. Educating for leadership: a programme designed to build a responsive health care culture. J Nurs Manag, 2010, 18: 78－83.

11. Shah N R, Stewart W F. Clinical effectiveness: Leadership in comparative effectiveness and translational research. Clin Med Res, 2010, 8: 28－29.

第5章

任务管理

第一节　概　况

一、定义

任务管理(Task management)是通过它的生命周期来管理一项任务(或者任务文件)的过程,包括计划、测试、追踪以及报告。任务管理既能帮助个人实现目标,又能实现团队成员间的合作并且分享知识实现集体目标。任务管理难度从低到高,其复杂性也不同。任务管理以有效的计划和最终执行的任务为焦点。任务管理的目的应该还有对这些任务进行有效的交流和管理,遵从总部(这里需要执行)的指挥。

任务管理的生命周期(task life cycle)包括:①准备/预备(ready);②任务分派(assigned);③终止(terminated);④到期(expired);⑤传递/转发(forwarded);⑥完成(finished);⑦失败(failed)。详见下页图。

有效的任务管理能够预见管理问题的所有方面,包括问题的情况、优先次序、时间、人力和财政资源分配、通知等等。这些能将任务管理的基本活动集中在一起。因此,所有的工作人员不管他们的职位如何都应该了解任

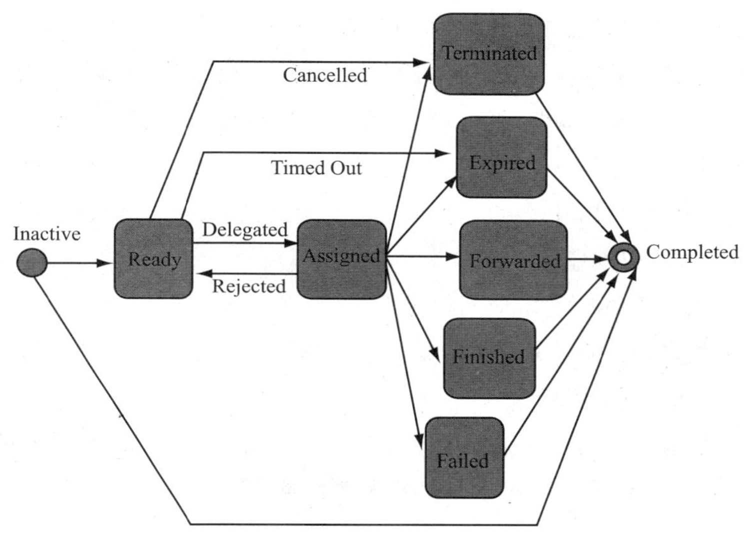

务管理系统，这一点对于任务管理来说是非常重要的。

为达到有效的任务管理需要以下重要的标准：①及时地进行从团体水平到同事水平的任务沟通。②培养考虑任务情况的能力，并且通知没有完成重要的任务。③公布任务发展信息，从而改进工作进程。

管理多个个体或团队任务可能需要特殊任务管理软件，这些需要软件在网络上可以使用。特殊的软件规模支持普通的任务管理活动。这些规模存在于软件产品和服务，它适合许多不同的任务管理措施。事实上，许多人认为任务管理应该作为项目管理活动的基础。

任务管理可能是项目管理和过程管理的一部分，它是有效团体工作流程的基础。项目管理者实施以工作为导向的管理，他们常常会因为拥有以详细和最新的项目计划出名，这有利于指导团队成员和改变项目的计划。

二、支持任务管理的活动

任务管理作为一门学科，包括许多关键的活动。任务管理在高层次常常包括创造性、功能、规划、性能和服务活动。

1）创造性活动是有关任务分配的产物。它包括任务的计划、集思广益、创作、详细阐述、说明、组织、缩小、确定目标和初步优先权。

2）功能活动与全体工作人员或其他管理部门有关，它的最终目标是确保最终良好的结果和提供最好的服务。它包括计划、报告、跟踪、指定优先权、配置、授权以及任务管理。

3）规划活动与计划、时间和花费报告有关。这些可以包含多重技能活动，与它所有部分的总和相比更大、更有目的性。它包括任务的分解、分配、以及即时访问任务资料库。

4）服务活动与内部服务规定有关。这些包括文件附件和任务链接、资料管理、访问权管理、客户和职员详细目录、订单和电话管理以及注解任务。

5）性能活动与跟踪性能和实行分配任务有关。包括时间和花费管理、利益相关者和优先权跟踪；图标、可输出报告、情况更新、最后期限调整及活动记录。

6）报告活动与相关的其他五项活动清单信息的介绍有关，包括图形显示。

三、任务管理的临床评价标准

非技术性技能系统是一个有层次结构的行为标记系统，分为四个主要类别：任务管理、团队合作、情势判断觉察以及决策。许多研究表明，任务管理在非技术性技能因素中所占比例最大，其后依次是情势判断觉察、团队合作，最后是决策。

任务管理分为四个要素成分：计划和准备（planning and preparation）、区分优先次序（prioritization）、提供和维护标准（providing and maintaining standards）、识别和利用资源（the identification and utilization of resources）。

1. 计划和准备

制定某一任务的前瞻性或预先的计划、当前的计划和后续的计划，再检查并更新信息，以及必需的组织和准备，确保计划成功。

好的行为标志	差的行为标志
与相关人员交流该病例的计划	不根据新的信息调整计划
根据变化再检查病例计划	没有紧急/备选药物
为患者制定术后的安排	不准备术后管理计划
在开始病例前准备好药物和设备	不到最后一分钟不寻求药物和设备
例子：列出特殊的可能需要的设备和药物，并确认它们已经准备就绪	例子：疏忽而没有检查是否已经备血

2. 区分优先次序

根据时间、严重程度、计划或参数，区分任务、活动、议题、信息等的优先次序，避免被不重要或无关的事情分心。

好的行为标志	差的行为标志
讨论病例中的优先议题	被指导的学员搞得心烦意乱，分心
和外科医生商议病例可能的各种后果	对危急重情况没有足够的重视和注意
对危急情况，转变行动的次序	不能根据变化的临床情况适时做出调整
例子：暂时忽略电话信息，专注于气管插管	例子：允许新学员持续进行笨拙的气管插管而无视脉搏氧饱和度正在下降

3. 提供和维护标准

通过遵循好的操作实践和治疗流程方案或指南、坚持已被接受的麻醉操作实践标准和原则而起到维持麻醉的安全和质量。

好的行为标志	差的行为标志
遵循发表的流程和指南	输血时不核对血与患者和病历的信息
每个病例开始前检查机器	违反指南，如最低监测标准
维持准确的麻醉记录	没有确认患者的身份和知情同意
	没有遵守急诊流程或指南
例子：使用标准的核查列表检查麻醉机	例子：没有常规使用脉搏和氧饱和度监测

4. 确定并利用资源

能够确定任务完成所必须的资源，然后利用它们去完成任务，以对个体和整个团队最少的破坏、应激或工作负荷。

好的行为标志	差的行为标志
确定可用的资源	不能利用现有的资源
分配任务给合适的团队成员	给予团队成员超负荷任务
复杂/危急时刻，保证有自由时间	没有认识到任务负荷是不能实行的
如果需要，要求额外的资源	没有预先要求必需的资源
例子：不开始麻醉直至外科医生到来	例子：当一个困难病例转变成一个危急病例时，没有发现是否现场的某个人可以提供帮助解决困难

第二节　任务管理在临床麻醉中的应用

根源分析可以用于识别许多严重危机事件的基本原因。美国 ICU 不良事件的根源分析突出了非技术性技能分类中的重要性，根源分析能够提供特殊情况下的非技术性技能信息。任务管理在非技术性技能因素中所占的比例最大。很多的临床失误和事故，皆由于任务管理的不当所致。很多研究报道了有关 ICU 中非技术性技能相关因素引发的严重事故，详见表 1。

表 5-1　ICU 中非技术性技能相关因素引发的严重事故

文献出处	证实方法	非技术性技能相关因素		
		百分比（%）	相关因素	所属分类
Wright *et al*（1991）	匿名问卷调查（137 例事故）	63	设备不熟练	任务管理
		13	没有检查设备	任务管理
		10	没有进行定期核查	任务管理
		8	沟通交流差	团队工作
		3	没有证实变化	任务管理
		3	忘记	情势觉察判断
Beckmann *et al*（1996）	事故报告表（610 例事故）	23	认知或预测失误	情势觉察判断
		18	没有按照流程进行	任务管理
		13	沟通交流	团队工作
		13	判断失误	决策
		13	分心/不注意	情势觉察判断
		12	没有检查设备	任务管理
		8	培训不够	任务管理
Beckmann *et al*（2003）	事故报告表（211 例事故）	17	沟通交流问题	团队工作
		14	粗心/疏忽	情势觉察判断
		12	没有检查设备	任务管理
		10	团队意识差	团队工作
		10	没有经验或培训不够	任务管理
		8	不适当的行为	任务管理
		8	压力下工作	团队工作
		8	缺乏监督	团队工作
		7	走捷径或违反规则	任务管理
		6	没有按照流程	任务管理

（续表）

文献出处	证实方法	非技术性技能相关因素		
		百分比（%）	相关因素	所属分类
Graf *et al*（2005）	事故报告表（50 例事故）	19	忽视标准、规则和指令	任务管理
		16	沟通交流不够，误解	团队工作
		15	用药但没有开方	任务管理
		10	错误、不完全或延迟超声心动图评估	情势觉察判断/任务管理
		10	介入措施延误	任务管理
		10	剂量错误	任务管理
		9	缺乏经验	任务管理
		4	错误、不完全或延迟的心电图评估	情势觉察判断/任务管理
		4	诊断错误	情势觉察判断
		3	指令难以辨认	团队工作

一、计划和准备（Planning and preparation）（具体请参考第八章）

为了提高手术麻醉的安全性和有效性，术前制定合适的计划是麻醉的重要环节，也是麻醉医师非技术性的临床技能之一。术前计划包括几个方面：评估患者，询问病史和体格检查；掌握本次手术的情况；了解患者和外科医师的期望和需求。

案例 1：一肾上腺肿瘤患者，高血压，血/尿儿茶酚胺及代谢产物升高，拟行肾上腺肿瘤切除术。手术当日晨会，主导麻醉医生交班，主任问：患者诊断？是否嗜铬细胞瘤？做了哪些术前准备？目前有哪些具体用药？你准备选择什么麻醉方法？拟采取哪些监测措施？主导麻醉医生不是不清楚，就是不知道。

案例 2：患儿，男，12 岁，反复头痛 10 余天入院。入院诊断为脑脓肿引流术后，脑积水，拟行脑室外引流术。术日，患儿入手术室，感觉口唇、四肢指趾发绀，脉搏氧饱和度显示只有 75%。追问病史，才发现患儿出生 4 月余确诊先天性心脏病（具体不详）。3 个月前曾在当地县医院行"脑脓肿引流术"。外科医生也没有问患儿既往史、手术史，手术病历也根本没有记录，麻醉医生术前访视也只是简单走过场了事。再追加查看心超，诊断为：单心室（A 型可能）单心房，大动脉右转位，肺动脉狭窄可能（房室之间可见两组房室瓣，右侧闭锁，CDFI 示右侧舒张期未见血流通过；左侧房室瓣可开放，CDFI 示收缩期中度返流）。

由以上两个案例可见，主导麻醉医生对手术患者的麻醉术前访视、麻醉计划和准备非常欠缺，存在很大的麻醉风险和隐患。

二、区分优先次序（Prioritization）

如何进行项目优先级的判断？我们总是说要用百分之八十的精力做百分之二十最重要的事情。但是要做的事情这么多，哪个是最重要的，事先需要判断。

差不多每个时间管理系统都告诉你，你应该将项目按照优先级排列起来，这样能确保你先处理那些真正重要的事情而不是被琐事所扰。然而，几乎没有哪个系统向你仔细解释怎样做到这一点。在任何时间，如何来判断哪件事才是最重要的呢？是最紧急的，能让你获得成就感的，还是最能取悦你的上级的？如果你不使用一个聪明的方法来处理事物的优先级，你可能在处理不同事物的时候缺少连贯性和弹性。

1. 目标（objective）

为了优先级处理具有实在的意义，你必须具有清晰的目的。以军队来说，总的目的可能是取得一场决定性的胜利。你个人的总目的可能就是一些具体的目标，你自己的使命宣言，或者是达到某种状态。优先级处理的作用是帮助你以尽可能少的努力取得你所希望的成就。

2. 资源(resources)

第二个要考虑的是你能使用的资源。军事上所需要的资源包括军队,枪支,坦克,炸药,飞机,燃料,供给等。你所需要的资源包括时间,金钱,你的社交网络,体能等等。时间大概是你最紧缺的资源。

3. 优先级处理(prioritization)

军事战略中的一个关键是选择最重要的目标来攻击。然而怎样判断哪个目标才是最重要的呢?这么多世纪的战争为我们提供了一个合理而聪明的答案。CARVER是一个缩写。它是一种选择军事目标的方法。它包括重要性(Criticality),易接近性(Accessibility),回报(Return),已完成性(Vulnerability),影响(Effect),以及具体性(Recognizability)。对每一项,我们将给出一个1～5分之间的分数。然后创建一个CARVER矩阵。之后我们将各项得分相加得出总分。由此判定优先级。分数越高,这个计划就越“重要”。

4. 时间管理优先矩阵

新一代的时间管理理论,把时间按其紧迫性和重要性分成ABCD四类,形成时间管理的优先矩阵。如下图所示:

重要 ↓ 不重要	紧急 →	不紧急
	A 重要 紧迫	B 重要 不紧迫
	C 紧迫 不重要	D 不紧迫 不重要

紧迫性是指必须立即处理的事情,不能拖延。重要性与目标是息息相关的。有利于实现目标的事物都称为重要,越有利于实现核心目标,就越重要。有些事情紧迫又重要,如有限期压力的计划;可能有些事情是紧迫但不

重要，如有不速之客，或者某些电话；有些事重要，但是不紧迫，如学习新技能、建立人际关系、保持身体健康等。当然有很多事情不重要，又不紧迫，如琐碎的杂事，无聊的谈话等。如下图所示。

紧急 ——→ 不紧急

重要 ↓ 不重要

A	危机 紧急状况 有限期压力的计划	B	学习新技能 建立人际关系 保持身体健康
C	某些电话 不速之客 某些会议	D	琐碎的事情 某些信件 无聊的谈话

三、提供和维护标准(Providing and maintaining standards)

作为一名医生，或者一名麻醉医生，都应该遵守相关学科领域的规定、标准、流程或指南。没有按照规定或流程核对，用错药、开错刀的事故不在少数。

案例 1：(http://www.wretch.cc/blog/honest4545/11765611)：患者打篮球右脚踝受伤，到某医院开刀做手术，从手术房推出来，却发现左脚裹着纱布，医师竟然开错了脚。

案例 2：(据 2009 年 11 月 20 日《楚天都市报》)：湖北通城县一八旬老人在家摔断右腿，医生手术过程中出现失误，导致患者被“开错了刀”。原本应右腿骨折进行手术，但最后却在左腿植入一块钢板并打上厚厚石膏绷带等物，而右腿患处依旧肿胀，没有任何进行过手术的迹象。

案例 3：(http://www.zaobao.com/wencui/2010/07/xmrb100722a.shtml)：一名患有食道狭窄的患者，到医院动手术，但是医院一位名医，竟开错了刀，开了患者的腹部！更叫患者气坏的是，手术中途，名医还跑出来问家属"要开哪里?",最后才将患者腹部缝合,重新在喉部开刀。

案例4:麻醉医生没有按照科室规定和流程在麻醉前常规检查麻醉机,行静脉麻醉诱导并在注射完毕静脉麻醉药后拟行手控呼吸时才发现麻醉机漏气严重,完全没法手控呼吸,此时患者已经表现缺氧症状,脉搏氧饱和度开始下降,紧急用简易呼吸囊行手控通气,边做呼吸边检查,同时紧急呼叫帮助。很快发现是钠石灰罐子不见了,然后以飞快的速度拿来了罐子装上,才顺利完成手术。

从这些事故不难看出,外科医生或麻醉医生都忽略或没有遵守相关的规定、标准、流程或指南,最终导致事故发生。

四、识别和利用资源(The identification and utilization of resources)

资源指可以驾驭和控制的因素总称,可以分为人力资源、物质资源、技术资源、财务资源、市场资源和组织资源六种类型,其中人力资源的定义比较宽泛,可以进一步分为智力资源、声誉资源和社会资源三种。能力指配置此类因素的本事,资源和能力决定绩效。资源开发过程归纳为识别资源(identifying)、吸引资源(attracting)、整合资源(combining)和转化资源(transforming)四部分。也有分为三个部分,即资源识别、资源获取和资源利用。将资源整合和转化及形成能力结构并加以实施,即为资源利用过程。

在通常情况下,资源利用是一个动态循环过程。资源利用划分为三个过程,即资源向能力转化、能力匹配以及能力配置结构实施。资源向能力转化指将资源整合为资源束来构造或改变能力的过程。能力匹配指通过有效协调和管理,从而能够与所要完成的任务或活动相适应的过程。能力配置结构实施指应用特殊能力配置结构完成某项任务或活动,实现设定的战略,形成竞争优势的过程。在资源向能力转化的过程中,团队或个人将获取的资源进行一系列的组合(combination),使之形成能完成某项任务或活动的能力。

案例：晚班时刻，麻醉后复苏室（PACU），一例患儿术后呼吸困难，肺部听诊显示呼吸啰音明显，患儿意识尚未清醒，口腔手术创口有出血，口腔内有积血，综合考虑存在误吸可能。复苏室麻醉医生习惯性地打电话给值班主任（已下班回家）请示并呼叫帮助（主任从家里赶到科室至少需要半小时），她其实完全可以呼叫值夜班麻醉主治医生帮助，说明不能利用就近的现有资源，这在危急时刻更能体现其价值。

第三节　如何培养和训练任务管理

美国医疗学会指出，“其他工业的经验为提高医疗保健安全性的过程提供了有价值的洞察力（通过学习如何预防、诊断、治疗意外事故）”。与航空领域类似，急诊医学领域可以组建的“临时”医疗团队（Temporary teams）以培养和训练包括任务管理在内的各种非技术性技能。与工业或军队这些以既定团队为基础的团队相比，这种临时组建的团队有其一定的优势。航空领域的机组资源管理（crew resource management，CRM）培训强调一些简单实用便携的技能（portable skills），这也可以用于医学领域，尤其是手术室、ICU和急诊室团队。航空心理学研究产生了行为标记系统-NOTECHS（Non-Technical Skills system），这个系统可用于评估飞行员团队合作非技术性技能。而相关作者研究报道了麻醉医生非技术性技能行为评分系统（Behavioural rating system），这个系统可以作为培训课程的设计基础。在手术室模拟器（Operating theatre simulator）基础上，通过借鉴航空业，为手术室成员设计一种评估非技术性技能的相似方法，以及用于发展这些技能的培训课程（以手术室模拟器为基础），麻醉医生危机避免和资源管理（Crisis Avoidance Resource Management，CARM）通常就是用来培训这些非技术性技能。

一、飞行员的非技术性技能培训和评估

在航空业，事故分析、模拟器研究以及驾驶舱语音记录显示缺乏安全性的飞行常常和飞行员缺乏非技术性技能（认知和社交）技能有关，而不是缺乏技术知识、飞行能力或飞机故障。

专业培训课程称为机组资源管理（CRM），其目的在于增强非技术性技能的使用，从而提高飞行舱内的安全临界行为。这些机组资源管理项目广泛应用于航空业，同时也被管理者强制执行应用于某些其他高风险工业。由于意外伤害率较低，因此它们的效能难以测量，但是它们对飞行员的态度和行为有积极的影响。有关英国航空运营商的回顾调查研究显示，尽管培训的组长能够理解对飞行员进行机组资源管理评估的重要性，但是在实际飞行中却不一定会进行此类评估。但是目前这种情况已经开始改变，管理者已经开始正式要求评估飞行员的机组资源管理技能和他们技能的熟练程度。

商业飞行员是飞行组临时的机组人员，因此他们需要良好的非技术性技能与不熟悉的团队成员一起进行有效合作。故航空领域与急诊医学专业（如手术室和复苏室）有相似的“临时”团队。机组资源管理培训强调一些简单实用便携的技能，这些技能，尤其是对麻醉医生和外科医生，可以使他们拥有快速实施治疗的潜能。

20 世纪 90 年代中期，飞行员的机组资源管理培训在欧洲和北美广泛建立。这项培训与其他的培训计划一样，最关键的问题是技能是否能够学以致用。对于机组资源管理来说，它需要测量飞行员在驾驶舱内行为的方法。整个欧洲为了支持机组资源管理技能评估，开始了一项发展评估飞行员机组资源管理技能方法的研究项目。这种类型的评估需要一项以确定技能为基础的行为评估系统，其中包括它们的成分组件和良好或不良行为的有关例子，这些被称为行为标记系统（Behavioural marker system）。测量飞

行员非技术性技能的最终系统被称为NOTECHS，有四项技能分类，15种成分组件和行为标记。商业飞行员以团队工作为背景（与其他飞行员、航空运输管理者以及调度员一起），他们有着共同的认知能力，这对维护安全运行来说是至关重要的。沟通几乎是所有组件都固有的元素，因此没有列为一个单独的分类。由于飞行团队“临时性”的特点，NOTECHS可以衡量飞行队员个人在团队中的机组资源管理技能，而不是将全体工作人员作为一个实体来进行评估。NOTECHS已经被几家航空公司采用，可以用于机组资源管理培训前后测量飞行员非技术性技能的调查研究。

二、识别麻醉医生的非技术性技能

麻醉医生的工作量记录显示，他们与飞行员有很大的相似性（在任务开始和结束时工作的强度较高、对危机事件需要作出快速的反应等等）。尽管麻醉培训能够全面覆盖和评估他们的操作技术，然而相关的非技术性技能却还没有确定的定义。来自苏格兰临床模拟中心的麻醉医生和来自阿伯丁大学（University of Aberdeen）的工业心理学家（他参加了飞行员NOTECHS系统的发展和检测）共同建立了一个研究项目，以发展麻醉医生结构性观察分类学为目的（非技术性技能清单），用以发展和支持临床和模拟环境培训。这个项目以使用在模拟器上录制好标准的录像带的检验方法（预先使用NOTECHS）为基础，使用一种包括态度调查的设计方法，对麻醉医生目前存在的行为标记系统进行回顾，使事故分析、手术室观察结果、顾问医生参与的危机事故讨论、标准系统、麻醉医生非技术性技能都得到了发展。这项研究中有50名顾问麻醉医生接受训练，要求他们评估麻醉医生在八个模拟病例中演示的非技术性技能，然后将他们的得分与专家的评估进行比较。这项研究的结果表明，即使对评估者进行较少的培训，在实际环境中他们对系统使用的有效性、可靠性和可用性也能够达到可接受的水平。ANTS系统有四个类别分别是：任务管理能力、团队工作能力、情势判断觉察能力和决策能力。这些类别再分为15个元素,每个元素都有良好行为和不良行为的例子。相关的评定量表有四点:良好、可接受、临界、不良以及没有观察到。

行为评估系统,例如ANTS,用于评估团队每个成员或整个团队。发展和使用行为标记系统建议要以有经验的航空业、核工业、医院为基础。现在有大量的临床模拟中心(德国、加拿大、澳大利亚以及英国)为研究/或培训项目来检测ANTS系统。

三、麻醉和急诊医学非技术性技能培训

不管是在培训室还是在模拟环境下进行麻醉医生非技术性技能的培训,都需要采用机组资源管理的方法。制作高保真度患者模拟器一在实际临床环境中塑造原尺寸、逼真的计算机控制模拟器一能够规范临床模拟器检查操作。这种模拟器已经成功地将许多课程的理论运用于机组资源管理技能的实践中,尤其是在麻醉实践过程中。这些课程使用模拟器模拟各种麻醉紧急事件情况,使用非技术性技能来处理危机。与航空业不同的是,评估工具已经通过了验证并且广泛应用于培训和意见反馈。ANTS系统的发展以直接与麻醉实践相关的技能的课程发展为重点。这些课程由麻醉医生和心理学家创立,用于强调非技术性技能在预防不良事件和危机管理中的角色一麻醉医生危机避免和资源管理(CARM)基础理论作为正式的课程被沿用下来,使用这些课程来进行案例讨论来探究主题。CARM课程内容包括:人的失误和行为受限(Human error and human performance limitation)、情势觉察判断(Situation awareness)、决策(Decision making)、团队合作和领导力(Team working and leadership)、资源管理(Resource management)。包括基于手术室内病例的情景模拟案例,CARM课程培训可以用于帮助参与者练习非技术性技能,通过使用ANTS框架,对操作行为方面进行分析讨论并且提供反馈意见。反馈分析(Debrief)也用于调查潜在的认知过程。培

训课程能够为专科住院医生提供更多的机会来练习、审核和学习机组资源管理技能。100 多名麻醉医生参加了 CARM 课程，通过正面评估，调查研究表明技能培训非常适合麻醉团队。只有一位课程参与者接受了最初的人为因素培训（他是一名飞行员）。所有的参与者说他们将会重视再次培训，所有的例子都表明课程将会改变他们某些方面的操作技能。最常见的改变是可以进行更好的沟通、检验更加仔细以及改善团队之间的合作关系。课程中反复进行的反馈分析和讨论揭示了许多问题，麻醉实习医生认为最具有挑战性的技能是那些与其他特性相关的技能，尤其是手术室与外科医生一起工作和担任涉及急诊室急症或严重创伤患者复苏团队的工作。尽管一些模拟中心已经为外科医生参加手术室培训开设了一些课程，目前有效的外科模拟器功能的保真度，例如关节手术，限制了团队培训。参加过初级 CARMA 课程的麻醉医生，强烈地感觉到这个课程（实际上是临床实践），如果有在这些挑战性环境下工作的其他学科人员参与，将会更有好处。因此，有必要发展建立着重包括急诊室、麻醉学、急诊医学和外科学等一些相关涉及学科的“第二代”CARM（危机避免和资源管理）。

四、第二代 CARM

在急诊室、手术室、麻醉科，管理急症或受伤的患者会遇到许多临床挑战，尤其是在快速组建并不断变化的多学科医疗团队情况下。这种情况与其他高风险领域一样有许多特性：①问题被错误设置（Problems are ill structured）。②信息可能不完全或相互矛盾。③情况变化或进展很快。④可能会有多个相冲突的目标。⑤时间压力很大。⑥过失的后果很严重。

这些团队都有自己专业特殊的知识和技术技能，他们在一起合作时同时也会表达出不同的专业文化。高级生命支持（ALS）和高级创伤生命支持（Advanced Trauma Life Support，ATLS）课程，试图确保所有的“紧急”团队成员依照相同的指南或框架进行工作。这在很大的程度上都需要依靠传播知识和临床技能。尽管团队合作和领导力方面已经得到了承认,但是在这些课程培训中还没有涉及到特殊的非技术性技能。在临床急救复苏过程中的观察结果表明高级生命支持培训并不能提高领导力技能。同样,Marsch最近的工作研究表明,尽管现在已经有足够的相关知识和培训课程,但是由于一些不良的领导力和缺乏明确的任务分配,团队成员在模拟器上实施心跳骤停复苏时却无法成功地遵循指南。

第二代 CARM 保持了以往课程的一般元素,但是它使用高保真模拟器提供了急诊室典型的实际情景案例。案例情景发展实时动态且还涉及到参与者他们自己的专业角色。课程采用团队情势觉察判断(Team situation awareness)的概念,这对良好的团体合作来说是至关重要的,并且课程还利用特定的情况来研究思维共享模式(shared mental model)。在解决临床情况之前"冻结"情况,使用情势觉察判断能力总体评估技术的方法,并且使用调查问题来建立每个患者的情况意识。询问患者的现病史、评估患者疾病的严重程度、通过治疗方案改变生理机能、团队成员对自己的角色和责任的认识以及在治疗方案决定最后确定和使用临床优先次序,这些都用于团队成员思维模式的比较。相同或不同的思维模式是反馈分析的基础,可以使用视频来研究基本的团队合作过程。接受模拟器培训的全体人员能够对操作作出总体的评估。良好的团队合作技能的贡献比个人和进一步工作更为重要,尤其是团队情势判断觉察能力。在具有挑战性的情况下一定要保证思维模式的共享。

团队合作反复出现的问题和领导力问题有关,急诊科医生和麻醉医生之间的最常见的矛盾是他们可能都认为自己是团队的领导者。第一代CARMA 课程以个人反馈意见为焦点,而现在的课程注重个人的行为评估,这清楚地表明团队合作技能是非常重要的。在复苏室团队情势觉察判断能力比团体所有个体成员的情势觉察判断能力还要重要。

CMR 培训从航空业非常有效地转移到其他工作领域,例如医疗保健行业。各个领域必须进行精心的设计来满足非技术性技能的需求。将航空业培训资料简单地删除“飞行员”用“护士”或“麻醉医生”代替是远远不够的。与手术室或急诊室相比，飞行舱是非常程序化的工作环境，它们在专业人员和民族文化方面都有显著的不同，这些不同的方面能够发挥强大的影响力。Helmreich 指出，这些差异并没有被医疗保健实施者（有时会付出相当大的代价）注意到，其他团队的培训资料不适合医院的工作人员或其他医疗团队。

因此，这些关键信息或许很有用，包括：①从工业或军事环境到医疗保健的研究，可以确定任务管理和团队合作的特点有很多的相似性。②飞行员为确定类型的急诊医疗团队提供了很好的例子。③医疗保健可以采用航空 CRM 培训。④在设计 CRM 培训之前，任务分析应该被引导用于识别非技术性技能（认知和社会技能）成分。⑤模拟器为培训这些技能提供了较好的方法。⑥适当的时候应该发展各种模拟器培训。然而，在设计课程时要充分考虑到，CRM 培训已经被各种不同的工作团队成功引进，它在团队成员交流信息时是非常有益的。阿伯丁大学已经开展了 6 年的 CRM 培训（一年一度），由组织管理 CRM 的项目参加（例如航空业、医疗保健、核能和传统能量、消防、监狱以及空中交通管理服务）。代表们参加了所有的 CRM 课程，他们分享培训资料、案例研究。最近，他们还分享了非技术性技能评估系统。

五、如何培养和训练麻醉医生的任务管理

通过上述对飞行员的非技术性技能培训和评估及其专业培训课程一机组资源管理（CRM）、麻醉医生非技术性技能培训和 ANTS 行为评估系统以及麻醉医生危机避免和资源管理（CARM）课程的讨论和分析，我们不难得出，作为麻醉医生非技术性技能的组成部分，任务管理的培训也可以采用上述提及的合适的课程和指导老师、良好的模拟情景环境以及合理的评估系

统和反馈分析方法进行。除了模拟培训之外，相关知识也可以通过培训班讲座和授课的方式，结合临床实例进行剖析和讲解。

案例分析：患者，女性，36岁。高处坠落伤致全身多处外伤，双下肢皮肤撕脱伤伴腰椎骨折2 h入院。准备行皮肤撕脱清创缝合术。体格检查：神志淡漠，脸色苍白，血压85/35 mmHg，心率62次/分，心律齐，两肺呼吸音基本清，右肺稍轻，腹软。B超提示：脾下级，左肾上级挫裂伤不除外。诱导：依托咪酯12 mg，瑞芬太尼0.1 mg，艾可松40 mg。气管插管顺利，右锁骨下静脉穿刺置管，顺利，测压0 cm H_2O。左桡动脉穿刺置管，大约诱导气管插管后血压68/25 mmHg，心率98 bpm。加快输血输液，同时给去氧肾上腺素，血压无明显变化。给少量肾上腺素，血压上升明显，停药血压又下降。大约30 min后，输液量2 000 ml，此时，CVP 25 cm H_2O，气道压大约20 mmHg，收缩压60～70 mmHg，心率80～90 bpm，右侧呼吸音稍低。血气分析提示轻度代酸、严重贫血（Hb 53 g/L）。无升压药支持时收缩压60～70 mmHg，心率80～90 bpm。调节呼吸参数，同时给碳酸氢钠输注、肾上腺素泵注、速尿10 mg利尿。30 min后，尿量约1 000ml，中心静脉压约15 cm H_2O，手术结束时生命体征基本可以，停升压药，带管送ICU。

分析：不能根据变化的临床情况适时做出调整；补液过度致心衰肺水肿。

（申彦杰　上官王宁　李军）

参考文献

1. A safer place for patients：learning to improve patient safety. London：National Audit Office，2005.
2. Beckmann U，Bohringer C，Carless R，et al. Evaluation of two methods for quality improvement in intensive care：facilitated incident monitoring and retrospective medical chart review. Crit Care Med，2003，31：1277－1288.
3. Beckmann U，Baldwin I，Hart GK，et al. The Australian Incident Monitoring Study in Intensive Care：AIMS-ICU. An analysis of the first year of reporting. Anaesth Intensive Care，1996，24：320－329.
4. Bracco D，Favre J，Bissonnette B，et al. Human errors in a multidisciplinary intensive care unit：a 1-year prospective study. Intensive Care Med，2001，27：137－145.
5. CARVER-教你进行项目的优先级处理. http：//blog. sina. com. cn/s/blog_43a1a7c30100ce0u. html.
6. Graf J，von den Driesch A，Koch K，Janssens U. Identification and characterization of errors and incidents in a medical intensive care unit. Acta Anaesthesiol Scand，2005，49：930－939.
7. Helmreich R，Sexton B. Managing threat and error to increase safety in medicine. In：Dietrich R，Jochum K，eds. Teaming up. Components of safety under high risk. Aldershot：Ashgate，2004.

8. O'Connor P, Flin R, Fletcher G. Techniques used to evaluate Crew Resource Management training: a literature review. Human Factors and Aerospace Safety, 2002, 2: 217-233.
9. Yule S, Flin R, Paterson-Brown S, et al. Non-technical skills for surgeons: a review of the literature. Surgery, 2006, 139: 140-149.
10. Wright D, Mackenzie M, Buchan I, et al. Critical incidents in the intensive therapy unit. Lancet, 1991, 14: 676-681.
11. 时间管理优先矩阵(Prioritization Matrix). http://wiki.mbalib.com/wiki/%E6%97%B6%E9%97%B4%E7%AE%A1%E7%90%86%E4%BC%98%E5%85%88%E7%9F%A9%E9%98%B5.

第6章

情势判断觉察

临床病例：患者，男性，50 岁，因“血尿、尿痛 1 个月”入院。患者一般情况好，ASA Ⅰ级。术前实验室检查无特殊。腹部超声检查显示：右肾实质性占位(6.5 cm×7 cm×5.4 cm)，右肾静脉及肝下下腔静脉局部节段癌栓(长约 6.5 cm)，左肾结石。腹部 CT 显示：右肾癌，右肾静脉、下腔静脉内充盈缺损，多系癌栓。术前诊断：“右肾肿瘤，右肾静脉、下腔静脉癌栓形成，左肾结石”。择期行“右肾癌根治和癌栓取出术”。

手术当日，入室后常规监测心电图、无创血压和脉搏氧饱和度，行左桡动脉穿刺置管连续监测动脉血压。建立外周静脉大通道，晶体液和胶体液各 500 ml 快速输入。常规诱导插管顺利，生命体征平稳。手术开始约 40 min 后，麻醉住院医师通知责任主治医师：患者血压低、氧饱和度有所下降。主治医师在赶往手术间时推测患者发生此种情况的原因可能有：出血致容量不足、下腔静脉被阻断、药物过敏、气胸、肺栓塞、呼吸机故障等。责任主治医师进入手术间后首先看到监护仪显示：心率 60 次/min，BP 90/60 mmHg，SpO_2 90%，脉搏波形不规则(该手术间无呼气末二氧化碳监测)。住院医生立即告知：已经出血 600～800 ml，可能存在容量不足，已加快补液，补入量约 1 500 ml(晶体液 700 ml、胶体液 800 ml)，已静脉给予麻黄碱和间羟胺,但升压效果不明显。麻醉主治医师查看手术野发现无活动性出血,并了解到外科医师尚未阻断下腔静脉,膈肌和胸膜未破。护士报告抗生素已于 1 h 前输入。呼吸监测显示:容量控制通气模式,气道压力稍高,潮气量、分钟通气量正常。静脉推注多巴胺 1 mg,患者血压无好转,SpO_2 继续下降至 70%。立即掀开手术铺巾查看患者头面部和胸部皮肤,未见皮疹和瘀斑,但患者头部、上肢淤血明显。听诊双肺呼吸音对称稍低。此时麻醉主治医师的考虑是可能为容量不足或者是肺栓塞,尚需进一步证实。立即行中心静脉穿刺置管,测得 CVP 为 32 cm H_2O。从其他的手术间调用二氧化碳监测模块,发现完全没有呼气末二氧化碳波形显示。结合患者术前存在肾静脉及下腔静脉癌栓和目前的临床表现,麻醉主治医师得出初步诊断:肺动脉癌栓栓塞。尝试摇晃患者胸部,血流动力学一度好转,但不久又恶化。麻醉主治医师立即电话通知麻醉科应急专家小组组长、麻醉超声医师、体外循环医师和胸外科医师,拟行体外循环下肺动脉取栓术。麻醉主治医师指示:静脉泵入肾上腺素以尽量维持心率和血压,取除颤仪备用,查动脉血气。患者很快出现室颤,麻醉医师立即组织台上手术医师行除颤和胸外心脏按压,2 min 后自主循环恢复。麻醉超声医师和麻醉应急专家小组成员迅速赶到。行经食管心脏彩超检查,结果提示:肺动脉明显增宽,右室增大,左室小,未见确切癌栓。虽然超声下未见癌栓,但不排除胸外心脏按压导致栓子破裂移位的可能,结合病史和临床表现,种种迹象表明肺栓塞可能性很大。应急专家小组果断决定行体外循环下开胸肺动脉癌栓取出术。体外循环医师和胸外科医师迅速就位,立即开始手术。术中见肺动脉主干明显膨胀扩张,张力高,切开主肺动脉时,一癌栓(直径约 0.5 cm)自动从切口脱出,未发现其他更大的癌栓,采用尿管从肺动脉远端反复冲洗,抽吸出数个小癌栓。

从这个病例中可以看到一个危机资源管理(Crisis Resource Management, CRM)的全过程。危机资源管理的理念首先出现在航空领域,指飞行员在遇到紧急情况时如何评估事件的严重性、如何判断和利用资源、如何求救、如何组织领导，将事件可能产生的不良后果降到最低。麻醉医师的职业与飞行员类似，紧急事件时有发生，麻醉医师能否正确判断和处理直接关系到患者的性命。目前，在国际上所有的医学模拟培训中心都建立了危机资源管理培训课程。此培训课程的主要内容如下：

(1) 熟悉场景
(2) 预测和计划
(3) 早期求救
(4) 训练领导能力和配合能力
(5) 分派职责
(6) 动用所有可用资源
(7) 有效的交流
(8) 使用所有可用的信息
(9) 预防和处理常见错误
(10) 反复查对
(11) 使用各种感知功能
(12) 反复多次评估
(13) 良好的团队精神
(14) 合理的分配注意力
(15) 随时确认最重要的事情

本章所讲的“情势判断觉察”贯穿在麻醉危机资源管理的全部过程中。及时和准确的情势判断觉察可以在很大程度上避免偶然事件的发生，使麻醉危机事件逆转。“情势判断觉察”是指收集信息、综合分析判断这些信息的意义、追查事件发生原因、评估和预测事件的发展和预后，最终找到解决问题的方法。“情势判断觉察”能力体现在麻醉医师的观察能力、分析问题的能力和解决问题的能力上。下面从收集信息（Gathering information）、评估和预测病情（Assessing and Anticipating）、解决问题（Problem solving skills)几个方面进行讨论。

第一节 收集信息

麻醉期间的信息很复杂，包括来自患者的病史、症状、体征和实验室检查的相关信息，外科手术信息，术中药物使用信息，患者实时监测的生命体征信息，麻醉机监护仪工作状态的信息等。麻醉医师在麻醉开始之前就必须对自己的患者有充分的了解，这样在术中发生紧急情况时才能针对患者做出相应的判断和处理。在上述临床病例中，麻醉医师术前就知道患者有右肾静脉及肝下下腔静脉局部节段癌栓，对术中可能发生癌栓脱落导致肺栓塞早有思想准备。因此，必须重视术前患者信息的全面收集。

一、术前患者信息的全面收集

1. 病史采集

(1) 主诉和现病史　包括手术原因，是否伴有呼吸困难、神志变化、发热、出血、恶心呕吐、腹泻，进食进饮情况等，近期病情变化，接受过何种治疗、效果如何。

(2) 既往史　了解既往健康状况，既往疾病史，特别注意与麻醉有关的疾病。

(3) 治疗用药史　使用降压药、β-受体阻滞剂、洋地黄、抗凝药、脱水利尿药、皮质激素、镇静安定药、单胺氧化酶抑制剂、三环类抗抑郁药、降糖药等的情况，药物的名称、剂量、服用时间、是否停药、停药时间，有无特殊反应。注意这些药物引起的生理病理变化和药物的相互影响。

(4) 药物过敏史及不良反应史　了解引起过敏的药物种类，过敏或不良反应的类型及严重程度。

(5) 个人史　包括是否早产，出生时 Apagar 评分(婴儿)，平时体能，有无烟酒嗜好，有无药物滥用史，是否处于月经期，是否怀孕等。

（6）麻醉手术史　既往做过什么手术、使用何种麻醉方法，有无意外、并发症和后遗症，家族成员是否有类似的麻醉反应。

（7）合并内科疾病史　全面而有重点地询问心血管系统、呼吸系统、神经系统、内分泌系统、血液系统、肝肾疾病等病史。

1）心血管系统　重点询问高血压和心脏病病史。对高血压病患者，应了解患病时间、服用何种药物控制血压、平时血压控制情况、血压位于何种水平出现不适症状。此外，应了解有无高血压引起的靶器官损害，如心室肥厚、心肌缺血、肾脏蛋白尿、脑血管意外等，以充分评估高血压的分级和危险程度。对合并心脏疾病患者，应详细了解心脏病的类型，心脏功能分级、是否伴有心律失常及不适症状、近期相关的检查结果等。如有冠心病病史，应询问患者心绞痛的诱因、表现、发作频率，有无心肌梗死史或充血性心衰史，近期的冠状动脉造影、心脏彩超或动态心电图结果。心肌梗死 6 个月内的患者行非心脏手术，围术期心肌梗死率和死亡率显著增高，因此择期手术应推迟，急诊或限期手术应充分告知家属手术和麻醉风险，并请心内科医师协助诊疗，术中加强血流动力学监测。

2）呼吸系统　重点询问有无慢性阻塞性肺部疾病、哮喘、阻塞性睡眠呼吸暂停综合征、过敏性鼻炎等病史，近期有无上呼吸道感染或肺部感染，有无流涕、咳嗽、咳痰。了解患者有无呼吸困难、日常活动能力。对哮喘患者，还应了解诱因、发作时的表现和严重程度、发作频率、平时使用何种药物预防和控制哮喘。

3）神经系统　询问患者是否患有中枢和周围神经系统疾病。

4）内分泌系统　了解糖尿病患者的患病时间、控制血糖的方式、血糖控制情况、有无糖尿病血管病变和周围神经病变。对甲状腺疾病患者，应了解甲状腺功能是否正常，有无代谢异常的表现，接受过何种治疗，甲状腺有无增大及压迫导致的呼吸困难。对患免疫系统疾病的患者，应了解激素使用情况、颈椎和颞下颌关节活动情况、呼吸系统改变。

5）血液系统　重点询问有无异常出血病史，有无长期贫血。

6）肝肾功能　了解有无肝脏和胆道疾病，如肝炎、肝硬化、胆道梗阻、黄疸，有无呕血史、腹水史；询问有无肾脏疾病，每日尿量，是否规律透析。

2. 与手术医师交流

了解手术急缓、部位、时间长短、出血程度、手术风险所在、手术特殊情况、是否需要专门的麻醉技术（如低温、控制性降压、漂浮导管监测、自体血液回收等）。

3. 查体

实施全面查体，不放过任何疑点，注意“视、触、叩、听”的结合，以循环、呼吸和神经系统为重点进行检查。观察患者的体型、组织结构，以估计呼吸道管理、气管内插管、血管和椎管穿刺的难度。拟行桡动脉穿刺测压者，应明确桡动脉有无病变，行 Allen's 试验检查手部的血液供应。

4. 辅助检查

借助各种辅助检查协助诊断和判断病情的严重程度及重要器官的功能状态。这些辅助检查包括常规检查和特殊检查项目，某些特殊检查可能是在麻醉过程中进行的。

（1）实验室常规检查

1）血常规　重点关注 Hb、HCT 和 PLT，从 Hb 和 HCT 可以知道患者是否贫血及贫血程度，血小板计数与凝血功能相关，过低则需要术前预约血小板；白细胞计数和中性粒细胞比例增高是患者合并感染的指标之一。

2）血液生化　通过生化指标可以了解患者的肝脏功能、蛋白水平、肾功能、血糖水平以及电解质水平，严重的高钾和低钾血症会引起心律失常和心跳骤停，因此在择期术前应纠正到接近正常水平。

3）凝血功能　PT 大于正常值 3 s，APTT 大于正常值 10 s 有意义。FIB＜2 g/L 或＞4 g/L 为异常，D－二聚体阳性为异常。如果上述情况与

PLT 下降、血液高凝或低凝同时存在，则需考虑 DIC 的可能。

4）输血前全套　了解患者是否感染乙肝、梅毒、艾滋病。如果有应做好防护措施。

5）血型　了解患者血型，特别是当患者是 RH 阴性血型且手术失血可能较多时，术前必须确认血库有足够的血制品储备。此外，还可提前 2 周行自体采血备用；如果可能则可行术中自体血液清洗回输。

（2）非实验室常规检查

1）胸片　通过常规的正位胸片，可以了解患者是否存在肺部感染、支气管扩张、结核、液气胸、肺间质纤维化和肺不张等，还可以看到心脏大小、形态和心胸比例。目前在一些西方发达国家已将中心静脉穿刺置管后照胸部 X 线片作为一种常规，用以判断中心静脉置管位置是否正确和是否有严重合并症。

2）心电图　通过常规十二导联心电图可以了解有无心律失常及心律失常的类型，是否存在心肌缺血，并与临床症状结合判断有无进一步检查的必要。

3）呼吸系统的特殊检查：

① 动脉血气（ABG）：查看 pH、PCO_2、PaO_2、BE、HCO_3^-，可了解患者的通气和氧合状况，是否存在酸碱失衡。

② 胸部 CT：CT 可以比 X 片更清楚地反映肺部情况，还可了解纵隔有无异常；对于肺部肿瘤和气管支气管肿瘤的患者，胸部 CT 可以了解肿瘤的部位、支气管的通畅情况及各肺叶开口情况，以便进行麻醉方法和通气方式选择。

③ 肺功能测定：是行胸部手术患者、有心肺疾病病史的老年患者、老年肥胖患者和长期吸烟患者重要的术前检查。可以了解患者是否存在阻塞性或限制性通气功能障碍，由此麻醉医师可以预计麻醉后患者呼吸功能的恢复情况。用力肺活量（FVC）和第一秒用力呼气量（FEV1）对开胸手术和肺

叶切除术的预测价值最大，麻醉医师可初步判断胸科手术术中单肺通气是否可行。

④ 多导睡眠监测：多导睡眠监测是国际公认的睡眠呼吸暂停综合征诊断金标准。也有助于麻醉医师估计患者气道通畅情况，选择麻醉诱导和插管方式。

（4）循环系统的特殊检查

1）超声检查　术前血管超声检查可以提供血管形态学和血流动力学信息，有助于发现动脉粥样硬化、动脉栓塞、深静脉血栓，部分肿瘤患者还可发现血管内癌栓及帮助判断肿瘤组织的血运状况。术前心脏彩超可以检测心室腔的大小、心室壁的厚度和运动、瓣膜结构和活动、有无心脏赘生物、有无心包填塞，判断有效回心血量和前向心排出量，判断心肌收缩功能，当然还可以判断心脏有无先天异常及心脏血液分流情况。

2）动态心电图　可检测到常规心电图检查不易发现的一过性异常心电图改变，还可结合受检者的生活日志进行分析，了解患者的症状、活动状态及服用药物等与心电图变化之间的关系。

（5）神经系统的特殊辅助检查

头部 CT 或 MRI：了解脑外伤的部位，了解颅内出血或肿瘤的位置和大小，还可初步判断颅内肿瘤的性质，这对于是否采用血液回收很重要。

最后还要确认这些检查结果是否为近期的，如果时间较长或患者近日病情有变化，部分检查需要重复。有一位 60 岁的男性患者因“冠心病”拟行“冠状动脉搭桥术”。患者术前胸片正常，心脏彩超显示：心脏无异常活动，左室射血分数正常。入手术室后患者呼吸困难不能平卧，测得 BP 90/60 mmHg，HR 85 次/min，吸气时 SpO_2 93%，面罩吸氧时 SpO_2 上升至 100%。麻醉诱导气管插管，容量控制通气，气道压力高，吸入氧浓度 100%，SpO_2 维持在 95%左右。听诊双肺呼吸音无明显差别。行纤维支气管镜检查，发现患者气管黏膜高度水肿透明，气管和支气管内腔狭窄。术中发现患者双侧胸腔大量积液，共吸出约计 2500 ml 的淡黄色胸水。回顾病程发现患者的胸片和心脏彩超结果是 17 天前的，而患者在最近 2 周内曾反复出现过胸闷、气紧等不适，考虑为患者近 2 周心功能恶化出现心衰，导致胸腔积液的产生。在这个病例上，麻醉医师没有认真采集现病史，忽略了术前检查的时间，还忽视了体检的重要性，至少没有进行胸部的“触、叩”检查。

2. 麻醉期间信息的收集

麻醉医生通过对手术室内环境持续不断的观察和对所有可能的信息来源进行监测，主动、明确、具体地收集有用的信息，并证实信息的可靠性。一个优秀的麻醉医生会做到：获取和记录患者的术前信息；麻醉过程中经常审视周边环境；收集来自手术团队（术者和护士）的信息，识别问题；关注手术过程，必要时核实当前状况；反复确认信息，提高信息的可靠性。如果因为注意力分散而降低监测强度、对个别的提示没有确认就做出反应、不及时根据需要改变手术的实际布局、在工作交接时不主动询问当前患者情况，说明麻醉医生在信息收集上存在问题。我们强调麻醉期间信息的收集应是“主动地、具体地、持续不断地”。

信息的收集是一种感知过程，感知有两种方式，一种是直接感知方式，通过麻醉医师直接观察完成，另一种是间接感知方式，借助监护仪、传感器等工具和手段进行感知。

在麻醉过程中麻醉医师获得的信息大部分直接来自监护仪。监护仪常规的监测项目包括心电图（心率）、无创血压、脉搏氧饱和度，部分监护仪还可实施体温、呼气末二氧化碳浓度、直接动脉血压、中心静脉压和麻醉气体浓度监测。麻醉机的监护仪则可以显示氧气浓度、气道压力、潮气量、分钟通气量等。在有条件的医院，部分危重患者需要监测有创动脉血压、中心静脉压、肺动脉楔压和心排量，还可进行经食道心脏超声检查；麻醉中有时还需要检测血糖、乳酸、ABG、SvO_2、DIC 全套、HCT 或 Hb，这些检查结果可以由便携式检查仪器或中心实验室获得。

麻醉医师应该根据患者的年龄、病情和手术需要决定监测的项目。如果是常规手术且患者一般情况良好，监测心电图（心率）、无创血压、脉搏氧饱和度、体温即可。如果为特殊手术或患者合并有其他疾病，则需要有针对性的进行监测，如：冠状动脉搭桥术必需监测有创动脉血压、中心静脉压力、体温，个别患者还需要测量肺动脉楔压、持续心排量；主动脉缩窄手术的麻醉则需要同时监测上下肢的动脉血压；糖尿病患者术中血糖（有时还需要检查乳酸水平）监测就很重要。

需要注意的是仪器显示的信息会出现误差，可能是机械性误差，也可能是人为或认知误差。如使用电刀时可能干扰心电图和脉搏氧饱和度；血管内染料（如亚甲蓝、靛蓝）、指端温度低或灌注不良导致 SpO_2 显示不准确；血压袖带受压、袖带充气管道打折或患者寒战致血压测量不准确；呼出气体采样管堵塞导致呼气末二氧化碳值偏低或不能监测属于机械性误差。而脉搏氧饱和度指套接触不良或脱落，血压袖带宽度不合适导致的血压偏高或偏低，患者侧卧位时血压袖带位于上侧手臂致测得的血压比实际血压低就属于人为的或认识上的误差。不论是哪种误差，如果没有及时发现和矫正都会导致严重后果。当监护仪显示某一数值异常时，应重复测定确认，同时检查患者是否有相关的临床表现，而不是盲目做出反应。如发现一患者的直接动脉血压数值降低，应该查看动脉血压波形是否正常、检查大动脉搏动强度、测定袖带血压作对照、检查压力传感器高度是否合适、用肝素生理盐水冲洗管路，必要时重新校零；当快速确认患者低血压时，可给予适量升压药并观看患者血压反应，查找血压下降的原因，采取对应的措施。

来自仪器的信息是经由听觉和视觉获得，某些情况下可能因为报警音量不够大、监测强度不够（如测定无创血压间隔时间太长）、麻醉医师的疲劳或注意力分散没有注意到一些危险的先兆。在麻醉过程中首先引起麻醉医师警惕的是 SpO_2 声音的变化、麻醉机或监护仪的报警，这就要求在实施麻醉前应根据患者的具体情况设定适当的报警限，开启报警，调高报警音量和 SpO_2 音量，应让麻醉医师在手术间内任何位置都可以听见。麻醉医师在听到报警音后，应立即明确警报来源及患者生命体征是否平稳，确认患者目前是否存在危及生命的情况，确认报警信息的真实性，查找报警原因并有效解除。举个例子，当麻醉医生听到麻醉机发出高压力报警，首先看患者心率、血压、氧饱和度是否正常；再查看潮气量和分钟通气量是否在正常范围，麻醉机风箱运作是否正常；气道阻力是否正常，呼吸波形是否规则，监护仪的呼气末二氧化碳波形是否正常；将呼吸机改为手控呼吸模式，感觉有无自主呼吸，挤压球囊看能否通气、有无漏气或气道阻力增加；检查从呼吸机至患者的联接管道有无断开或折叠；手控呼吸听诊双肺呼吸音是否对称、有无干湿啰音和哮鸣音，可行胸部触诊和扣诊；检查气管导管深度，经气管导管下吸痰管看是否通畅、有无分泌物；必要时还可行纤维支气管镜检查或在锁骨中线第二肋间行诊断性胸穿。以上可逐项排除患者自主呼吸恢复、麻醉机传感器故障、麻醉机通气系统故障、麻醉机和患者之间的连接错误，气管导管位置异常，患者气道内堵塞或液气胸等。

麻醉医师对患者生命体征的监测和调控很大程度上要依靠监护仪，但不能完全依赖监护仪，临床观察也非常重要。麻醉医师应尽量处于最靠近患者头部的位置，以利于观察患者、保障患者呼吸道的安全和随时查看手术进程。麻醉过程中，患者头面部(非手术部位时)应尽量暴露在麻醉医生视野内，必要时应掀开手术铺巾查看患者。手术室布局的改变，经常会影响麻醉医师对患者的观察。动脉压力传感器的高度应随手术床的升降而调整；手术床位置变化时，麻醉医师的位置、监护仪及麻醉机的位置也应随之发生变化；患者体位的变化(左侧卧或右侧卧)和大型器械(如:手术显微镜、胸腔镜和超声设备)的安放也会影响麻醉医师和麻醉机的位置。整个围麻醉期，不论实施何种麻醉，麻醉医师都应该经常观察患者全身的一般临床征象，重点是呼吸和循环状况。

3. 术中危急症发生时患者信息的收集程序

当麻醉中出现危急事件，尤其是呼吸心跳骤停时，需要快速寻找原因。此时麻醉医师可按照"COVER ABCD"的流程收集信息，以减少遗漏。

(1)"C" circulation and color（循环和颜色） 确认外周循环灌注是否充足（通过触摸脉搏的频率、节律和强弱），如果没有脉搏，则应立即开始心肺复苏并寻求帮助，如有条件尽快完成"COVER"检查；注意患者氧饱和度，查看是否有中心性紫绀，检查脉搏氧饱和度仪，如有必要可在自己的手指测试。

(2)"O" oxegen and oxegen analyzer（氧气和氧气分析仪） 检查流量计装置，确认混合气体的氧浓度不会过低，调节吸入氧浓度至100%，只打开氧气流量计，氧气浓度分析仪会显示共同气体出口的氧气浓度上升。

(3)"V" ventilate and vaporizer（通气和蒸发罐） 手控通气，通过"感觉"、观察和听诊确认通气回路有无漏气、气道顺应性，观察二氧化碳波形；检查蒸发器和药物液面，观察药物有无泄漏，考虑有无药物错装的可能。

(4)"E" endotrachel tube and elimination（气管内导管和断开回路） 检查气管导管，确认导管无漏气、扭曲和堵塞，以呼气末二氧化碳确认导管位于气管内，氧饱和度可能可以检查导管是否位于支气管内；如果需要调整位置，将套囊放气，移动或更换气管导管。断开麻醉机，连接100%的氧气以备用呼吸气囊通气，保留气体监测采样端口，但应意识到气体采样或气体监测仪可能存在的问题。

(5)"R" review monitors and review equipment（检查监护仪和检查设备） 检查正在使用的所用监护仪，所用监护应正确设置、检查和校准（如血氧饱和度、二氧化碳、ECG、血压、肌松监测等）；检查所有与患者连接或相关的设备（包括加热加湿仪、加温毯、内镜、探头、假肢、牵引器等）。

(6)"A" airway（气道） 检查非气管插管患者的气道，考虑是否存在喉痉挛、气道异物或反流误吸。

(7)“B” breathing(呼吸) 检查通气模式、通气是否足够、通气分布,应考虑是否存在通气不足、哮喘、肺水肿、肺不张、气胸或血胸,并查体和听诊以确认。

(8)“C” circulation(循环) 评估脉搏、血压、ECG、外周灌注和充盈压,有无静脉回流阻塞、胸腔内压力上升(如 PEEP)、对心脏的直接刺激(如中心静脉导管)或心包填塞,有无心动过缓、心动过速、低血压、高血压或缺血。注意所有记录的趋势。

(9)“D” drug(药物) 回顾用药情况,看是否有意外用药的情况,考虑出现的问题是否为非预计给药的效果,如给药失败(三通关闭、导管扭结、药物注入血管外)、剂量错误、给药途径和方式的错误或错抽药物。检查所有的给药路径。

第二节 病情评估和预测

一、术前病情评估

麻醉医师在术前全面收集信息之后,可以评估 ASA 分级,评估患者目前的状态是否能耐受手术和麻醉、是否需要延期手术、什么情况需要在麻醉前得到纠正、患者还需要何种进一步检查、是否需要请相关科室会诊。患者的病情是复杂的,每一位麻醉医师的知识、技能和经验也是有限的,在这种情况下就应该在术前做一些“家庭作业”,针对即将麻醉的患者,收集可能出现的各类疑难、危急状况的诊断处理信息,了解相关指南等。首先,他人的经验和教训可弥补个人经验的不足,使我们避免一些错误;其次,当前我们强调循证医学(EBM)的重要性,要避免过分依赖于个人经验的传统医疗模式。

循证医学的宗旨是要求医生“在为患者提供医疗照顾的过程中,自觉地、准确地和公正地运用现有的最佳证据，做临床决策”。EBM 强调将个人的临床经验与外部的最佳临床证据有机地结合起来，这些外部的证据是来自于系统的临床研究。EBM 的最佳应用要求麻醉医师获取患者的病史、体格检查、实验室检查结果，并将这些结果与外部的最佳临床知识（比如：医学文献）相结合，将这些知识应用于诊断和治疗。首先，要提出临床上需要解决的问题。然后，学会如何使用互联网从巨大的信息库中检索相关信息，获取有用的临床决策依据。你需要做的是打开浏览器、选择搜索引擎或相关数据库、键入几个搜索主题词、打开你感兴趣的搜索结果、将有用的结果纳入引文管理器或直接保存；在使用中，可能会遇到有些网站是需要注册或收费，但是面对庞大的信息库，我们总能找到我们需要的东西。要学会评价和判断文献所提供的决策依据是否可靠或可靠程度如何。医疗文献有两大类来源，一种是第一手来源，它以一定数量的实验和数据为特点；另一种为二级来源，它是由第一手资料信息来编写的，如系统回顾和 meta-分析。在评估二级资料时，资料来源是文章质量最重要的预测因素。可靠的数据库包括 Cochrane 协作组织、Pubmed、EBM 网站等，这些网站请专家对第一手来源的文献进行评价，提供大体上无偏差的结论。此外，还要学会如何将文献中有效的决策依据运用于自己的临床实践，将某个特定患者的信息与检索到的信息相结合，才能做出良好的决策。此外还可通过相关书籍和经验丰富的专科麻醉医师获得我们所不了解而又需要的信息。本章开头的病例中，麻醉医师在术前获知患者存在“右肾静脉、下腔静脉癌栓形成”时，就应该收集“肺栓塞”的诊断及治疗信息。下面我们再用一个实例来说明如何利用现代医疗信息系统收集信息。

一个 59 岁男性患者，拟择期行单侧全髋关节置换手术。有“高血压”病史 10 年以上，服用利尿剂控制血压。因为关节疼痛，长期服用非甾体类抗炎药。吸烟史 30 年以上，已戒烟 10 年以上。不饮酒。其父亲在 63 岁时死于心肌梗死，余家族史无特殊。每天散步两次，每次约 1.5 千米，最近因为臀部疼痛暂停这一活动。家住三楼，上楼时有轻微气急。20 年前在硬膜外麻醉下行“阑尾切除手术”。身高 160 cm，体重 75 kg，血压 145/86 mmHg。实验室检查显示空腹血糖 5.3 mmol/L，胆固醇 5.46 mmol/L (212 mg/dl)。心电图显示正常窦性节律 82 次/min。这位麻醉医师不确定还应行什么检查以充分评估患者。这位麻醉医师打开电脑，打开 Pubmed，输入检索词“preoperative”、“cardiac risk assessment”和“guidline”，他发现了 50 多篇引文。扫描所有的摘要，他找到了由美国心脏协会 2007 年出版的心脏病患者非心脏手术术前心血管评估指南(Preoperative evaluation of cardiac risk patients for non-cardiac surgery. New guidelines of the ACC/AHA 2007)和非心脏手术患者的围术期心血管评估“Perioperative cardiovascular assessment of patients undergoing noncardiac surgery”。这位麻醉医师可以根据“术前心血管风险增高的临床预测因素”对该患者的围麻醉期的心血管风险进行评估。这位患者唯一可能的危险因素是其未受控制的高血压，该患者可以安排择期手术不需要进一步的检查。

麻醉医师在术前病情评估时，首先应该站在一位临床医师的立场，对患者外科手术的必要性和紧迫性做出判断。如果外科手术是绝对必要的也是很紧急的，即使患者全身情况很不好，麻醉手术风险很大，在与患者及家属充分沟通以后也应该实施麻醉。麻醉医师不能因为患者是饱胃要求急诊手术推迟。作为一名临床医师应该知道，有些急诊手术推迟会给患者带来极大的危害。总之，在任何情况下，麻醉医师应该站在患者的立场，权衡麻醉手术的利与弊。年轻大夫由于经验不足，难免会出现初生牛犊不怕虎或者过高估计麻醉手术风险的情况，因此应该多向前辈请教。

二、危急症发生时的病情评估与预测

当危急症发生时应按照“COVER ABCD”的顺序收集信息，根据这些信息应该立即对事件的严重程度有一个评估，对其演变也有一个预测！在本章开始的临床病例中，责任麻醉医师根据他的知识和经验迅速排查了该类手术中致使 SpO_2 降低和低血压的原因，很快排除了下腔静脉阻断、气胸、手术失血、过敏等诊断。为了确认肺栓塞的诊断，他迅速检查了呼气末 CO_2、中心静脉压力，并行食道超声检查。当他基本明确肺栓塞的诊断时，他预测到患者可能发生心跳停止提前获取了除颤器。他预测这个患者如果不将肺动脉中的血栓取出来，就没有治疗的希望。从这个病例可以看出，责任麻醉医师在此危急事件发生时不断地在评估和预测病情，不断在思索最佳的解决方法。

临床实例：患者，女，38 岁，气管插管全麻下行"右髋关节置换术"。左侧卧位，手术开始后一小时氧饱和度逐渐下降，于 90%上下波动。首先查看患者无明显发绀表现，氧饱和度波形正常，心率和血压正常，触摸桡动脉搏动正常，肢端温暖颜色正常；检查氧气流量计，停止使用笑气，改为供应 100%氧气，确认氧气分析仪显示吸入氧气浓度上升；查看呼吸末二氧化碳波形和数值趋势，数值较前有所下降；手控通气，呼吸回路无漏气、气道阻力稍微增高，听诊双肺呼吸音未闻及干啰音或湿啰音，右肺呼吸音正常，左肺由于固定体位的器械的阻挡不能很好听诊，呼吸音低弱。气管导管门齿处刻度 23 cm，下吸痰管顺利，无分泌物。在手控通气过程中，氧饱和度继续下降至 80%。麻醉医师首先怀疑是否存在肺栓塞，外科医师认为还没有进行可能导致肺栓塞的手术操作。查看患者生命体征趋势，此时血压和心率较氧饱和度下降前变化不明显，呼吸末二氧化碳数值较前下降约 5 mmHg 但波形正常。加快手控通气频率 30 次/min，氧饱和度继续下降至 50%，将患者头轻度后仰，氧饱和度逐渐上升至 90%，考虑可能为气管导管过深，将气管导管退出 2 cm 后，氧饱和度逐渐上升至 100%。再次听诊双肺呼吸音，发现左肺呼吸音明显增强。分析氧饱和度下降的原因：考虑为气管导管进入右侧支气管导致单肺通气；在手控过度通气时，胸腔内压力增加导致位于上侧的右肺血流减少，进一步加重通气/血流比失调；如果气管导管阻塞右肺上叶开口，则通气进一步见减少。麻醉医师此时应再进一步评估：患者在麻醉中有长达10min的时间 SpO_2 低于80%，SpO_2 最低达50%，是否会对麻醉恢复和患者神经功能有影响。查体双侧瞳孔等大直径2 mm，动脉血气显示酸碱平衡正常、通气和氧合正常，回顾整个过程血压和心率变化不明显，责任主治麻醉医师认为患者脑功能受损可能不大，接下来应该保障脑组织灌注：避免过度通气，维持呼吸末二氧化碳40～45 mmHg；维持血流动力学稳定，血压等于或稍高于基础血压。术毕患者及时苏醒，定向力正常，安返病房。

危急事件的评估常常包括一般评估（general assessment）、初步评估（primary assessment）、进一步评估（secondary assessment）和高级评估（tertiary assessment）。前两者往往是根据现有的信息作出的初步判断，而进一步评估则是通过进一步的检查甚至诊断性治疗做出的判断，高级评估往往是对发生原因的进一步追查，对预后的估计等。在麻醉危急事件发生时，时间紧迫，麻醉医生应该进行当前最有意义的检查和采取最有效的治疗。这时候麻醉医生必须要知道什么检查可以帮助自己对患者作出进一步的评估、诊断和治疗。

动脉血气（ABG）可以判断酸碱失衡、电解质水平和患者的通气氧合状况。通过血气结果可以分析患者是否存在代谢性或呼吸性酸碱失衡，判断是否需要进行呼吸参数调整或纠正代谢性酸中毒。还可根据结果进行电解质补充和输血。氧含量 $=1.36\times Hb\times SaO_2+PaO_2\times 0.003$，Hb是决定血中氧含量最重要的因素。如果Hb仅为40 g/L(4 g/dl)，即使 PaO_2 正常，血液氧含量不足，组织的氧供也是绝对不够的。而如果组织血液灌注不良，即使Hb和 PaO_2 均正常，也可能出现组织供氧不足。动脉血气值可能并不反应组织缺氧的严重程度，但持续的监测酸中毒改善与否可反应组织氧合有无恶化。

动脉乳酸反应乳酸产生和消耗的平衡状况，机体在组织缺氧无氧代谢增加时,乳酸的产量增加。乳酸水平的变化趋势往往比实测值本身的价值更大。

当患者处于严重低血压或高血压状态、有大幅度血压波动、严重循环容量不足、需要反复进行血气分析采样、必须严格控制血压,需要进行有创血压监测。中心静脉压(CVP)监测主要用于评价右室功能和患者的血管内容量状态,也有助于反映左室功能、心脏舒张功能、三尖瓣和肺动脉瓣功能。

某些特殊手术的患者会在麻醉后放置肺动脉导管,而病房的危重患者偶尔也会进行这一操作。肺动脉导管可以用于监测心排量、混合静脉血氧分压 PVO_2(或氧饱和度)、肺动脉楔压(PAOP)和右房压,并能间接反映左室舒张末压。混合静脉血氧分压 PVO_2 的值代表机体总的氧供和氧耗,正常值为40 mmHg(对应的氧饱和度约为75%)。肺动脉楔压(PAOP)可以鉴别患者是 ARDS 还是心源性肺水肿。肺动脉楔压(PAOP)正常值为 8～12 mmHg,当其>18 mmHg 患者会出现呼吸困难,>20 mmHg 预示液体进入肺泡,>30 mmHg 表明发生肺水肿。术中经食管超声可以有助于医师了解心脏的结构和功能。

第三节　解决问题

麻醉医师应当具备对当前状况的掌控能力和一定的预见能力,如预见患者病情发展方向、预见危险的能力,及时正确处理,以避免或逆转危机事件。任何事件发生后,通过信息收集,评估和预测病情进展,最终必须找到解决问题的办法。如果初步评估后,认为是威胁生命的危急症,应立即启动急救程序。首先是求助,让人联系就近的高年资麻醉医师或通知应急专家小组;同时立即处理危及生命的情况,如保持气道通畅给氧、给予血管活性药物等维持呼吸循环稳定;让人准备抢救药品(如肾上腺素和胺碘酮)和设备(如除颤仪);积极寻找和纠正原因。如果患者迅速出现室颤或心跳停止,应立即开始心肺复苏程序，与手术台上的外科医师和护士一起组成心肺复苏急救小组，分工合作。同时积极查找可逆性的病因，及时处理，提高患者复苏的成功率。

麻醉过程中发生危急事件时，往往事发突然、情况紧急，责任麻醉医师由于心情紧张或经验不足易导致一时判断失误乃致处理不当而延误宝贵的抢救时机。因此，往往无法单独处理危急事件，这个时候需要寻求帮助。凡已有或预计有麻醉导致重要脏器和系统的功能受损、感觉障碍、瘫痪、昏迷和死亡时应立即向危急事件地点就近的主治医师寻求帮助，同时通知当时在麻醉科工作的应急专家小组成员和科室临床工作负责人。接到抢救通知的应急专家小组成员和主治医师在确认自己管理的患者安全的前提下，应尽快到达危急事件地点，积极参与抢救。

参加抢救的医师到达事发地点后，应由责任医师介绍患者情况。首先是简单介绍患者一般情况，包括年龄、主诉、诊断、既往史、合并症、过敏史、手术方式、麻醉方式、药物使用；患者病情变化趋势，患者发生呼吸循环危急症前的事件（这对危急症原因的判断也很重要）或药物使用情况；患者目前的情况，如呼吸、循环、意识（瞳孔）；患者出现危急情况的可能原因，已给予的处理措施及效果；正在进行或准备进行的检查和干预措施，需要何种设备或人员。必要时可由手术医生和护士加以补充。再由应急专家小组接手，对患者进行进一步检查、评估和诊疗。在本章开始的临床病例处理中，责任麻醉医师充分利用了应急专家组和科室的可用资源，迅速集结了由麻醉医师、麻醉超声医师、胸外科医师、体外循环灌注师等组成急救小组。因此，当危急症发生时，要首先判断可利用资源，这些资源包括可用的设备、物资和人员。如何组织这些资源，如何领导一个急救小组高效地进行工作往往决定着事态的发展，决定着患者的转归。急救小组的高效运作离不开一个优秀的领导者，也不能缺少小组成员明确的职能分工、积极行动、有效交流、良好配合以及信息经验分享。

第四节　情势判断觉察的模拟培训

"情势判断觉察"不仅体现一名麻醉医师的临床知识和技能，也考验其心理素质。一般来讲，临床经验丰富的医师在危急症发生时能够快速收集有用信息，准确评估病情，并采取正确的处理方法。多数年轻的麻醉医师在危急症的应对和危机管理（ACRM）方面存在不足，而这些在标准的住院医师或者研究生教育中缺乏系统的培训。这些不足包括：①不熟悉围术期事件处理方案；②不善于观察和分配注意力；③不善于资源管理，包括领导才能、交流能力、工作分配和观察及反复核对可供使用的资源。应该通过模拟培训提高他们这方面的能力。危机资源管理（CRM）培训这门课程可以大大提高"情势判断觉察"能力。危机资源管理培训的目的是预防、改善和解决危急事件。培训的目标是学习复杂问题的发现、决策、资源管理和团队精神的一般原则；提高受训者在认识和处理复杂医学情况时医学技术、认知和社会学能力；增强反思、自我审查、团队协作，改善交流过程中的态度、行为和技能。模拟培训提供了安全学习环境下认识、发展、衡量和培训非技术性技能的机会。复制一个逼真的模拟环境，包括在典型环境工作的人员：麻醉医师、护士、外科医师。在高仿真的模拟患者身上可以新建、再现和重复麻醉案例和麻醉危急事件。受训者在复杂、多方面、真实的场景中轮流担任不同角色如麻醉住院/主治医师、外科医师、洗手护士和巡回护士等。模拟之后总结是模拟训练最重要的部分之一。每一场演练都有录像，可通过录像回顾演练过程中的操作和行为，加以分析、点评，强调受训者所注意到的或忽略的情况，这对受训者本人和其他受训者是一个很好的学习过程。至少50％的课程重点在危机资源管理一般行为（非技术性技能）上，而不是医学技术项目上。通过这样的培训，能够提高麻醉医师对危急事件的识别、判断和处理能力。

总之，情势判断觉察是一种综合能力，它反应麻醉医师的专业素质和基本应急应变能力。这种能力一方面可以从临床工作中积累，另一方面也可以通过恰当的培训而获得。

（方利群　左云霞）

参考文献

1. Rall M，Gaba DM. Patient simulators. In：Miller RD，ed. Anesthesia，6th edn. New York：Elsevier，2004. 3073－3103.
2. Gaba DM，Howard SK，Small SD. Situation awareness in anesthesiology. Hum Factors. 1995，37：20－31.
3. James CE. Excellence in Anesthesiology：The Role of Nontechnical Skills. Anesthesiology，2009，110：201－203.
4. Yee B，Naik VN，Joo HS，et al. Nontechnical skills in anesthesia crisis management with repeated exposure to simulation-based education. Anesthesiology，2005，103：241－248.

第7章

决　策

临床决策系指根据临床专业理论、经验和国内外医学科学的最新进展，针对专业实际情况，经过调查研究和科学思维，充分评价不同方案的风险及利益之后选取一个最好的方案，取其最优者进行实践的过程。

临床医学发展迅速，从一门古老的经验科学发展成为现代的思维和决策科学。每一个疾病的病因、发展、临床表现和转归，都是无数经验的总结，也是科学思维的结晶。疾病诊断和治疗的过程，是经验思维和理论思维不断结合的过程，也是思维和决策不断演进的过程。正如有的医师所说，临床医生实际上天天处于临床决策之中，为疾病提供诊断和治疗的决策，是任何一个医生不可回避的现实。但是，将临床决策作为一个问题、作为一门学问摆在桌面上进行研究，将我们传统的经验决策、技术决策、专科决策过渡到科学决策，则是一个崭新的课题。

科学的临床思维不同于临床经验，临床经验需日积月累、循序渐进的培养，其中大多需要反复更新，吸取教训，而思维方式则必须在医生进入临床时就开始正确培养，一旦开始时就养成不正确的思维方式，不仅会导致类似以上的惨痛教训，而且再想改变如同愚公移山和精卫填海，难度大，效率低。因此，拥有科学的临床思维方式是每一个临床工作者的首要目标。

在所有的医学专业中，麻醉医学是临床决策应用最频繁的学科之一。麻醉医生在临床工作中需要运用临床麻醉诊疗技术整合大量医学信息作出科学的临床决策。国外的调查表明，麻醉医生在这方面的训练非常少，而在我国可以说现在这方面是空白，极少有文献讨论临床麻醉决策过程，很少有麻醉医生对"缺乏经验的医学生是如何成长为一名经验丰富的医学专家?"这类话题有浓厚的兴趣。临床麻醉工作具有很大的不可预知性和不确定性，即使术前准备完善，也会在围手术期，由于患者本身的病情变化或手术操作不当等因素而使麻醉医生濒临险情。这就需要麻醉医生在尽可能短的时间内作出正确的决策。而且麻醉医生的工作量大，处理问题的时间压力大，面对的急诊患者可能信息量不足或病情危重需要抢救等等，在如此繁忙、嘈杂、变化的环境中进行高效的临床决策就显得尤为重要。

第一节 概 述

决策分析在临床实践中的应用形成了临床决策分析。在国外，临床决策分析已经有数十年的发展历史，而且被广泛应用于临床科研和实践中。近年来随着循证医学的发展，临床决策分析逐渐被引入到我国医院的临床实践中，通过决策分析方法，分析和评价临床诊断、治疗的各种方案的效果，为临床医生进行合理诊疗提供依据。

一、临床决策分析的基本内涵

决策是人们为了达到一定的目标而选定行动方案并付诸实施的过程。决策有科学决策和经验决策之分。科学决策强调在科学的理论和知识的指导下，使用科学的方法或技术进行分析，从达到同一目标的各个行动方案中，选择出最优方案的过程。而经验决策则是指在过去同类事件经验的基础上所作出的决策，它既不强调多方案选优，也不依靠科学的分析方法，因而是主观性很强的决策过程。

临床决策是指根据国内外医学科学的最新进展，提出的临床决策方案与传统方案进行全面比较和系统评价，充分评价不同方案的风险及利弊之后选取的一个最好的方案，取其最优者进行实践的过程。临床决策分析(clinical decision analysis，CDA)是采用定量分析的方法在充分评价不同方案的风险和利弊之后选取最佳方案以减少临床不确定性和利用有限资源取得最大效益的一种思维方式，包括诊断决策、治疗(康复)决策、决策树分析等。临床决策分析作为一种科学决策方法学，正逐渐受到人们的关注。它可用来分析临床问题，也可用来做临床经济学分析，是一种最大限度地减少临床实践和决策失误的科学方法。

二、临床决策的基本原则及决策过程

科学的临床决策必须采用遵循科学的决策原则及决策过程。制订和选择临床决策应遵循以下基本原则：①真实性：即制定及评价决策方案的依据必须是真实的，经过科学试验验证的。②先进性：即决策的全过程必须充分利用现代信息手段，必须是在尽可能收集、并严格评价国内外证据的基础上进行，使决策摆脱个体经验的局限性。③效益性：即决策过程中应遵循汰劣选优的原则。

正确的临床诊断是解除患者痛苦的第一步，这一步的正确与否关系着临床治疗及处理的正确性，因此临床决策对于临床医疗服务来说是基础的和至关重要的。对于一个患者，完整的评价应该包括询问病史、查体、选择诊断检查、解释检查结果以及选择处理方法。临床决策过程包括四个步骤：聆听和产生诊断假设、收集资料检验假设、评价假设、采取处理行动，并通过信息反馈进行必要的调整。若收集的资料不准确则最后的决策方案就会有所偏差，造成误诊、误治。因此，在临床决策过程中应严格遵循其基本原则及决策过程。

三、临床决策分析的分类

临床决策分析和其他行业的决策一样，可以从不同角度予以分类。通常在临床上我们可以按照决策的可靠性程度来进行划分，主要分为三种类型。确定型决策，是指供决策者选择的各种备选方案所需的条件都已知并能准确地知道决策的必然结果。这类决策中没有不确定因素，对于决策者期望达到的目标，只面临一个确定的自然状态。风险型决策，是指对决策者期望达到的目标，存在着两个或两个以上的不以决策者的主观意志为转移的自然状态，但每种自然状态发生的可能性可以预先估计或可以利用文献资料得到，进行这类决策时要承担一定的风险。不确定型决策，是指决策者对各种可能出现的结果的概率无法知道，只能凭决策者的主观倾向进行决策。

但不论哪种类型的决策都具有同样的决策程序，即提出决策的目标、收集和筛选信息资料、拟订决策备选方案、评估备选方案、选择较满意的临床决策方案、拟定实施步骤予以实施，并通过信息反馈进行必要的调整。

四、临床决策分析常用的方法

人们凭借直觉进行决策的能力是有限的，很难全面地考虑影响决策和其结果的所有因素。但是通过决策分析的定量技术，即对决策时的不确定情况进行系统分析后能使决策更正确。

临床决策分析常用的方法主要有决策树模型分析法和灵敏度分析法。决策树分析法是将临床决策的各个备选方案和思路通过决策树图形表达出来，使整个决策思路过程更加清晰明确、直观条理化，从而比较出各种方案的预期结果而进行决策。灵敏度分析法是指在风险型决策中，决策所依据的主要参数中存在不确定性，这些参数发生变化所引起的结果发生变化的程度。如果在合理范围内改变数据而结论不发生明显变化则决策分析是可靠的。通过灵敏度分析法可以了解这些因素对决策结果的影响程度。

五、临床决策分析的应用

临床决策分析目前已被广泛应用在临床经济学、药物经济学的研究实践中，结合对临床治疗方案的成本效益分析、成本效果分析、成本效用分析，来选取最佳诊断治疗方案。但是在应用临床决策分析解决临床问题时，还必须考虑下面一些情况：

（1）在临床资源有限的情况下，医务人员在临床决策中应考虑到努力利用现有的资源为患者谋求最大的总体健康效益，因此应对临床资源进行有效分配和使用。这样他们才能根据有限的资源作出最适宜的决定。

（2）计算机作为临床决策分析的一种辅助手段，已经得到了广泛应用。将来，计算机技术在临床决策分析中的应用不仅仅局限在临床科研中，可能还会应用在临床的诊断、治疗的实践中。

（3）临床决策分析的优点在于帮助医生做得更好；帮助医生相互交流；通过灵敏度分析可使医生对分析的结论更放心，也可以为使用者指出需要努力获得更可靠估算值的不确定因素。

（4）临床决策分析也有其使用的局限性和缺点，主要表现在临床情况的复杂性和其他特性；临床决策分析方法自身技术上的局限性；临床决策者的行为素质。

（5）对循证医学，在应用有关参考文献中涉及到的相关临床决策信息时应注意：临床决策分析推荐的方案是否真正优于另外的方案；决策分析结果的重要性如何，其中一个决策方案得到的结果与其他结果相比对患者是否具有临床重要性，决策分析中用到的证据，是否有足够的论证强度；决策分析中的结果是否适合自己患者的实际情况。

第二节　如何构建不确定条件下的临床决策

一、目前临床决策存在的问题

目前的临床决策是如何进行的呢？一是根据所学的书本知识；二是根据对患者情况的了解；三是根据自己的实践经验；四是近几年还提出要根据循证医学提供的证据来进行决策。以这四个方面的情况为根据做出决策够不够呢？这样的决策当然能够为患者制定一个治疗方案，满足临床实践的要求，并且在实际上也获得了实际治疗效果。但是，从今日医学科学所提供的知识和人们对医学的理想期待来看，这样的临床决策显然是不够的，是有缺陷的，或者说得重一点，是有严重不足的。

第一，这样的决策，往往是只从本人专科知识和专科经验出发的，未能考虑医学其他各学科、特别是与本人专业密切相关的邻近学科提供知识和经验。对疾病的认识和判断，不仅需要从纵向角度看，而且还需要从横向角度看。实践经验告诉我们，对某一疾病的判断，从多学科的角度出发往往能够比从单一学科的角度出发更全面、更科学。

第二，这样的决策，往往是单纯生物学的，未能考虑人的社会、心理、行为等方面的因素，因而对病情的判断，对诊断治疗措施的取舍，往往忽略了人的全面性。特别是由于当代社会就业难和人际关系等各种特点，使得人的心理障碍和心理疾病特别突出，而传统的医疗决策恰巧忽视了这个极为重要的方面。

第三，这样的决策，往往只关注诊治技术对人体生理病理方面的作用，忽视了诊治技术对伦理社会法律方面的影响，忽视了当代医学技术对传统伦理社会问题的挑战，而由于当代医学技术对人体的干预愈来愈大，愈来愈深，其所引发的伦理社会法律方面的问题也越来越多。

第四，这样的决策，往往偏重于治疗，忽视照顾和护理。而现代的许多疾病，特别是那些老年病、慢性病和生活方式病，照顾和护理比起治疗来说更为重要。但是，我们的临床决策对此的重视是很不够的。

第五，这样的决策，比较重视近期某些生命指征的改善，而对整体生命质量的关注则显得不够。关注患者某些生命指征的改善，当然是需要的，因为这正是患者就医的直接目的，对于那些急性患者来说更需如此。但生命质量的问题切不可轻视，特别对那些危重患者抢救，在挽救生命和争取较好的生命质量之间常难以取舍，因而这个问题已经成为治疗决策研究的重要课题。

第六，这样的决策，对医学经济问题的处理，常常缺乏正确的宗旨，因而往往给患者造成不应有的损失，并常因此引发医疗纠纷。目前有两个不好的倾向，一是不考虑患者的经济承受力，只考虑高新技术治疗的使用而忽视适宜技术；另一点则是过多地想着如何为医院多增收，不考虑治疗的实际需要。这也是当前临床决策的弊端。

第七，这样的决策，常常缺乏必要的、充分的比较。当前，由于医学科学的发展，为各种疾病的诊治提供了多种选择，如内科、外科、介入、传统、生物、中医、精神心理等；就患者的情况来说，也是千差万别的。这就有一个如何选择的问题。

第八，这样的决策，对如何发挥患者的作用，如何吸取上下左右医师的智慧，如何与医院管理连接，也未能给予足够的重视。特别要指出的是，当前医院某些医师的决策，完全是个人说了算，特别对某些危重患者重大手术和重大处置，常是独断独行，这是很危险的。

第九，这样的决策，缺乏科学的决策程序与思维程序。而在这方面，近些年来，国外有很多研究成果。

二、如何构建不确定条件下的临床决策

临床实践中由于患者个体体质的不同，病情的变化，医生对病情的掌握

程度，医学技术的发展等诸多不确定性的因素，往往决策者无法获悉各种可能出现的结果的概率，只能凭主观直觉进行决策，这时就需要采用决策程序来构建不确定条件下的临床决策。在不确定条件下的临床决策最直观，而且最常用的方式就是采用决策树。

1. 决策树分析法

决策树作为决策分析的基本分析工具，是一种按时间和逻辑顺序展示临床问题的方法，其中包括决策者可得到的各种可选方案；这些方案导致的以及影响方案的事件，如临床信息的获得和临床结果，各种可选方案下患者的可能结局。那么决策树应该包括哪些内容，应该如何来绘制呢？

首先，开始一项决策称为一个选择点，也叫决策点，在决策树上用小方框来表示。在这一点，决策者可以选择几种可供选择的方案中的一种，每种方案以小方框为起点由左向右的线条来表示。对于某种治疗方案针对不同的病情可能会有不同的治疗结果，不同的治疗方案针对不同的病情之间的连接点称为分支点，也叫机遇点，用小圆圈代表，从该点带有从左向右分支的几种可能事件或患者的病情。针对所选方案，对应患者的病情，可能会有某种治疗结果，称为结局，一般用长方形方框来表示。患者的最终结局就由最后机遇点的结果来决定。通常按照惯例把每条线条末端的结局写在长方形方框中。方框中可以是患者的最后结局，如治愈、好转、未愈或死亡，若考虑的是经济方面的问题，可以是经济方面具体的数值，若关心的是其他方面的结局，如住院天数、存活时间等，对应的就是相应的具体的数值。

这样很清楚，决策树包括了：①选择点（或决策点）：在这些点处可选择两个或更多的可选方案。②机遇点：在这些点处揭示患者的状态、获得检验结果或者其他一些不受医生控制的事件。③结局：是描述沿着决策树上不同的事件路线，病情会发生什么变化。另外还要加一些线条、文字或数字方面的描述。其绘制方式也比较简单（见图 7-1）。当然图 7-1 是最简单的决策树，在临床上用决策树来描述决策问题所使用的决策树并不一定总是这么简单的，可能其中的决策点和机遇点会有很多，最后的结局可能也会有很多，因此在绘制决策树时应根据实际情况，根据具体的患者，具体的病情，来绘制具体的决策树。

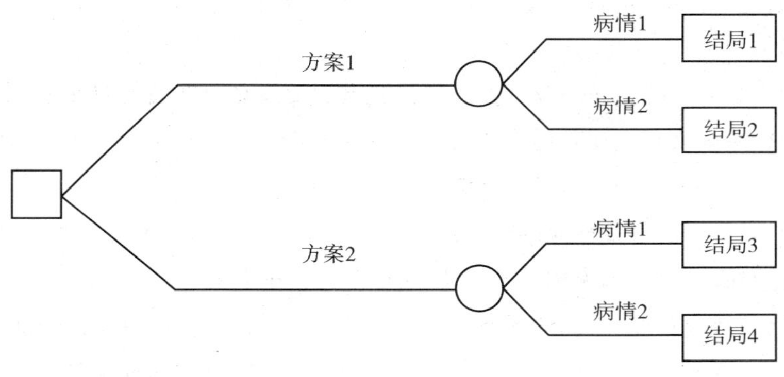

图 7-1　决策树结构图

2. 利用决策树更好地制定决策

构建决策树相对于靠直觉判断某种临床情况有很多优点。构建决策树要求你注意到一些相关的不确定因素和可选方案，其中有一些用其他方法可能会被忽视。决策树有助于确定决策前所需的信息，从而不必收集对决策没有影响的信息。同时，你既可以在某个时段重点考虑问题的某个部分而不会影响对整体的了解，又可以用有效的方式把对各部分的想法综合起来。很明显，一个临床医生不可能为每个患者建一个决策树。事实上将问题构建成易处理的决策树有时会导致问题不适宜的简化和思路闭塞。但是典型病例决策树的构建经验可以提高医生再次处理类似病例的能力。决策树还特别有助于处理尚未建立常规方法的典型病例。

总之，决策树是在面对临床问题需要作出一个或多个决定时按时间和逻辑顺序构建该问题的图表模型。绘制决策树需要决策者明确在不同时段可能采取的可选择的方案，在不同时段能获得的病情信息以及不同方案的可能后果。决策树突出了有关患者和临床问题的不确定因素。绘制决策树的主要目的就是帮助临床医生把问题分解为容易处理的几个部分，清楚地思考可以采取的措施以及这些措施相对于可获得的信息的时间顺序。此外，通过对不确定因素的量化，医生就可以借助决策树选择一条最佳的行动方案。

决策的时间顺序以及选择点与机遇点的关系必须准确反应临床实际情况。如果决策必须在获得临床资料前作出，那么对应于该决策的选择点也必须位于对应于获得信息的机遇点之前。如果在不十分清楚病因的条件下仍要作出决策，那么相应的选择点也必须位于表示病情明了的机遇点之前。不过，对决策分析来说相邻机遇点的确切顺序并不重要。临床信息只有在可能会影响后续决策的情况下才是有用的。通过检查决策树有助于确定哪些决策要依靠获得的信息才能制定。一种临床方案可详细说明在每个决策点处对每个偶然事件要采取的行动。可以用简化形式重新绘制决策树，这种决策树的初始决策点代表从各种方案中选择一种而随后的结点全是机遇点。

决策分析方法较直觉的临床决策推理方法有很多优点。首先它使决策者在某一时段可以重点考虑待决策问题的一方面而不会丧失全局观。另外，决策分析还要求临床医生考虑获得信息与可能受该信息影响的后续决策之间的关系。比如说，对于太迟才能获得而不能影响决策的临床信息，那就不必去获得这种信息。就临床决策的全部方法而言，只有随着经验增长才能认识到临床决策分析的全部价值。

第三节　决策在临床麻醉实践中的应用

一、麻醉医学临床决策的特殊性

(1) 时间压力大：麻醉医生经常被要求在尽可能短的时间内做出初步

诊断和处理意见，稳定患者；如心脏骤停（室颤）患者，每晚 1 min 除颤，死亡率增加 7%～10%。

（2）高风险、高赌注 很多时候留给麻醉医生的时间非常有限，但如果决策错误将产生严重的后果。

（3）信息不充足 急诊患者往往存在信息严重不足问题。

（4）不确定性 麻醉医学的特点之一是具有高度不确定性。患者的病情往往是动态变化的。

（5）医学问题的复杂性 相同的医学问题如落在不同的患者身上，临床决策过程可完全不同。

（6）面临的急需临床决策的任务多 麻醉医生每天要面临的临床决策的任务非常多，在很多时候还同时发生多个任务。

（7）强调临床决策共性和个体化 临床麻醉的特点要求麻醉医生有很高超的决策技巧，扎实的专业临床基本功。但由于医学问题的复杂性，不应忽视患者的个体化、人性化治疗，特别是在患者的临床表现不典型时。

二、决策在临床麻醉实践中的应用

无论哪个学科的临床决策都具有同样的决策程序，麻醉临床决策也不例外。决策程序包括提出决策目标、收集和筛选信息资料、拟订和评估决策备选方案、实施拟定的方案、最后是通过信息反馈进行必要的调整。概括起来可称为“5A 程序”即提出问题（ask）、寻找问题证据（acquire）、评价方案（appraise）、应用证据（apply）和评价结果（assess）。

1. 提出决策目标

在麻醉围手术期中，由于患者的个体差异、或病情变化、或合并症的存在及医生对病情的掌握程度等诸多不确定性的因素，麻醉医生往往无法判断各种可能出现的结果的概率，只能凭主观直觉进行不确定决策。临床麻醉决策者的决策目标，就是如何最大限度地 、有效地规避围手术期的风险，保障手术顺利进行，保障患者安全。例如1位心脏手术患者行非心脏手术，决策者就要思考，提出问题：手术麻醉过程中可能会出现怎样的风险？出现该风险的可能性有多大？结局会如何？有多严重？怎样应对？现有的决策队伍能否承受？这样就需要全面收集和筛选信息资料，进行风险评估。对一些高危患者进行术前心血管风险评估，有助于针对性的进行围术期管理，可以减少心血管不良事件的发生。

风险评估需要遵循科学的决策原则，首先收集的资料要具有真实性，即制定及评价决策方案的依据必须是真实的。这里就需要强调一下麻醉医生的术前访视。还是以心脏病患者接受非心脏手术为例。术前，麻醉医生需要了解患者的一般情况、现病史、既往史、并存疾病及用药情况等，进行查体并判断各项辅助检查是否充分或还需要补充。除此之外，还需重点全面了解其心血管系统病变的严重程度：患者能否耐受日常体力活动，活动后有无心慌、胸闷等不适感；有无出现端坐呼吸等心功能不全症状；既往有无心肌梗死病史等，力求真实全面收集资料。这些都有助于麻醉医生进行患者的心功能分级和危险因素判断，评估患者对手术麻醉的耐受能力，是否需要完善术前准备或暂缓手术，并有针对性地选择麻醉方法、麻醉用药、监测项目和方法等，使麻醉和手术风险降到最低，最大程度地保障患者的安全。若收集的资料不准确，造成误判则最后的决策方案就会有所偏差，导致结局很差。

其次信息资料要具有先进性，即利用现代信息技术，尽可能收集国内外证据，使决策摆脱个体经验的局限性。决策者可以进行相关文献检索，通过计算机搜索国家医学图书馆和其他可用的大型参考数据库，也可以遵循循证医学制定的临床策略。心脏病患者接受非心脏手术，临床麻醉决策者收集完整患者的病史资料后，可利用如今美国心脏病学会/美国心脏协会(ACC/AHA)的术前心脏评估指南的四个“主要”危险因素：活动的、近期的不稳定型冠脉综合征，失代偿性心衰，严重的心律失常和严重的心脏瓣膜疾病对该患者进行麻醉前评估。

2. 拟订和评估决策备选方案

麻醉医生是医院内最主要、最快速的临床决策者之一，决策过程存在着高风险和高赌注，那么他们该如何利用有限的资料在尽可能短时间内作出决策呢？因此，麻醉医生除了具备扎实的医学理论和技能外，还需要熟悉和运用各种临床决策方法。

目前，我国的麻醉学临床决策方法这方面是空白，极少有文献讨论临床麻醉决策方法。麻醉医生的临床麻醉工作性质类似于急诊专科医生，均需要对一些突发或不确定事件作出及时有效的反应。下列的急诊医学临床决策方法值得借鉴：①模式识别临床决策（pattern recognition）。②运用规则临床决策（rule-using algorithm）。③假设-演绎法临床决策（hypothetico-deductive）。④自然反应（naturalistic）或事件驱动临床决策（even driven）。麻醉医生应熟练运用以上四种决策方法，并根据临床实际情况来选择决策方法。

（1）模式识别临床决策　模式识别的决策方法是最低水平层级的临床决策。要求麻醉医生具有相当的信息记忆储备，并且能随着临床经验的丰富不断地积累。凭此，麻醉医生能把存储的信息和术中患者的生命体征等信息相整合。可举这么一个模式识别决策方法的病例：术前访视患者时，看到患者的体貌特征是樱桃小嘴、小下巴、粗短颈，作为麻醉医生第一个判断就是：这个患者存在可预期的气管插管困难。

模式识别临床决策的优点是：很少包括病理或生理学知识，但富含有关于这个疾病的临床相关信息、体征和症状等；患者的诊断线索和潜在病因诊断都很清楚；是经历过很多病例，经验积累的基础上产生；无需有意识地努力，这类临床决策是完全潜意识的，操作简明，进程迅速。其缺点是：过早下诊断性结论，下错误的诊断，即“锚定”偏倚。

（2）运用规则临床决策　运用规则临床决策是指通过先前记录的法则

(流程图、临床径路、启发法)进行决策,需要决策者对临床问题有更深的理解。其优点是容易教学;给患者标准化处理;可节约决策者的时间、减少焦虑、提高工作效率。缺点是弹性差,无独立思考空间。

近年来,美国麻醉医师学会(ASA)为了促进和提高麻醉实践的安全性,指导临床问题的诊断、管理和治疗,一直致力于拓展和完善麻醉科的临床策略,这些临床策略包括临床标准、临床指南和临床建议。各类临床处理指南中均可见流程图(algorithm)。流程图是一种按时间和逻辑顺序展示临床问题的方法,包括了决策者可得到的各种可选方案、这些方案可能产生的结局及处理措施。如困难气道流程图(见图 7-2、图 7-3)。麻醉医生应更多地了解和掌握各类临床处理规则以及它们背后的科学依据,只有通过熟练运用规则法,才能快速有效地以较少的脑力劳动处理各种突发事件,明显提高临

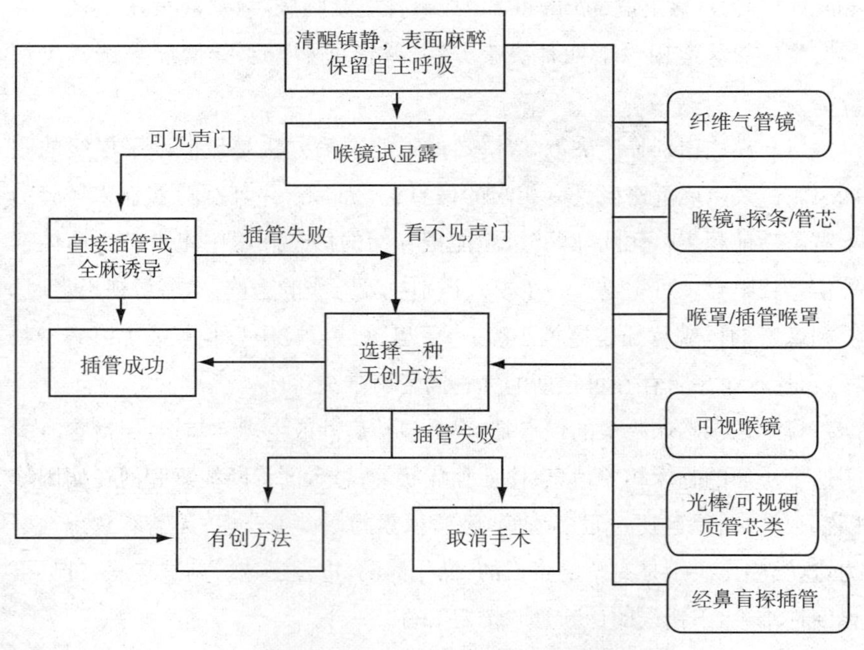

图 7-2　已预料的困难气道流程图

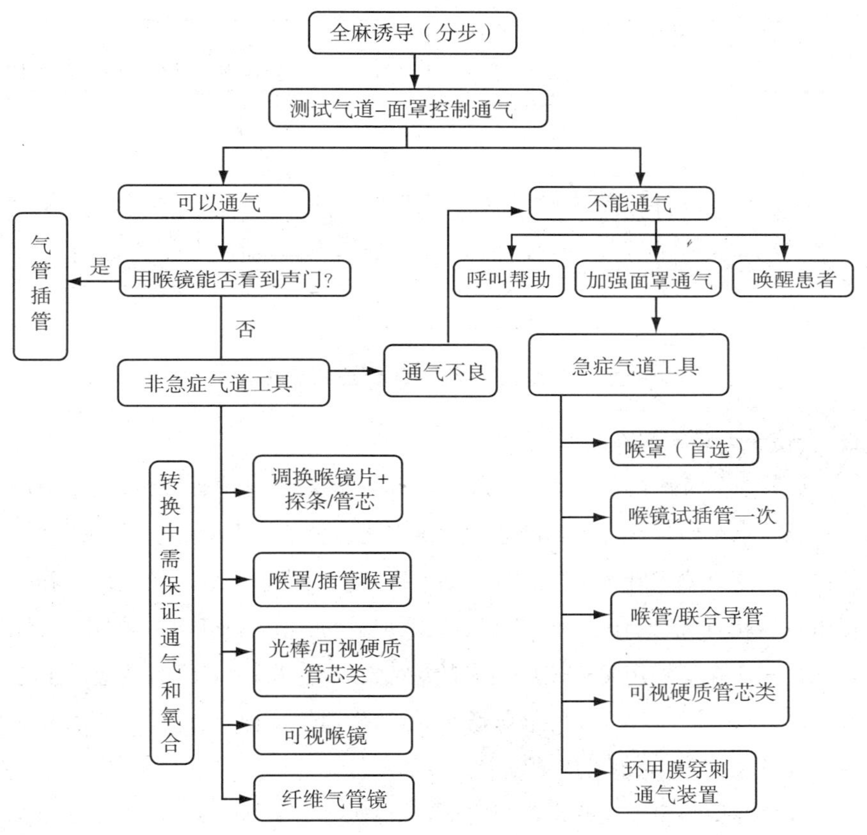

图7-3　未预料的困难气道流程图

床决策效率。

(3) 假设-演绎法临床决策　假设-演绎法进行临床决策是最高层级、最常用的临床决策方法。需要决策者通过有意识地整合分析先前掌握的知识和技能，建立新的解决问题的方案。其进程由一些专家总结归纳为"STEP"(见图7-4)。

假设-演绎法临床决策的优点是弹性强；能产生新的诊断假设。主要的缺点是不易用于教学；过早产生错误的(诊断)假设或下结论和终止诊断假

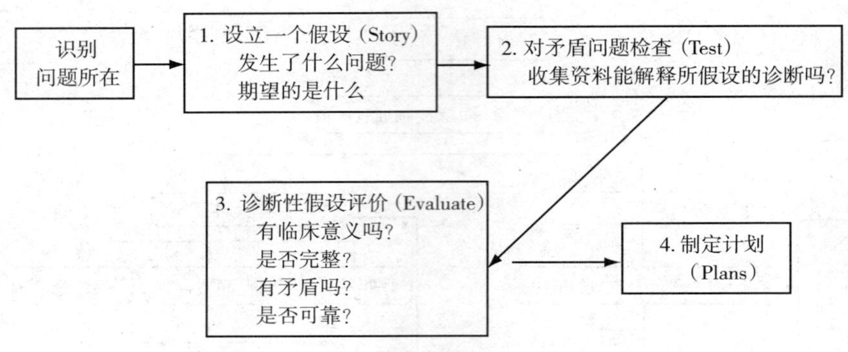

图 7-4　假设-演绎"STEP"法决策进程

设,会使患者陷入危险的境地。

(4) 自然反应或事件驱动决策方法　自然反应(或事件驱使)临床决策方法的特点是医生在患者诊断还没有确定之前就给予患者症状或体征针对性治疗。这就要求麻醉医生在围术期处理突发或紧急事件时快速评价和稳定患者,当干预措施有一个令人满意的反应后再作出明确诊断,进行针对性处理。一个腹部外伤脾破裂大出血的患者送入手术室,麻醉医生应马上进行心电、血压监护,建立中心静脉通路,维持生命体征稳定,选择合适的麻醉药物和麻醉方式,为手术成功创造机会和条件。

如急诊昏迷患者在确定诊断之前,急诊医生可采取下列措施:开放和保护气道,吸氧,建立静脉通路,心脏监护,给予50%葡萄糖、纳洛酮等。

当前,即使临床医师的学历有多高,知识面有多广,经验有多丰富,也不可能各专科都精通,也未必对各类千变万化的病情都有经验。因此,实际工作中处处离不开团队的智慧和经验。每个医院的麻醉科就是一个团队,术前访视和日间手术前的手术病例交班制度相当必要。当出现一个疑难病例时,医院的众多相关科室也可以组成一个团队,进行全院会诊、术前讨论,其目的都是为了在临床决策中发挥集体的智慧、学识和经验,以提高医疗质量。团队中的领导者,成员的专长具有差异性和互补性,胜任程度也不一样，团队领导者必须对成员的决策建议赋予不同的权重，并最终决策。

另外，麻醉医生决策方案的选择也要随着患者的病情变化、经济负担变化、家庭成员的意见而改变。医生必须兼顾专业、病情、社会、经济等各种因素，才能制定出一个合理可行、安全有效的决策方案。医生的决策，不仅要以专业知识和临床经验为依据，更要以患者的实际情况为出发点，经过综合分析和科学思维才能作出正确的治疗方案。应杜绝一味地追求经济利益而不考虑患者的经济负担。对一些家庭困难或经绿色通道就诊的患者，在麻醉药物选择上应尽量使用疗效相同，价格相对便宜、且不会对患者病情不利的药物。

（5）麻醉临床决策过程中的常见失误　高压力、高风险的麻醉医生很容易出现临床决策失误。这些失误多为诊断错误，诊断错误的原因多种多样，但是大多数错误看起来是由于在临床推理过程中出现了认知错误。对临床错误进行分析，让麻醉医生多了解麻醉医学临床决策方法，有助于麻醉医生提高临床决策效率和减少决策失误。表7-1为常见临床决策失误。

3. 实施拟定的方案

麻醉科的临床决策不能停留在制定决策阶段，还必须付之行动。但在临床决策分析中经常会遇到两种或两种以上的决策，这时应考虑决策的效用性。麻醉医生在临床决策时可能会碰到一个又一个危急、难以抉择的病例，例如一个近期刚做过冠脉搭桥术、高血压、高血糖的高龄患者，由于胆结石胆道感染中毒性休克，需要马上手术治疗。这样的病例在手术进程中存在着太多的不确定性，需要一个切实可行，能使患者顺利度过围术期的麻醉方案。而在决策实施过程中，需要麻醉医生有很强的内科基本功和临床麻醉决策能力，具有超凡的胆量、智慧和娴熟的技巧，术中密切地监护，能够在突发事件出现时出奇制胜，化险为夷。

麻醉医生在临床决策过程中还要考虑决策实施的效益性。在临床资源有限的情况下，医务人员在临床决策中应考虑到努力利用现有的资源为患者谋求最大的总体健康效益，应对临床资源进行有效分配和使用。

表 7-1 常见临床决策失误

Ⅰ医学调查（数据收集）	病史和查体不当，收集资料有误；
	只看（或查）自己想看的，“忽视其他线索”； 容易“撒大网”：做对诊治没有帮助的检查； 不系统，没有目的性，“想到哪儿查哪儿”。
Ⅱ诊断性临床决策	
1. 模式识别	发生偏差：潜意识，很熟悉的模式被不适当应用； 突然停顿：突然想不起来，导致遗漏和不足； 注意力太集中在某个信息或某个方面，尽管还有其他资料； 压力太大：最近刚学到的东西，被旧的很熟悉的知识取代； 线索丢失：倾向于只识别那些旧的记忆； 记忆偏差：依赖已经了解先前的经验，忽视其他可能性。
2. 规则应用/启发法	使用错误的启发法：选择错误的临床规则或临床径路； 选择启发法、流程图正确：但进入流程图中流程方向不对； 选择代表症状（临床表现）有误：忽视不典型的临床表现； 无效的规则、启发法：凭第一印象作临床决策。
3. 假设-演绎法	
A. 假设产生	产生错误的解释：思路不广，局限于较窄的诊断范围； 内容和场合偏移：认为“癔症”病史的患者一定是在装病； 只考虑明显的东西：如认定患者是窦缓，而漏了服用抗心律失常药存在； “赌博倍率问题”：某些疾病发生可能性很低，因而错误地估计； “错定”：接受先前给患者的“标签”，不对患者的诊断怀疑； “阴阳平衡”：认为患者处理已经很完美，没什么好补充的。

（续表）

Ⅱ 诊断性临床决策	病史和查体不当，收集资料有误；
B. 假设评价	错误的假设评价：错误的假设被确定或排除； “先前的暗示”：由于先前的标签，错误地解释病史、检查结果。
C. 假设修正	错误的假设修正：不能列出假设诊断表解释收集到的资料结果； 过度自信：不质疑所选目标的可靠性。
D. 假设验证	错误的假设验证：不能用“确认的诊断来合理解释资料”； 虽然有线索，要考虑罕见病诊断，但不继续追踪； 过早下结论：不考虑到其他问题可能，提前下结论。
Ⅲ 临床处理决策	过于谨慎，在结果出来前不愿意接受好的、很可能的假设诊断。

临床实例：

病例 1：患者，男，45 岁，左大隐静脉曲张拟“腰麻”下行“大隐静脉高扎＋剥脱术”，心电图示基础心率 45 次/min，阿托品 2 mg 静注后心率最快升至 76 次/min，心电图诊断为“窦缓、阿托品试验阳性”。患者自述平时无胸闷、心悸、心慌、头晕、黑矇、晕厥等不适；自述无高血压、糖尿病、心脏病、颅内疾患、甲状腺功能低下、阻塞性黄疸等合并症；无服用药物史。

病例 2：患者，男，63 岁，“反复咳嗽 2 个月”以“右上肺肿块”入院，拟行“右开胸探查术”。心电图示基础心率 53 次/min，阿托品试验予以 2 mg 阿托品静注后心率最快升至 68 次/min。患者自述平时无胸闷、心悸、心慌、头晕、黑矇、晕厥等不适；自述无高血压、糖尿病、心脏病、颅内疾患、甲状腺功能低下、阻塞性黄疸等合并症；无服用药物史。

以上 2 个病例是否需要安装临时起搏器？决策依据？对于病例一，麻醉医生根据该患者年纪轻、阿托品静注后心率比基础值升高 30 次/min、平时无自觉症状、无合并症、施行腰麻麻醉方法、手术时间短等情况，在准备必要的药品后没有安装起搏器而施行手术(因为临床上碰到很多的类似病例，安装起搏器根本没有用，术中心率均还好；不安装也能过得去，用药稍微注意，避免抑制心率)。该患者术中心律平稳，血流动力学稳定，患者手术过程顺利，安返病房。对于病例 2，尽管患者自述平时无自觉症状，也无合并症，但麻醉医生根据该患者年纪较大、阿托品试验心率比基础值升高幅度小、胸科手术、麻醉拟施行胸段硬膜外复合全麻等情况，予以术前安装起搏器(尽管术中也没有开启起搏器，予以阿托品 0.5 mg 后诱导，围术期心率、血流动力学平稳)。

争议：阿托品试验存在着假阳性及假阴性和房室传导阻滞现象，阿托品试验阴性，不能完全排除病窦综合征；阿托品试验阳性，也不一定全是病窦综合征，国内外报道阿托品试验的阳性率为 78%～95%。目前没有明确的循证医学或者指南对“窦缓、阿托品试验阳性”患者必须安装起搏器。但有作者认为，术前预防性安置临时心脏起搏器的指征应适当放宽，以避免围手术期发生严重心动过缓，保障麻醉及手术患者的安全。

病例 3：患者，男，47 岁，呼吸困难伴腹胀 4 月余，加重 1 月余，以“结核性胸膜炎，结核性心包炎，腹水，肝功能不全”收住入院，患者心功能 3～4 级，端坐呼吸，予以利尿强心等治疗。血钾 2.69 mmol/L，持续补钾，但是低钾持续，目前为 3.36 mmol/L，全身症状逐渐恶化。拟于明日行“缩窄性心包炎、心包剥脱术”。按照该医院医务科文件规定，低血钾择期手术患者必须先纠正低钾之后才能手术，而该患者心衰，一直予以利尿剂治疗，虽然持续补钾以纠正低血钾，但是效果欠佳，而全身情况也在恶化，外科医生和麻醉医生处于两难境地。经过交流沟通，麻醉医生做出临床决策，同意外科医生的观点，认为鉴于该患者的临床情况，低血钾一时也无法得到纠正，而再不尽快手术将错过手术的最佳时机,因而同意予以择期手术。围术期一并予以持续补钾。

（狄美琴　上官王宁　连庆泉）

参考文献

1. 曹建文,陈红玲. 临床决策分析概述. 医学与哲学，2005，26：71－72.
2. 曹建文. 如何构建不确定条件下的临床决策. 医学与哲学，2005，26：69－70.
3. 曹建文. 临床决策分析中如何应用决策树. 医学与哲学，2005，26：72－74.
4. 杜治政. 临床决策：一个急待开发的具有深远意义的新领域. 医学与哲学(临床决策论坛版)，2007，28：3－4.
5. Fletcher G，Flin R，McGeorge P，et al. Anaesthetists' Non-technical skills：evaluation of a behavioural marker system. Br J Anaesth，2003，90：580－588.
6. Fletcher G，Flin R，McGeorge P，et al. Rating nontechnical skills：developing a behavioural marker system for use in anaesthesia. Cogn Tech Work，2004，6：165－171.
7. 徐腾达,马遂. 急诊医学临床决策. 世界急危重病医学杂志，2007，4：1800－1804.
8. 徐腾达,马遂. 急诊医学临床决策. 世界急危重病医学杂志，2007，4：1899－1903.
9. 张常华，刘胡慧，何裕隆，等. 科学临床思维与临床决策. 医学与哲学(临床决策论坛版)，2007，28：1－3.

第8章

计划性

第一节　一般患者的麻醉计划

麻醉药物和方法都能影响患者生理状态的稳定性，手术创伤和出血可使患者生理功能处于应激状态，外科疾病与并存的内科疾病有不同的病理生理改变，这些因素都可造成机体承受巨大的负担。为了提高手术麻醉的安全性和有效性，术前制定合适的计划是麻醉的重要环节，也是麻醉医师非技术性的临床技能之一。术前计划包括几个方面：评估患者，询问病史和体格检查；掌握本次手术的情况；了解患者和外科医师的期望和需求。

一、患者的评估

病史和体检目的是明确手术的性质和手术过程中及可能存在的问题，发现合并症或危险因素，了解患者是否有围术期的并发症可能。

麻醉的目的是保障患者的安全，使患者满意和提供理想的手术环境。根据患者的疾病性质和拟行的手术类型来实施麻醉，同时了解和明确麻醉的危险性，例如颞下颌关节疾病的患者可能存在气道管理困难。通过病史了解手术类型，需与外科医师进行交流，制定合理的麻醉计划。麻醉医师应了解患者以往手术麻醉史，如曾经用过何种麻醉药和麻醉方法，是否有麻醉并发症，家族成员里是否也发生过类似的麻醉严重问题。如果怀疑患者存在并发症史，应询问并发症的情况和结果，并应获得相应的医疗记录，进行有针对性的处理，预防并发症。需要注意的是即使没有合并症的"健康"患者也容易发生麻醉并发症(见表8-1)。

"健康"的患者有时也服用处方药和非处方药。麻醉医师应了解手术患者的用药史，记录药物种类、剂量以及用药的原因，区分药物的过敏性和不耐受性。麻醉医师应确定患者是否使用违禁药物，因为这些药物和麻醉并发症有一定的相关性，术前应禁止使用违禁药。

表8-1 "健康"患者麻醉并发症

并　发　症	频　　率
术后恶心呕吐	1∶3
眼损伤	1∶600～1∶1 600
没有预计的困难气道	1∶8～1∶1 000
术中知晓	1∶100～1∶500
恶性高热	1∶30 000

二、体检

体检的目的是证实并增加病史提供的信息，首先是排除疾病，其次是判断身体的状态，有无麻醉困难或潜在的并发症。麻醉医师应仔细观察患者全身情况和精神状态，例如皮肤的变化(黄疸、发绀、脱水、皮疹)或骨骼肌的异常(脊柱的畸形)，这些异常提示可能有潜在的病理改变。生命体征异常提示患者可能有潜在的疾病，例如高血压或甲状腺疾病，可以在术前病史和体检中诊断。很多患者有"白大衣高血压"，但是如果多次测量仍血压升高，心率加快，应进一步检查和治疗。还应准确测量患者的身高和体重，这对制定合理麻醉计划、减少并发症非常重要。

（一）术后恶心呕吐

术后恶心呕吐是最常见的麻醉并发症，如果不给予适当预防性处理，40%的患者可能发生恶心，恶心呕吐的危险因素见表8-2。如果存在这些危险因素，或是患者有恶心呕吐史，麻醉计划时应选择应用不易引起恶心呕吐的药物，例如全凭静脉麻醉，或给予预防止吐的相关药物。

表8-2　与麻醉相关恶心、呕吐的危险因素

患者情况	手　术	麻　醉	术　后
女性	长时间手术	使用笑气	疼痛
恶心呕吐史	妇科手术	胃胀气	头晕
眩晕史	腹腔镜手术	椎管阻滞过高	早期进食
术前高度紧张	中耳手术	阿片类药物	阿片类药物
肥胖			
胃排空延迟			
非吸烟患者			
年轻患者			

（二）恶性高热

恶性高热是十分少见的并发症，发生率是1∶20 000到1∶70 000，诊断、预防和治疗恶性高热是麻醉学发展的标志之一。在过去，恶性高热的死亡率很高，及时的诊断和应用丹曲洛林后，死亡率低于10%。对疑似恶性高热患者应进行骨骼肌活检，目前基因测试在临床没有广泛应用。对易感患者进行麻醉时，应避免使用诱发恶性高热的药物，或者采用区域阻滞，甚至采用清醒镇静。Bryson 等人提出易感患者全身麻醉的方案，应避免使用诱发恶性高热的药物(琥珀酰胆碱和吸入麻醉药)，可以使用丙泊酚、非去极化肌松药和阿片类镇痛药，术后至少观察 4 h。麻醉医师应对易感患者进行术前评估，获取临床资料，制定安全的麻醉计划。

临床实例

(http://www.doctorsky.cn/surgery/20080826/32101.html)：

北京协和医院先后发生的 2 例恶性高热：

病例 1：1999 年 9 月。患者，男性，14 岁，ASA 分级：Ⅰ级；拟行脊柱侧弯后路矫形术；术前化验检查除碱性磷酸酶高外均正常；麻醉用药包括琥珀胆碱和安氟醚；插管时发现下颌紧，仅能见会厌。手术开始 2 h，SpO_2 下降，最低 88%；心率逐渐增快，血压先升高后又降至 60/40 mmHg；鼻咽温度最高至 42.8 ℃；$ETCO_2$ 至 115 mmHg；临床诊断为恶性高热后，处理如下：停吸安氟醚，纯氧过度换气；停止手术，改为平卧位；物理降温(冰帽、冰盐水冲洗)；纠正酸中毒，碱化尿液；化验检查：血磷酸肌酸肌酶 4 320 U/L(正常值 18～198 U/L)；血气：pH 7.5、K5.66、SBE-15.1；凝血功能异常；肌肉活检：可见玻璃样变性纤维。

病情变化：抢救过程中，患者出现伤口渗血，室上速，双下肢痉挛，经心脏按压、电除颤后，病情稳定后转入 ICU 继续治疗；术后出现血尿、DIC、消化道出血；体温再次升高达 41.5 ℃，患者于发病后 44 h 死亡。

病例 2：2005 年 5 月。患者，男性，62 岁，因"胃癌"行胃癌根治术，ASA 分级：Ⅱ级。术前化验检查未见异常，家族史无特殊；麻醉用琥珀胆碱及异氟醚。诱导后 6 h 发现心电图 ST 压低、SpO_2 降至 90%，进一步监测发现 $ETCO_2$ 高至 120 mmHg，此时患者大汗淋漓，腋温 39.6 ℃，临床诊断为恶性高热。在立即采取下列紧急处理措施的同时取腹直肌做咖啡因一氟烷骨骼肌离体收缩试验及肌肉的神经病理学检查，并且急查血CK及同工酶、血肌红蛋白、尿肌红蛋白等生化指标。停止异氟醚吸入，纯氧(15 L/min)过度换气；更换钠石灰，更换麻醉机；物理降温(戴冰帽、输注冷盐水、腹腔及膀胱冰盐水冲洗)；改为全凭静脉麻醉：得普利麻40～50 mg/h泵入；桡动脉直接测压，测血气(pH7.276，$PaCO_2$ 40.2mmHg，K^+ 5.0mmol/L，SBE-7.4)；给予呋塞米、5%$NaHCO_3$。

抢救30 min后，离体骨骼肌收缩试验确诊该患者为MH患者，继续抢救处理；3 h后，患者血流动力学平稳，体温正常，转入ICU。

患者相关化验检查显示骨骼肌溶解：血肌红蛋白最高至9 000 ng/ml(正常值为15～61 ng/ml)；血磷酸肌酸肌酶最高至8 000 U/L(正常值18～198 U/L)。基因检测发现患者RYR1基因第6724位碱基C突变为T，所编码2206位氨基酸由苏氨酸变为甲硫氨酸。此错义突变在欧洲和北美均有报道。进一步分析家系其他成员，发现其2个子女携带该突变，为MH易感者。

术后病情无明显变化，1个月后出院。通知患者，其两个子女为恶性高热易感者，如需全身麻醉，选择合适的麻醉方式及用药，可避免恶性高热的发生。

讨论：根据临床诊断标准，2例均可临床诊断为“恶性高热”，可惜的是第1例发生时，尚未建立咖啡因氟烷离体骨骼肌收缩试验方法，无法确诊，也未进行进一步的基因检测。第2例发生时，根据金标准明确诊断，及时抢救，成功救治，此后进一步发现基因突变并明确患者家属中的易感者，为患者及其家属提供宝贵的医疗信息(计划性)。

国内文献报道及遗传学研究结果均证实MH在我国确实存在并呈逐年增加的趋势，死亡率高达73.5%。由于MH是一种亚临床肌肉病，术前患者重要脏器功能良好，患者及其亲属均无思想准备，一旦发生由此导致的

"麻醉意外死亡",常常引起医疗纠纷。鉴于目前国内尚无治疗 MH 的特效药物,应以预防为主,对于术前可疑 MH 患者,应避免使用挥发性麻醉药及琥珀胆碱。由于我国人口众多,地域辽阔,应在借鉴国外经验基础上,建立多中心的符合国际标准的 MH 实验室诊断方法并积极开展相关的基础与临床方面的研究。其意义不仅在于出现 MH 后的明确诊断,更重要的是在术前筛选 MH 易感者,更好地指导个体化麻醉用药,以避免这一严重麻醉并发症的发生,提高麻醉的安全性及有效性。

(三) 拟胆碱酯酶缺乏

目前,拟胆碱酯酶的生理功能并不清楚,它的缺失可能是由于基因的编码发生改变引起的,Yen 等人提出纯合子的发生率大约是 1∶1 800。拟胆碱酯酶缺乏可导致使用去极化肌松药(琥珀酰胆碱)的患者肌松恢复延迟。美维库胺为一种短效非去极化肌松药,也是依赖拟胆碱酯酶消除。拟胆碱酯酶缺乏的诊断比恶性高热容易,危险性小,一旦确诊,可在镇静状态下维持机械通气,直至药物从肾脏排出。

(四) 术中知晓

术中知晓是麻醉医师和患者共同的噩梦,有报道术中知晓的发生率在有些患者及手术可高达 0.2%～1.0%。有研究认为,采用脑电双频指数(BIS)监测可以降低术中知晓的发生率,但是也有专家对此表示质疑。如果怀疑发生术中知晓,应改变麻醉计划,预防再次发生。脑电图可以监测患者的镇静深度,降低术中知晓的发生率。ASA 提出麻醉医师应根据患者的情况选择脑功能监测。

(五) 其他并发症

及时明确麻醉并发症可以避免再次发生。患者在麻醉中可以发生严重的药物反应或胃内容物反流误吸等并发症，合并胃食管反流病或饱胃是反流误吸的危险因素，如果存在这些危险因素，可以采取预防的措施（胃动力药，减少胃酸分泌的药，快速循序诱导），应禁忌使用喉罩。

（六）心肺功能检查

病史采集时应强调心血管和呼吸系统的检查。体检如发现下列情况，如呼吸费力、哮鸣、咳嗽、杵状指、颈静脉怒张、发绀等是病情严重的体征，应进一步详细检查。心血管检查帮助排除高血压、心血管疾病和心衰。心脏触诊和听诊可以发现奔马律，心包摩擦音，心脏杂音。胸部检查可以发现哮鸣，湿啰音和干啰音。

三、术前情况

（一）术前麻醉评估

目前，国内择期手术患者大部分是住院患者，麻醉医师可以术前探视和评估患者。术前评估不仅取决于患者自身情况还取决于手术的侵袭性。ASA 要求创伤大的手术应对患者作术前评估，咨询和治疗，术前麻醉评估门诊(PAC)可以胜任这个工作，通过术前评估为外科医师提供一个筛选标准。

（二）肥胖和阻塞性睡眠呼吸暂停

肥胖患者不仅生理状态发生改变，还导致生活方式受到限制，已经证实肥胖能增加围术期的危险性，存在多种并存病（糖尿病、阻塞性睡眠呼吸暂停、心血管疾病和骨关节炎等）。另外，气道解剖结构的改变也增加了面罩通气和喉镜检查的困难，且很难建立静脉，常常需要深静脉穿刺。肥胖是胃内容物反流误吸的危险因素，也增加围术期呼吸系统并发症的风险。Blum

等人发现气管插管拔管失败，肾损伤和气道梗阻与体重指数成正比。麻醉医师应建议择期手术的肥胖患者减肥，降低围术期风险。阻塞性睡眠呼吸暂停综合征是指睡眠时气道的部分或完全梗阻。大约9%的女性和24%的男性存在阻塞性睡眠呼吸暂停综合征，2%的女性和4%的男性症状比较严重。麻醉医师应获取完整的病史，特别是患者有打鼾或白天昏昏欲睡的情况，术前应予以详细评估与检查。

（三）老年患者

公共卫生关心的另一个问题是年龄。人口快速老龄化，老年患者手术的增加是对麻醉医师的巨大考验。Tiret指出没有合并病的健康老年患者，围术期的并发症高于年轻患者。但也有学者认为年龄不是围术期的危险因素，健康老年患者没有增加围术期的风险。老年患者围术期面临很多的挑战，如听力和视力下降，或有认知功能的缺陷，交流困难，或者生理改变影响药物在体内的分布，分布容积减少，清除率下降，对药物治疗作用敏感，容易产生不良反应等。高龄不是手术的禁忌证，但是麻醉医师应警惕老年患者的合并症，了解老年患者的生理、药理的改变和特殊需求，提供安全满意的麻醉。

（四）吸烟

吸烟是肺部并发症的危险因素，美国公共卫生署提出医师应建议患者戒烟，术前戒烟不仅降低围术期风险，而且还对患者的远期健康有益。术前戒烟不会产生恐惧或尼古丁戒断。围术期的风险与生活习惯有关，应鼓励择期患者戒烟。

四、术前检查

（一）目前认为很多术前检查并非必须，浪费了医疗资源

ASA Ⅰ Ⅱ级的患者，如果没有临床指征，做低风险的手术不需要特殊的

生化检查。育龄期妇女如果不确定是否怀孕需要做妊娠试验，医师应询问18岁及以上的妇女是否怀孕，如果她们的答案是否定，不需要做妊娠试验。ASA建议特殊检查应个体化，应以病史和体检提供的资料为基础。Halaszynski认为年龄是检查的基础，手术复杂性和疾病的变化也是检查的依据。如果病史和体检证实患者是健康的，做简单手术没有必要进行常规检查。在Michigan大学，仅对45岁以上的男性和55岁以上的女性进行心电图检查。

（二）麻醉方式的实施

术前评估完成后，麻醉医师结合外科医师的要求和患者的选择制定麻醉计划。大部分患者希望手术是安全和舒适的。麻醉对手术安全而快速的实施有直接影响，例如镇静深度，控制血压和通气，手术结束时的意识水平等。患者安全是首要的，高于外科需要，麻醉医师应牢记安全，根据合并症和年龄选择麻醉。应用于特殊手术的技术对有合并症的患者可能是禁忌的（例如主动脉狭窄的患者行全膝关节成形术选择蛛网膜下隙阻滞是禁忌的）。全麻对健康年轻的患者没有差别，但对合并严重呼吸系统疾病的患者，区域阻滞或镇静下局部麻醉是最安全的选择。老年患者的肾脏、肝脏、心血管功能降低，药物的代谢系统改变，药物持续的时间长，区域阻滞或轻度镇静下局部麻醉可能更适合老年患者。手术的类型和部位影响麻醉方式，但是也要考虑患者的选择和患者的预后。

五、手术类型

（1）头颈部手术可以是从浅表手术到复杂的切除重建：简单的手术例如皮肤癌切除术，如果伤口不深或不大，可以在镇静局部麻醉下完成。但是耳外科手术，为了患者舒适，通常采用全身麻醉。复杂的头颈部手术大部分是癌症，手术复杂、时间长，可能丢失大量液体和血液，需要有创监测，伤口靠近气管，需要气管管理技术，有的需要在手术完成时做气管切开。神经外科手术大部分采用全身麻醉，开颅手术影响血管舒张和收缩，常需行有创监测（特别是动脉压）。在神经外科手术中，神经功能（体感诱发电位）监测也很常用，麻醉医师应了解麻醉药物和这些监测的相互作用，而且外科医师经常要求让患者快速清醒，以评估患者的神经功能。

(2) 胸科手术是从门诊胸腔镜手术到肺和上消化道食管手术，手术侵犯重要的体腔和心血管，丢失液体和血液量较大。开胸手术术后剧烈疼痛，可以采用硬膜外镇痛，因为手术接近重要的血管和需要单肺通气，常常需要有创监测。

(3) 经腹腔镜手术越来越多。全麻可以保障患者手术的安全和舒适。开腹手术可以采用区域阻滞，但是长时间、复杂手术更倾向于全身麻醉，可以保证腹部肌肉松弛，防止误吸。硬膜外术后镇痛对开腹手术患者是很好的选择，而腹腔镜手术则不需要。

(4) 泌尿外科手术很多是膀胱镜手术，时间很短，区域阻滞和全身麻醉都是安全有效的选择。肾切除和前列腺切除大部分是开腹手术，经腹腔镜手术也在增加，开腹前列腺切除术多数选择椎管内麻醉，而经腹腔镜手术主张选择气管插管全身麻醉。

(5) 妇科手术与腹部、泌尿外科手术相比，更多采用腹腔镜手术。开腹妇科手术要求全身麻醉以保证肌肉松弛。阴道、子宫颈和宫腔镜手术则可以多选择椎管内麻醉。

(6) 简单的畸形矫正手术可在镇静加局麻或区域阻滞下完成，长时间复杂的手术可能有大量液体和血液丢失，需要采用全身麻醉。全髋和全膝置换手术很常见，全麻或区域阻滞都可以。硬膜外麻醉是一个很好的选择，其术后镇痛效果较好。肩部和手臂的手术越来越多采用上肢神经阻滞，肌间沟阻滞和置管用于肩部手术，锁骨下阻滞或置管用于前臂和手的手术。肩部重建手术疼痛很剧烈，术后良好的镇痛是对机能恢复非常重要，肌间沟置管很流行，既可以单独麻醉，也可以复合全身麻醉。神经阻滞也可以用于术后镇痛，往往收效良好。

（7）眼科大部分手术可以在局麻下安全舒适地实施。术前应向患者详细解释麻醉计划，让患者对麻醉有正确的理解与期待。有些眼科手术很长，全身麻醉可以提供良好的手术环境，同时为了避免呛咳和血压升高，应该在深麻醉下拔管。

六、术前用药

麻醉前给药很难达到统一意见，最常用的麻醉术前给药是抗焦虑、镇痛和预防误吸、感染和血栓的药物。这些药并不是常规给药，因为每种药物都有潜在的不良反应，包括过敏反应、药物相互作用、延长效应和附加效应。如果没有明确指征，健康患者做择期手术很少或者不用术前药。术前患者焦虑是很常见的，越接近手术，患者越焦虑。治疗焦虑不仅提高患者的满意度，还有远期的效应，可以降低应激反应和术后恶心、呕吐的发生。临床最常用的药物是苯二氮䓬类，特别是咪达唑仑。如果存在疼痛，可以考虑术前给镇痛药。如果术前使用阿片类药物，应观察患者的镇静和呼吸抑制的不良反应。一些研究支持超前镇痛，给予酮咯酸减少其他镇痛的应用剂量和不良反应，对高凝状态或有潜在血栓形成的患者常常在术前使用小剂量或低分子量的肝素预防围术期血栓治疗。

七、术后疼痛

患者的术后疼痛从无到严重甚至持续很长时间，因此疼痛的治疗从无创或有创技术，后者包括硬膜外镇痛和神经丛置管。麻醉医师的职责是保证术中无痛，减少药物的不良反应（镇静和呼吸抑制），并保证良好的术后镇痛。虽然患者无痛苦地清醒很重要，但是应告知患者有一定程度的术后疼痛，对术后疼痛准确的认识是麻醉满意度的重要部分，可以避免药物镇痛的并发症。麻醉医师也可以采用超前镇痛例如对乙酰氨基酚，非甾体抗炎药，这类药物是治疗轻度疼痛的首选代表药物，没有不良反应，但是应警惕药物过量带来的肝肾损害，或者通过口服或静脉给予阿片类药物治疗中度到重度疼痛。患者自控镇痛代表术后镇痛的进步，但是这个技术的成功取决于正确的计划和患者的依从性。神经传导阻滞或硬膜外镇痛对术后严重疼痛是必要的。

八、监测

自从引进先进的医疗设备，麻醉的安全性有了很大的提高。每一年麻醉造成的死亡和并发症，其中大部分是可以预防的，原因通常是因为警惕不够或个人失误，做好监测可以帮助保持警惕，防止个人失误。理想的监测应该是费用便宜，测量完全正确。但是大部分现代化监测设备都很昂贵，一些监测还可能误导麻醉，可能引起严重的伤害，应权衡监测的优点和潜在的并发症来制定麻醉计划。

麻醉医师应该掌握临床检查技能，可以准确快速地获得患者的信息，例如监测仪显示血压很低，但触诊动脉波动有力，则提示仪器测量血压有问题；患者皮肤颜色改变同时感觉发热可能是恶性高热的早期指征；闻到麻醉气体说明气道有泄露或没有接好。严重低氧血症最常见的原因是通气失败，ASA 要求持续监测氧合和通气，目的是及早发现通气不足，在终末器官发生损害前纠正。观察在评估组织氧合时很重要，特别是在患者清醒时，清醒患者低氧血症的指征包括意识改变，判断能力降低和定向力障碍。发绀也是低氧血症的指征，但是它出现得很晚，通常不是很可靠。

（一）氧合的测量

评估氧气交换有三种方法：动脉血气分析、脉搏氧饱和度和吸入气体氧浓度测量法。健康患者很少做动脉血气分析，因为是有创监测。复杂手术可以做血气分析，评估通气、氧合状态和酸碱平衡。脉搏氧饱和度是无创的，容易被接受，持续测量需要有能辨别氧合血红蛋白和去氧合血红蛋白的光和动脉的搏动。注意其也存在一些缺点，在非理想状态下可能不准确，如寒战、末梢低体温、血管染料、静脉充血、使用电刀等，在氧饱和度低于70%时不稳定。

（二）血流动力学监测

血流动力学监测可以评估循环功能。实施麻醉的患者必须测量血压，简单手术可以间断测量无创血压。袖带测量血压有一些规则，一是袖带的大小必须适合患者，太大或太小都会影响血压测量的准确性。二是这种方法受运动伪差影响。直接动脉测压是向动脉置管通过压力传感器测量，对长时间或复杂手术是必要的，但这种方法是有创的，可以发生严重的并发症。机械通气的全身麻醉患者，动脉收缩压的变量可以评估血管容量。收缩压的变量同中心静脉压，食管超声测量的左室容积相比，可以更准确评估容量复苏。正常收缩压变量在5～10 mmHg，高于正常值提示容量不足，低于正常值提示容量过量。触诊和听诊是最常用的技能，可以提供准确及时的信息，可以指导治疗或帮助鉴别复杂的情况。外周脉搏的触诊能提供有价值的循环信息，听诊能很好地评估通气，应对每个麻醉患者进行心肺的听诊，它操作容易、及时、无创，可以指导医师进行下一步的诊断检查。患者在麻醉期间应常规监测心电图，主要是心肌完整和心率。异常心电图显示心率失常，心肌缺血和电解质失衡，心律失常最常见，所以监测心电图时，选择容易分辨心律失常的导联，如Ⅱ导联或 V_1 导联，常见原因有自主神经系统过度兴奋，通气异常例如低氧血症和高碳酸血症和麻醉药物的心脏效应。围术期心电图可以鉴别心肌缺血、ST段和T波在导联 V_5 的改变是冠脉缺血表现，但是特异性不高。

（三）二氧化碳图

测量二氧化碳对全身麻醉患者很重要，最常用的方法是呼末二氧化碳测量或二氧化碳图，测量呼吸气体中的二氧化碳浓度。便携式色度仪可以用于急诊室床旁，判断插管的位置。二氧化碳图提供通气强度、模式的信息和心肺功能的信息。患者在正常的节律下呼吸，通过肺循环和肺通气，产生正常的二氧化碳图。呼末二氧化碳突然下降提示患者可能发生肺栓塞。

（四）麻醉的深度和精神状态

理想的全身麻醉是患者无痛苦、无意识、没有不良反应。在麻醉诱导时，没有可靠的方法评估患者的麻醉深度或能否感知术中的事件。正常的药物剂量和生理状态不能确保患者是无意识的和无疼痛。监测脑电图是测量脑功能的方法，但这种监测昂贵，需要专业人士分析复杂的数据；还可以监测脑电双频指数(BIS)或熵指数，只需要选择脑电图的导联，把信号过滤和转换成数字化数值，BIS 值或熵指数和麻醉深度相关，使用这些监测可以降低术中知晓的发生率和麻醉药物的费用。关于 BIS 能降低术中知晓，仍存在争议，也有人认为 BIS 能引起药物不足的术中知晓，BIS 监测麻醉深度仍需要进一步研究。

（五）体温监测

体温监测对全身麻醉患者或使用可能诱发恶性高热药物的患者非常重要，许多研究显示在手术中保持正常体温可以改善患者的预后。低体温降低代谢，抑制凝血功能，引起心血管不稳定性和患者清醒后不舒服。手术室很容易发生低体温，最好的方法是预防。体温监测的方法很多，简单创伤小的方法是使用皮肤温度传感器，但是有时不能代表中心温度，也很容易受到外在环境的影响。几种半有创的监测方法很有效，例如鼓膜、鼻咽、食管和直肠温度测量。虽然这些方法是安全、正确,反应中心温度,但也存在并发症如鼓膜破裂、鼻出血等。

总之,安全有效是麻醉成功的关键,正确评估患者,制定合理的麻醉计划,让患者了解疾病的性质、手术方式和麻醉方法,是麻醉医师的责任。

第二节　危重患者的麻醉计划

在美国每天有55 000患者在6 000个加强治疗病房(ICUs)接受治疗。这些患者中的大多数在住院期间需要接受手术治疗从而纠正病因或治疗其并发症。与健康患者一样,危重患者也需要一个明确的麻醉治疗计划,评估其优先的治疗方案及预防或治疗并发症的替代策略。

目前许多研究显示患者的预后与多个因素相互作用有关,包括:治疗过程的类型和程度、患者的生理储备、是否患有慢性疾病及急性生理紊乱的性质。全身状况分级ASAⅢ级和Ⅳ级的患者其麻醉并发症的发生率比ASAⅠ级或Ⅱ级的患者高8倍。此外,患者的ASA分级越高,其麻醉相关并发症的发生率越高。有研究显示麻醉医生在术中及术后参与治疗可以降低术后发病率和死亡率。危重患者的麻醉计划应包括:术前使患者身体状态达到最佳水平,术中患者的序贯治疗方法,协调手术时间以保证在患者需要额外的治疗设备时有足够的人员支持,及术后治疗方案。

为危重患者制定进一步的治疗计划是非常必要的,麻醉医生、手术医生、ICU治疗组、患者及患者家属应该就可能出现的结果和实际的治疗目标进行充分的讨论与交流。术前,应该有专人或治疗组负责协调患者的治疗以保证每个参与治疗的人在患者的围术期了解治疗目标及优选的治疗方案。由于治疗方案随时有可能改变,经常交流显得尤为重要。

这里重点介绍术前计划的要点和术中治疗需要考虑的重点,从而为危重患者提供最安全的麻醉。

一、术前评估和病情治疗

危重患者可能存在某些甚至所有系统器官的功能异常。在术前对器官功能不全程度的评估，并且有可能的话，对患者身体状况给予适当调节，使其达到最佳状态，以保证患者能够承受额外的手术及麻醉应激。

重点

1. 危重患者通常需要通过手术治疗来纠正病因或治疗疾病的并发症。
2. 详尽的计划及麻醉医生、手术医生、重症治疗组、患者、患者家属的交流对于了解治疗目标和治疗方案很重要。
3. 危重患者可能存在多个器官系统的功能异常。术前评估功能异常的水平和改善患者的状况得以保证患者以最佳的状态来经历额外的手术和麻醉应激。
4. 最简单的手术操作，最少的生理扰动是对危重患者最佳的选择。
5. 由于在运送过程中患者发生不良事件的危险性很高，所以应该仔细安排运送到手术室的过程。
6. 麻醉医生应该考虑到不同监护对患者的优缺点，从而决定哪种监护对于评估患者状况是必须的。
7. 虽然大多数危重患者需要采用全身麻醉，但是复合区域阻滞在增加患者的舒适度和减少生理应激方面有其优势。
8. 危重患者的治疗中应特别注意优化血流动力学，减少末梢器官的损伤。
9. 在重症治疗组接手危重患者治疗之前应由麻醉医生负责其治疗。

1. 血流动力学方面

大多数危重患者可能出现心血管方面的异常，包括血流动力学不稳定和心律失常。患者可能表现为由于低血容量、血管扩张和(或)心功能异常造成的休克。休克代表循环系统不能为组织输送足够的氧和其他营养物质，就会出现细胞和器官功能衰竭。对危重患者血流动力学状态的评估包括:评估患者的容量状态,决定是否需要升压药或增强心肌收缩力的药物来维持血压和心输出量,并观察是否存在低灌注的临床征象。

2. 呼吸衰竭和通气处理

危重患者可能存在呼吸衰竭需要进行机械通气。术前评估应该了解其通气模式、通气频率、FiO_2、呼气末正压通气的压力水平(PEEP)、潮气量、气道压、吸呼比(I:E)或吸气时间。复查动脉血气分析以确定这样的通气设置是否能提供足够的氧和通气。因为手术室内用的基本麻醉机的通气不能满足严重呼吸衰竭的患者的需求,如果手术室的通气机不能满足患者的通气那么就要计划将ICU的通气机运送到手术室。

3. 神经系统功能的评估

危重患者可能由于药物、感染、代谢紊乱、外伤、脑血管意外而导致神经功能的损害。术前评估应包括评估神经功能的基础,应注意镇静催眠药及麻醉药应用的剂量和频率,从而决定术中是否继续应用这些药物。

神经肌肉阻滞剂可能与严重的多发性肌病、神经病有关。总之,建议尽量避免对脓毒症患者应用此类药物,因为可能有停药后延长其神经肌肉阻滞的风险。但是,因为手术需要可能用到神经肌肉阻滞剂,应给予TOF监测神经肌肉阻滞程度。

由于危重疾病可能与作用时间延长和严重的肌病有关,琥珀胆碱的应用可能导致危及生命的后果。这些患者应用琥珀胆碱后可能出现严重的高钾血症和(或)横纹肌溶解症。

4. 肾功能的评价

危重患者通常存在肾功能障碍。对肾功能障碍患者评价应包括:血容量状态、电解质平衡、酸碱平衡状态。由于肾缺血是围术期急性肾衰竭的主要原因,术中应保证足够的血管内容量、平均动脉压、心输出量,这些都是保证肾灌注的重要措施。此外,应避免应用肾毒性药物防止进一步的肾损害。尽管测定尿量是评价肾功能的最基本的方法,对于术后有肾功能不全高风险的危重患者还应采取严密的监测以保证其足够的容量。

5. 危重患者的内分泌系统异常

目前对于危重患者内分泌系统异常的临床观察主要是"功能性"肾上腺功能不全和严密的血糖控制两个方面。

一个包含300名患者且229人入组的随机、安慰剂对照、前瞻性研究证明存在肾上腺皮质功能不全。那些接受皮质类固醇治疗的患者其患病率下降。目前,对于那些有足够容量补偿且需要血管活性药来维持血压的脓毒性休克患者建议静脉应用皮质类固醇激素(氢化可的松200~300 mg/d,共用7天)。麻醉医生在术中可以考虑应用地塞米松,直到患者可以在ICU进行肾上腺皮质激素刺激试验,因为和氢化可的松不同,地塞米松不影响正常的可的松检测。

危重患者通常血糖升高。然而以往的治疗方案只针对那些血糖明显升高,例如≥11.2 mmol/L(200 mg/dl)的患者,最近的研究提示使血糖维持在4.5~5.6 mmol/L (80~100 mg/dl)可以降低ICU的死亡率。鉴于在ICU通常为患者输注胰岛素以达到这个目标,在术中也应该继续此治疗。必须给予接受胰岛素治疗患者额外的糖以防止发生低血糖,并且在术中经常监测血糖水平。

6. 凝血功能异常和贫血

对于危重患者的评估还应包括其血红蛋白或血细胞比容水平和患者的凝血状态。

危重患者通常存在贫血。尽管目前指南推荐危重患者只有在血红蛋白水平降低到70 g/L(7.0 mg/dl)时才可以输注红细胞,但是在短期复苏患者不应该遵循此指南。在手术室,要根据患者对其他干预的反应性(包括早期的、积极的液体复苏)来决定是否需要输血。低灌注(例如,中心静脉氧饱和度降低或乳酸酸中毒)患者的血红蛋白目标值是100 g/L(10 mg/dl),从而增加组织的氧供。

危重患者由于脓毒血症、药物或大量输血造成的血液稀释等原因可能出现血小板减少。出血、血小板减少或血小板功能受损而有出血风险的患者应输注血小板。在血小板计数少于50 000/μL时会发生术中出血。此外，其他原因如凝血性疾病、发热、肾功能衰竭可能造成严重的血小板减少从而增加出血的风险。

危重患者可能发生凝血性疾病，可通过检测凝血酶原时间、激活部分促凝血酶时间和纤维蛋白原水平来评估。输注血浆制品(新鲜冰冻血浆或冷沉淀物)可使与凝血病有关的活动性出血停止，或在有创操作及手术前纠正凝血异常。输注维生素 K 可以提高维生素 K 依赖的凝血因子的水平（Ⅱ，Ⅶ，Ⅸ，Ⅹ）。

人类重组凝血因子Ⅶa(rFⅦa)可以用来止血或通过激活内源性凝血途径的级联反应来促进止血（表 8-3）。它绕过 A 型及 B 型血友病患者Ⅷ因子

表 8-3　重组因子Ⅶa 的使用

- 血友病
- 具有抑制因子及Ⅷ因子和Ⅹ因子抑制物的血友病
- 其他情况
  - 肝衰竭
  - 肝移植
  - 药物引起的凝血病
  - 血小板功能异常(血小板减少症和血小板功能不全)
  - 骨髓移植后
  - 肾衰竭
  - Ⅶ因子缺乏
  - Ⅺ因子缺乏
  - 严重的 von-Willebrand 病
  - Ⅹ因子缺乏造成的淀粉样变性
  - 术后出血或创伤后出血
  - 弥散性血管内凝血

和Ⅸ因子的抑制剂，可以治疗因存在 von Willebrand 因子(vWF)抗体而致 von Willebrand 因子严重缺乏的患者。rFⅦa 还可以用于治疗先天的或获得性的Ⅶ因子缺乏、先天性的Ⅺ因子或Ⅴ因子缺乏、严重肝功能损害造成的凝血病(原因多为大手术、创伤、出血、华法林引起的抗凝过度、遗传性的血小板功能异常(例如，Glanzmann and Bernard-Soulier 血小板功能不全)及由于抗血小板糖蛋白抗体而影响了输注血小板效果造成血小板减少症而出血)。尚不清楚治疗这些异常出血 rFⅦa 的最小有效剂量。通常是根据特定的异常出血的治疗来指导 rFⅦa 的使用剂量，有研究报道的使用剂量为 3～320 μg/kg。

重组活性蛋白 C(drotrecogin alfa)是一个关键性的蛋白，它可以调节微循环的血栓过度形成，并且有报道证明它的使用可以降低伴有器官功能衰竭的严重脓毒症患者的死亡率(急性生理学和慢性健康评分[APACHE]Ⅱ≥25)。由于重组活性蛋白 C 的抗凝作用，其最常见的严重并发症是出血。在进行创伤性手术或有出血危险的操作之前 2 h 应停止使用重组活性蛋白 C。在创伤性操作或手术充分止血后的 12 h 才可以考虑应用重组活性蛋白 C，如果操作损伤很轻微，可以立即开始使用。

7. 老年重症患者

随着年龄的增长生理储备降低，并发症的发病率增加。在 60 岁之前器官的基本功能和生理储备基本正常，之后，器官生理储备逐渐减少。术后并发症的增加与老年和 ASA 生理状态分级评分高有关。

老年患者的基本特征包括功能状态下降、急症手术率增加、ASA 分级更高(≥80 岁患者的 20%其 ASA 为Ⅳ级)、不能复苏(DNR)的情况更多。各种手术死亡率的变化范围是很广的，而≥80 岁患者的死亡率更高。≥80 岁患者的术后并发症更常见(20%患者有一种或两种并发症)，且存在术后并发症的患者其死亡率更高。一项研究显示 80 岁以后每年其围术期死亡率增加 5%。

ICU中的老年患者比年轻患者的死亡率和发病率高。和年轻患者相比，老年患者病情更重，且更容易发生休克和肾衰竭。一项研究报道医院≥75岁患者的死亡率是≤65岁患者的2倍。

二、术中处理

1. 危重患者的转运

除非计划在ICU进行的手术操作，绝大多数危重患者都需要从ICU转运到手术室行手术治疗。这些患者在途中发生并发症的危险很大。转运途中的不良事件包括：静脉通路脱出、气管插管脱出、气管插管堵塞、氧气源用尽及患者病情恶化(如高血压或低血压加重)。研究报道危重患者转运过程中不良事件的发生率可高达5.9%～66%。一项研究报道在从手术室转运到ICU的途中或之后需要治疗干预的血流动力学改变的发生率很高。很显然，通过计划和演习使这个危险性降到最低对患者的安全很重要(见表8-4)。

在转运前，麻醉医生必须检查患者静脉通路置管的型号和位置，保证静脉通路处于开放状态。转运途中的监测手段应根据患者的临床状态决定。心律失常的患者应持续监测ECG，血流动力学不稳定的患者应行持续有创血压监测。应注意升压药的给药速度，并保证在转运前患者的血流动力学稳定。同时应保证在转运途中有足够的药量。应准备和携带复苏常用的药物，如肾上腺素和阿托品。

必须保证患者有安全的气道才能实施安全的转运。转运前应评估患者是否需要插管。转运途中带有气管插管的患者通常脱离呼吸机而是采用手动的呼吸球。手动通气的过程中应保证给予足够的PEEP。应检查氧气罐中的氧气是否足以保证转运过程中足够的流量。应备有面罩、喉镜和另外的气管插管以防转运途中发生气管插管脱出。注意所有药物(镇静药、升压药、胰岛素)注射的速度及它们的静脉通路。如果停止了全肠外营养(TPN)，

表 8-4　转运需检查的事项

静脉通路检查	· 检查置管型号和位置
	· 检查开放状态
监测一根据患者的临床状态	· 准备
	持续心电监测
	持续血压监测
	持续脉搏血氧监测
注射	· 注意注射药物的速度
	· 在转运途中是否有足够的药量?
	· 注射泵是否安全地固定在床上或转运设备上
	· 如果已经停止全肠外营养,保证有葡萄糖输入
转运途中的药物	· 准备
	复苏药物
	镇静药
	升压药
	抗高血压药
气道	· 检查气道;考虑在转运前是否需要插管
	· 准备呼吸球行手动通气
	· 评估是否需要呼气末正压
	· 氧气一保证转运途中足够的氧气
	· 转运途中准备面罩、喉镜、备用的气管插管
评估是否需要镇静药、肌松药以保证可以转运患者且手术室已准备完毕	· 如果需要,在转运前监测用药的不良反应

就应该另外输注葡萄糖。如果转运途中需要镇静药和(或)肌松药，那么在ICU也需要用这些药物且在转运前应监测血流动力学及呼吸系统的不良反应(如低血压)。

最后，所有的注射泵应安全地固定在床上或特殊的转运设备上。转运途中需要有足够的人员保证。在患者离开ICU前，手术室就应该已经做好了准备。

2. 监测

(1) 基本监测　ASA已制定了监测的基本标准(见表8-5)，危重患者的治疗应遵循这一标准。在麻醉的全过程中应持续监测患者的血氧饱和度

表 8-5　美国麻醉协会监测标准

参数	推荐监测项目
氧合	· 氧分析仪
	· 脉搏血氧饱和度仪
通气	· 临床征象
	胸廓起伏
	听诊呼吸音
	· 呼出气 CO_2 监测
	· 呼吸系统断开报警提示
心电图	· 持续显示
血压	· 每 5 min 测一次
心率	· 每 5 min 测一次
循环功能	· 评价方法
	触诊动脉搏动
	听诊心音
	有创动脉压
	脉搏体积描记或脉搏血氧饱和度
中心温度	· 预测会出现体温明显变化时使用
人员配备	· 合格的麻醉医生专人负责在整个全麻和(或)局部麻醉实施过程中监测患者并提供麻醉方面的治疗和监测

(SpO_2)、通气、循环(血压、心率)和中心温度。使用氧分析仪测定患者呼吸系统的氧浓度及血氧饱和度的定量评估(如利用脉搏血样定量法的 SpO_2)可以保证足够的氧合。通过临床征象评估通气(如胸廓起伏或听诊呼吸音),并持续定量监测呼气末二氧化碳的水平($P_{ET}CO_2$)。强烈建议通过呼出气体监测潮气量,如果呼吸系统断开应有及时的报警。

每个患者都应该有持续的心电监测、血压监测和心率监测,至少 5 min 重复一次。为了保证患者的循环功能,应触诊动脉搏动、听诊心音、观察动脉内压力。

当临床怀疑可能出现体温改变时应监测中心温度。

由于麻醉过程中血流动力学状态可能发生迅速的变化,ASA 标准规定应有合格的麻醉医生专人负责在整个全麻和/或局部麻醉实施过程中监测患者并提供麻醉方面的治疗和监测。

(2) 有创监测　为了准确监测患者的血流动力学状态可以采取其他的监测方式。在指导治疗和改善患者状态方面,有创监测显示出其必要性。然而,所有这些监测都是有局限性的,并且存在一定风险。因此,麻醉医生必须了解这些监测的局限性,并权衡其好处和风险,从而为危重患者选择合适的监测(见表 8-6)。

(3) 有创动脉压监测　休克表示循环系统不能为组织输送足够的血流,且血流动力学治疗的目标是保证足够的组织灌注,所以循环压力监测为间接评估灌注的常用指标。

对于健康的个体,通过无创血压(NIBP)来监测,与直接动脉血压监测所得的数据平均相差 5 mmHg。NIBP 数据不准确的原因包括袖带的尺寸或严重的心律失常或心率过快。然而,在休克状态 NIBP 通常是不准确的。因此,动脉置管直接测压可以提供一个更准确的动脉压,且重复性很好。有创动脉压监测可以提供持续的血压分析从而利于指导治疗方案。

血压不是总和组织血流直接相等,且不是所有的患者其目标平均动脉

表 8-6 危重患者所用监测比较

监测项目	适应证	局限性
中心静脉压（CVP）	· 反映血管内容量	· 依赖于右心功能、静脉回流、右心功能代偿、胸腔内压力、患者体位
肺动脉导管（PAC）	· 测定肺动脉压、心输出量、肺动脉楔压（反映左心室舒张末期容量）	· 依赖于右心和左心功能代偿、胸腔内压力、瓣膜损伤
经食管超声心动（TEE）	· 左心功能定性检查，左心容量，瓣膜异常	· 需要培训后才可以操作及正确地解释影像
		· 占用麻醉医生的时间，影响麻醉医生的注意力
胃张力测定	· 提示局部低灌注	· pH 的计算受全身和呼吸系统变化的影响
	· 反映血流、机体氧耗比值	· 未被证明可以指导治疗

压的水平都是一样的。平均动脉压低于 60 mmHg，冠脉、肾及中枢神经系统血管床的自动调节均减弱，且器官血流和血压呈正相关。因此，为保证重要脏器血流，成人需保持平均动脉压≥60 mmHg。然而，由于不同器官会发生不同水平的自动调节障碍，一些患者需要维持更高的动脉压来保证足够的组织灌注。此外，尚不能确定脓毒症患者自动调节功能保留的程度，必要时候需要其他的方法作为测定血压的补充来评估局部和全身的灌注（如尿量）。

（4）中心静脉压导管　低血压是对危重患者进行有创血流动力学监测的常见原因。中心静脉压（CVP）反映大静脉内压力。尽管 CVP 反映血管内容量，但是它不能直接测定血容量，还受左心功能、静脉回流、右心代偿、胸腔内压力和患者体位影响。所以，CVP 水平通常需和其他反映心功能和容量状态的指标一起来分析（如脉搏、血压、尿量）。连续测量 CVP 或其对治疗产生反应的变化比一个绝对的CVP值更为重要。

CVP的测量可以反映一个心功能正常的患者由于失血或广泛的血管扩张造成的低血压,原因是静脉回流减少导致右房压和CVP下降。如果计划使用升压药或变力性药物,也应当行CVP监测。

(5) 肺动脉导管　作为CVP的补充,肺动脉导管(PAC)可以测量肺动脉的压力、肺动脉楔压(PAOP)、心输出量和混合静脉血氧饱和度(SvO_2)。PAOP反映肺静脉压力和左室舒张末期压力(LVEDP),可以提供一个左室舒张末期容量(LVEDV)的粗略估计。对上腔静脉和(或)肺动脉(混合静脉血)血标本血气和饱和度的测定可以反映全身的灌注情况。特殊的肺动脉导管可以连续测量混合静脉血氧饱和度、心输出量,甚至右室容量和收缩功能(通过热稀释法)。

放置肺动脉导管的适应证取决于计划采取的操作或患者的健康状态或同时考虑以上两者(见表8-7)。肺动脉导管可以在任何操作过程中出现急性的、严重的前后负荷改变或收缩状态改变时提供有价值的信息。例如:操作过程中大量出血或部分/完全性腔静脉阻塞导致急性心脏前负荷改变。同样,夹闭近端动脉会导致后负荷迅速增加。需要放置PAC的患者因素包括:脓毒性休克、低血容量及心肌功能衰竭可能导致组织灌注不足。通常肺动脉导管用来监测心输出量和评估心室搏出量。

有研究证明危重患者在重症治疗的最初24 h放置肺动脉导管使其死亡率比对照组增高,这个研究质疑了肺动脉导管的使用。对于不同患者使用PAC的多中心随机对照研究显示PAC没有增加总的死亡率和没有相对的益处。所有这些研究认为PAC是一种诊断工具。

中心压力监测的缺陷是用压力估计容量。一些比全身和肺循环容量更重要的变量可以影响中心压力的测量。压力和容量之间的关系由房室的顺应性决定。PAOP会低估或高估左室顺应性异常患者的LVEDV。危重患者通常会由于肺栓塞、急性呼吸窘迫综合征(ARDS)或其他增加右室后负

表 8-7 肺动脉导管应用的适应证

· 判断休克的病因
  心源性
  低血容量
  分布性(脓毒性)
  阻塞性(大面积肺梗死)
· 判断肺水肿的病因
  心源性
  毛细血管漏出
· 评估肺动脉高压
· 诊断心包填塞
· 治疗心肌梗死并发症
· 指导药物治疗
  血管升压药
  变力性药物
  扩血管药物(用于存在肺动脉高压的患者)
· 指导液体治疗
· 指导烧伤患者的治疗
· 指导脓毒症患者的治疗
· 指导肾衰竭患者的治疗
· 指导心衰竭患者的治疗
· 指导肝硬化失代偿患者的治疗

荷的情况(如 PEEP 过高或由于其他血管、心脏、代谢及肺的原因造成的肺血管阻力增加)而致右室(RV)衰竭。由于左室和右室都被相对僵硬的心包包裹,RV 容量和压力超负荷会导致室间隔运动异常,从而影响左室(LV)舒张。在这种情况下,左室的压力-容量关系就发生了变化,所以通过 PAC 获得的信息有可能是错误的。其他影响中心压力反映心室充盈量的因素包括胸腔内压力增加和瓣膜损伤。正压通气或腹压增加会使中心压力升高。房室瓣膜狭窄也会造成中心血管压力升高。

其他潜在的缺陷包括换能器系统的问题(例如换能器位置不恰当或相对零点位置不恰当),对波形不恰当的解释及由于注射容量或温度问题造成的热稀释法计算心输出量错误。危重患者由于高肺动脉压而出现明显的三尖瓣反流也可能导致心输出量测定错误。如果血气分析不准确或肺动脉血样被退出的楔形或部分楔形肺动脉导管动脉化,那么血气分析和饱和度结果就没有参考意义。

还有一些由于肺动脉导管造成严重的但是不常见的并发症。肺动脉破裂发生率很低(约<1%),但死亡率为50%。肺动脉高压的患者或60岁以上或接受抗凝治疗的患者危险性更大。突然出现咯血(尤其是在给肺动脉导管气囊充气后)是可能发生肺动脉破裂的征象。紧急措施包括侧卧位使出血侧在下,双腔气管插管,增加PEEP。如果持续出血或出血量很大可以通过血管造影进行栓塞,甚至进行肺叶切除。应用肺动脉导管致肺梗死的发生率低于7%,通常是由于PAC尖端无意识的移动造成的。与导管有关的栓子也可能造成肺梗死。由于肺动脉导管引起的感染更少见,每天发生脓毒症的危险<0.5%。

所以,在解释肺动脉导管测定的数据时应考虑到所有可能的混杂因素。动态观察中心血流动力学指标的变化(如逐渐下降的肺毛细血管楔压或CVP)比一个单独的数据更有意义。

(6) 心脏超声　鉴于肺动脉导管置入术对病情的评估带来益处的同时,也存在一定风险,20世纪70年代心脏超声开始在手术室应用。经食管超声(TEE)更利于在手术室应用,原因是经胸超声的影像质量比TEE的差很多。机械通气和需PEEP的患者不能通过TEE得到清楚的影像,尤其是PEEP超过10 cm H_2O时影响更为明显。此外,患者体位、手术区域和手术器械、无菌单或监护使得不能接近患者的胸部，从而限制了 TEE 的应用。

TEE 的使用也有其限制性：心脏和大血管的某些部位可能看不清楚，插入和操作 TEE 探头可能造成咽和(或)喉部损伤、牙齿损伤、食管损伤、心律失常及血流动力学改变。对 TEE 影像不正确的解释可能会提供不正确的信息并造成麻醉医生和手术医生做出不适当的临床决定。操作 TEE 会占用麻醉医生的时间和注意力，使他们忽略了术中的其他职责，延误重要的治疗。

然而，TEE 在手术室中，尤其是对心脏手术患者的监测是很有意义的。目前术中应用 TEE 的适应证包括诊断心肌缺血、确定是否需要瓣膜重建或其他手术修补、判断血流动力学不稳定的原因及其他术中并发症。TEE 可以提供心室容量、收缩、瓣膜问题及室壁运动异常方面的信息。

在围术期由于血流动力学及其他与手术有关的生理应激，心肌缺血的风险增加。心肌缺血时，室壁运动异常先于 ECG 的改变，可以更早观察到缺血。在各种手术中通过 TEE 发现局部节段性室壁运动障碍的发生率为 10%～60%。术中通过 TEE 探测到缺血可以采取正确的干预，包括改变手术或麻醉的处理方式及术后的治疗方案，从而防止围术期并发症。目前还没有研究证明通过 TEE 发现和处理节段性室壁运动障碍或其他缺血征象可以改善围术期的预后或可以延长生存期。

围术期 TEE 通常用于紧急寻找急性、持续性、危及生命的血流动力学异常的原因。然而，危重患者应选择性地应用 TEE。TEE 是定性评估血流动力学功能并获得心脏影像的工具(如诊断心包积血、心包填塞)。它可以评估 LV 功能并间接测定心输出量、收缩力及左或右室容量。由于应用导管获得的压力数据来估计 LVEDV 有其局限性，TEE 可能比肺动脉导管更适于精确地判断左室功能不全患者血流动力学不稳定的原因(如低心输出量)。

(7) 胃张力测定　脓毒症患者可能会出血导致微循环障碍，如果不能恢复血管内容量就难以纠正微循环障碍。这种微循环障碍可导致器官血流分配不当、局部灌注不足,甚至多器官功能衰竭。重要脏器功能的监测指标包括:ECG 可以显示心肌缺血,尿量,血尿素氮和肌酐评估肾功能,肝脏功能检查可以间接评估肝脏灌注情况。

胃张力测定是评估肠局部灌注的一种方法。方法为在胃里放置一个小球,测定部分黏膜内的二氧化碳分压(PCO_2)。它也可以用于间接测定胃肠黏膜的 pH 值(pH_{im})。低灌注会导致黏膜产生二氧化碳(CO_2)增多并导致组织酸中毒。由于 CO_2 通过膜弥散,肠腔内的 PCO_2 导致动脉和腔内的 PCO_2 呈梯度增加。张力测定可以作为血流/CO_2 生成比的指示计,因为低灌注可以导致血流减少或 CO_2 生成增多。胃内 pH_{im} 值低、胃腔内 PCO_2 高强烈提示术后并发症。然而,尽管如此,由于张力测定的生理学基础和方法学尚不明确,所以它还不能成为重症治疗的常规检查。局部的或一些全身的变化如全身和呼吸系统的变化可能影响 pH_{im} 的计算。方法学方面的疑问包括胃酸分泌是否影响 pH_{im} 的测定?进食是否影响 pH_{im}?为血液或液体校准的血气分析仪是否可以准确地计算盐水或空气的 PCO_2?尽管张力测定是预测危重患者死亡率的很好的指标,但并没有证明它可以用于指导脓毒症和脓毒性休克患者的治疗。

(8) 气道评估和处理 危重患者需要气管插管的适应证很多,因中枢神经系统疾病或应用镇静药导致气道不通畅,产生通气不足,或因外伤致肋骨骨折,ARDS 或误吸而发生肺实质疾病,不能咳嗽或保护气道免于误吸胃内容物或咽内容物的能力下降。

对于健康患者,评估插管条件首先应评估气道解剖。如果预测为困难气道,应提前准备纤维支气管镜插管。还应准备辅助工具包括各种型号的喉罩、口咽通气道、鼻咽通气道。另外还应配备足够的人员以备气管插管失败、经面罩或喉罩通气不足时可以实施环甲膜切开或气管切开。

研究显示 ASA 分级越高、手术越紧急其误吸的危险性越高。危重患者如果近期有呕吐、肠梗阻、病理性肥胖、糖尿病或精神抑郁，都提示误吸风险很高。另外，气管插管前，如考虑为饱胃状态，则应考虑先下胃管引流胃内容物，或采用清醒插管，以避免胃内容物的反流与误吸。

用直接喉镜插管会产生明显的应激反应。尽管这些反应是一过性的，它们仍可能对高危患者造成冠脉或脑循环方面的危害。因此，首先要评估患者是否有心绞痛或缺血、心律失常、充血性心力衰竭。注意患者的神经状态包括是否存在逐渐增高的颅内压、颅内动脉瘤和脑出血。这些患者必须避免诱导期间出现高血压，在喉镜暴露声门和气管插管过程中必须保持心率和血压平稳。插管前，可以考虑使用局麻药对气道进行表面麻醉，或使用足够的 β 肾上腺素阻滞剂，并复合应用阿片类给予较深的麻醉诱导。

对于创伤患者应该检查是否存在颈椎和下颌骨的骨折及其稳定性。所有多发外伤的患者，包括头面部外伤者，除非通过影像学检查和查体排除了颈椎骨折，否则一律按存在颈椎骨折处理。插管时，应由另一名有经验的麻醉医生帮助将患者的头颈维持生理位置，保持直线稳定。由于口咽和面部外伤的患者可能存在颅底骨折，所以经鼻气管插管是相对禁忌证。

近期有脊髓损伤、挤压伤或烧伤的患者不能使用去极化肌松药，因为有可能发生致命的高钾血症。应提前评估患者的凝血状态，因为放置喉镜导致的黏膜损伤和继发出血会使气道的视野很差且增加误吸的危险。

临床实例(http://www.yxsjy.net/pdf/pdf_9877.pdf)：

患者，女，66 岁，体重 60 kg。术前诊断：右乳腺癌；拟行右侧乳腺癌改良根治术。查体：基本生命体征平稳，心肺(一)，预计气管插管难度Ⅱ级。患者 2 pm 入手术室，常规监测后，静脉给予：力月西 4 mg，瑞芬太尼 0.15 mg，万可松 8 mg，丙泊酚 60 mg 进行诱导，诱导后住院医师暴露声门，认为气管插管困难，由主治医生操作，第一次气管插管误入食道，行面罩给氧后，换用 7＃气管导管准备插管，暴露声门时仅仅看见少许会厌尖部，试插管未成功，再次面罩给氧后，改用可视喉镜气管插管，置入口腔，仅见会厌，无法窥视声门，插管失败。面罩通气，请示上级医师，使用弹性橡胶引导芯插管，误入食管，继续面罩通气，SpO_2 100%。

并做好准备：①联系科里困难气道专家及国外正好来参观授课的另一困难气道专家；②纤支镜；③准备环甲膜穿刺置管包；④通知耳鼻喉科医师做好气管切开准备；⑤除颤器。

准备就绪后，科里专家再次暴露声门，仍未见声门，之后由国外专家采用纤支镜插管，插管过程中，SPO_2 由 100%下降至 93%，暴露声门失败，拔除纤支镜，再次面罩给氧，发现通气困难。立即放入可插管喉罩，仍然不能通气，拔除喉罩，行环甲膜穿刺。

此时，患者心率由 115 次/min 逐渐下降至 42 次/min，SpO_2 为 20%，BP 120/62 mmHg，立即给予阿托品、肾上腺素等，约 5 min 后，经环甲膜穿刺置入 5＃气管导管，经气管导管通气阻力较大，但是能够通气，2 min 后，患者发生室颤。

给予除颤 2 次，心率转为窦性，检查瞳孔发现瞳孔扩大，行头部降温，静注地塞米松，气管切开更换气管导管。3∶52 pm 患者气管内有大量粉红色泡沫痰涌出，听诊发现双肺满布湿啰音，给予酒精雾化吸入，强心，利尿治疗。待症状好转后，带管移送 ICU，患者双瞳扩大，无明显缩小，但能按指令活动四肢。

讨论：Good planning will facilitate a rapid, coordinated, effective response when a crisis occurs. 对于困难气道，我们需要很好的计划性，预先的计划 A 失败，应该有计划 B、计划 C 甚至计划 D 等备份计划。良好的计划性，避免并发症和麻醉意外（具体参照中华医学会麻醉学分会的“困难气道管理专家共识”）。

（9）麻醉方法选择　由于多种因素且考虑到手术的需要和血流动力学的稳定危重患者手术通常选择全麻。区域阻滞可以作为全身麻醉的补充，作为危重患者的术后镇痛使患者达到最舒适的状态，从而减少生理应激反应。

硬膜外麻醉可能是重症监护患者最常用的区域阻滞方法，它可以用于胸部外伤后、胸腹部手术后、大的整形手术后及顽固性心绞痛。研究显示对胸部外伤患者进行胸段硬膜外麻醉可以提供很好的镇痛效果，且可以改善肺功能的指标。高位硬膜外麻醉（T_{1-4}）可以为药物治疗无效的心肌缺血提供很好的疗效，它既可以通过使冠脉血管扩张而增加心肌氧供，也可以通过降低心率和血压来减少心肌耗氧量。患有局部或全身感染或凝血病的患者不能使用硬膜外麻醉。此外，对镇静状态下患者使用硬膜外麻醉的安全性仍存在争议，因为不能检查感觉平面所以很难确定导管的位置。

目前还缺乏随机、对照的研究来评价对危重患者实施周围神经阻滞。肌间沟、锁骨下和腋下置管持续给药可以为肩部和上肢术后患者提供良好的镇痛。同样，股神经联合坐骨神经阻滞可以为下肢病变减轻疼痛。这些技术可以为下列手术操作提供麻醉，例如，外固定架、换药、烧伤或大面积的软组织损伤的清创。由于阿片类镇痛药可能影响神经功能检查，区域阻滞在颅脑损伤患者的应用更有利于观察患者的神志。对意识状态不良的患者，在外周神经阻滞及放置导管时可采用超声或神经刺激器来引导，从而将发生并发症的危险降到最低。

2. 术中处理

对于危重患者其治疗的血流动力学目标应该是特定的。液体治疗、血管升压药和变力性药物的使用等治疗都应尽力围绕并达到这一目标，可通过各种反映全身和局部组织灌注状态的指标来评价这些治疗的效果。

（1）血流动力学

1）早期直接目标治疗　危重患者的治疗主要是支持治疗。根据以往的观察结果，通过增加心输出量和氧供来维持一个高代谢状态可以增加生存率，这个理论认为积极地增加全身的氧供，就可以消除氧债并降低因多器官衰竭的死亡率。但是一项大型的、随机对照研究结果认为增加氧供对危重患者的预后没有明确的改善，还有一些研究发现，对于手术高危患者改善其围术期血流动力学状态可以降低发病率和死亡率。另外一项研究也显示对脓毒性休克患者进行早期直接目标治疗可以降低医院死亡率。

一方面是制定治疗目标：一些研究将全身氧供目标定为 600 ml/(min•m^2) 体表面积，其他研究将中心静脉氧饱和度>70%作为目标。另一方面是制定达到这一目标的最佳治疗方案。大多数研究应用液体（晶体或胶体）和变力性药物（多巴胺等）治疗。一项研究要求输血并达到血细胞比容≥30%最终达到中心静脉氧饱和度>70%。尽管治疗的目标和理想的治疗方案并不明确，至少早期改善血流动力学状态可以降低患有严重脓毒血症和脓毒性休克患者的死亡率。

2）液体治疗　可以用天然或人造的胶体液或晶体液进行液体复苏。在普通和手术人群中对比应用晶体液和胶体液进行复苏后，分析发现使用晶体液和胶体液的临床结果没有显著差异。但由于晶体液比胶体液的分布容积大，需要使用更大量的晶体液复苏从而达到和胶体液同样的目标，且更可能造成组织水肿。

3）药物治疗　脓毒症患者常见的休克原因是低血容量，当低于一定的平均动脉压时，由于失去了自动调节，灌注和血压呈直线相关。因此，通常需要应用血管升压药来维持严重休克患者的血压。心输出量低的患者尽管有足够的容量（如高 CVP 或肺毛细血管楔压）仍需要应用变力性药物来增加其心输出量。

（2）升压药治疗　去甲肾上腺素是逆转脓毒性休克患者低血压的首选药物。一些人类和动物研究提示去甲肾上腺素相比于肾上腺素和苯肾上腺素有其优点。肾上腺素会使心率加快，并可能因为血管收缩作用对内脏循环产生负面作用。由于苯肾上腺素的特点是一个纯的 α 受体激动剂，它可能导致每搏量下降，但它很少引起心动过速。去甲肾上腺素对 β 肾上腺素受体只有很弱的作用，它可以在不影响心率和每搏量的同时通过其血管收缩作用升高平均动脉压。多巴胺也是一种常用的升压药。它通过增加每搏量和心率来升高平均动脉压。由于它可能引起心动过速和心律失常，限制了它的应用。在逆转脓毒性休克患者的低血压方面，去甲肾上腺素比多巴胺作用更强、更有效。

对于顽固性休克的患者应考虑应用血管加压素，尽管其容量正常并已输注大量常规的升压药。血管加压素通过作用于外周血管加压素受体来升高血压，与儿茶酚胺介导的血管收缩作用相比，血管加压素在低氧和严重的酸中毒时仍有作用。输注外源性的血管加压素可以补充长时间休克造成的内源性精氨酸加压素缺乏。血管加压素作用于脓毒性休克患者的重要机制包括：易化肌细胞去极化和血管平滑肌收缩，减少细胞因子和炎性介质产生一氧化氮，增强肾上腺素能的反应性，刺激强大的内源性血管收缩因子内皮素-1的合成。成人血管加压素的输注速度为0.01～0.04/U/min。如果每分钟输注的药量＞0.04 U，将可能发生心肌缺血，心输出量明显减少及内脏低灌注。

（3）变力性药物的使用　在左室充盈压正常或液体复苏完全的患者如果出现或可能出现低心排量，多巴胺是首选的变力性药物。由于低心排量和血管扩张都可能导致平均动脉压低，应同时使用多巴胺这样的变力性药物来增加心排量和去甲肾上腺素这样的药物来维持足够的平均动脉压。

多培沙明是一种多巴胺受体激动剂，可以用来治疗心衰和低心排量状态。多培沙明可以增加危重患者的内脏血流，它可能具有内在的抗炎特性。多培沙明的这些额外的作用使它可以降低脓毒症的死亡率。还需要对照研究来证明其临床效果。

（4）肾功能保护　脓毒症、肝硬化、黄疸、肝肾综合征、充血性心力衰竭、恶性高血压、先兆子痫、毒血症、因失血造成的低血压、近期静脉使用过显影剂的患者如果术中发生缺血事件都可能导致急性肾衰竭。关于预防手术患者肾损伤的措施有效性的大宗、随机研究很少，现在还只停留在实验阶段。

1）碳酸氢钠和N-乙酰半胱氨酸　关于肾衰竭保护的研究大多数都来自于显影剂肾病。显影剂会使肾内血流动力学严重改变而导致缺血性损伤。研究显示在使用造影剂前对患者进行水化可以有效地降低急性肾损伤的发生率。此外，在预防造影剂肾衰竭方面，用碳酸氢钠进行水化比氯化钠有效。可能的机制是高pH值可以抑制自由基生成。预防性应用抗氧化剂N-乙酰半胱氨酸可以改善使用造影剂患者的肾功能预后。尽管没有研究可以证明这些措施可以改善外科ICU患者其他类型肾损伤的预后，但是这些研究结果可以推广到高危手术操作过程。

2）多巴胺　许多研究证明"肾剂量"的多巴胺1～2 μg/(kg·min)对围术期肾功能的预后没有好处。然而，应用多巴胺期间尿量通常会增加。不幸的是，尿量可能和肾实质足够的氧供没有关系。多巴胺可以使肾皮质血流增加，肾小球滤过率、溶质排泄和尿量增加，这些都会使肾的氧需要量增加。然而，多巴胺还有利尿和促进尿钠排泄的作用，机制是抑制了近端小管和髓袢升支粗段的钠钾ATP酶。这一抑制作用可能使肾小管的能量需求和肾髓质的氧需量都下降。因此，多巴胺对肾髓质氧合的真正作用尚不清楚。

3）甘露醇　对于有急性肾衰竭风险的患者通常常规静脉输注甘露醇。它可以通过脱水来减轻内皮细胞水肿从而增加肾小管的直径，减少肾小管对液体的抵抗。尿量的增加可以防止肾小管阻塞和肾损伤。甘露醇是一种很弱的自由基清除剂。尽管在动物实验和小型的临床研究中证明甘露醇是有效的，但是缺乏大宗的、前瞻性、对照研究来证明其对存在肾损伤高风险的患者是否有效。

大动脉手术中，在钳夹大动脉前通常静脉单次输注甘露醇(0.5～1.0 g/kg)，需行心肺转流的心脏手术也可以输注甘露醇。在输注甘露醇后要监测容量状态和电解质平衡，尤其是血钾。

4）呋塞米　呋塞米可以抑制髓袢升支粗段的重吸收，从而改善肾髓质的缺血状态。由于它还会引起皮质血管扩张导致髓质低灌注，所以长时间应用呋塞米对肾功能没有保护作用甚至是有害的。因此，可以在预测出现缺血应激前谨慎地给予一次大剂量的呋塞米。目前没有随机研究评价呋塞米在手术患者肾功能保护方面的作用。

5）甲磺酸非诺多巴　非诺多巴是多巴胺-1(DA1)受体的选择性激动剂，用于治疗高血压。不同于多巴胺的是它对于多巴胺-2(DA2)受体及α、β肾上腺素受体没有活性，因此它不会引起心动过速或高血压。非诺多巴的降压作用是剂量依赖性的，且在降压的同时不影响肾灌注和肾小球滤过率。它抑制钠重吸收，可能因此降低了髓质的氧需同时增加了氧供。一个尚未发表的大型的前瞻性研究证明了非诺多巴是人类的肾保护剂。

6）多培沙明　是具有β_2肾上腺素能活性的多巴胺能(DA1和DA2)激动剂，有关它肾保护的可能机制是：在不刺激α肾上腺素受体的情况下增加肾灌注。多培沙明不像多巴胺有心肌方面的不良反应，但是它可能引起低血压。总之，尚需要有完善的研究来证明其在肾保护方面的作用。

7）新药　在显影剂肾病的研究中曾研究过肾血管扩张药的肾保护作用，如：心房钠尿肽，尿钠素及前列腺素E_1。在动物实验中已证明胰岛素样生长因子-1这种内源性的物质可以促进急性肾衰竭的康复。酸性纤维母细胞生长因子(FGF-1)可以减轻大鼠的心肌和肾的缺血再灌注损伤。可能是一氧化氮的抗炎和血管扩张作用介导了FGF-1的肾保护作用。但所有这些药物都没有用于有肾损伤高危风险的手术患者的研究。在以上这些药物成为围术期肾保护措施之前尚需要大量的研究工作。

(5）术中血糖管理　近年来，糖尿病患者施行手术的病例越来越多见，对于术前血糖的有效控制、术中血糖的监测和管理、以及围术期可能发生的高血糖、低血糖并发症，这些都给麻醉医生带来了一定的挑战，我们需要有一整套很好的管理计划，才能有效降低可能的并发症。

麻醉和手术造成的儿茶酚胺水平升高导致糖异生、糖原分解、脂肪合成增加。此外，胰高血糖素水平升高，胰岛素分泌减少。因此，经历手术和麻醉的患者会由于胰岛素抵抗增加和胰岛素分泌减少而导致血糖升高。关于评价术中严格控制血糖对于预后的作用的研究很少。一个关于糖尿病患者进行冠脉旁路移植术的随机研究证明：严格控制血糖可以降低房颤的发生率，还可以缩短术后住院时间。严格控制血糖还可以提高术后两年的生存质量，减少反复发生缺血的概率，并且使伤口感染减少。其他一些研究证明高血糖会对接受心肺转流下心脏手术患者的神经系统造成损伤并导致肾衰竭。

围术期很难维持正常的血糖水平，除非输注大量的胰岛素。一项研究显示可以应用高胰岛素血症-正常血糖钳夹技术来控制心脏手术中的血糖。利用这项技术可以匀速输注胰岛素来升高血浆胰岛素水平，同时静脉输注葡萄糖使血糖浓度维持在一个特定的水平。

(6) 术中知晓　即术后对全身麻醉中的事件仍有记忆。在接受全身麻醉的人群中术中知晓的发生率很低(0.1%～0.2%)。然而，在特定的高危人群中术中知晓的发生率会增高，尤其是那些由于血流动力学不稳定而需维持浅麻醉的患者。严重外伤患者术中知晓发生率高达43%。临床上很难检测到术中知晓，因为那些代表“浅麻醉”的指标如心率增快、高血压、体动有可能被药物或患者的全身状态所掩盖。出现术中知晓患者中的一多半会在术后发生精神方面的问题，包括创伤后应激综合征。如果由于血流动力学方面的原因需减浅麻醉，可以考虑应用有遗忘作用的药物，如咪达唑仑、东莨菪碱或低于麻醉剂量的氯胺酮。如果有可能，可以考虑应用术中神经监测技术来检测术中知晓。一项随机对照研究发现：在高危患者(定义为需行剖宫产或高风险手术的患者，长期使用苯二氮草类药物、阿片类药物或酗酒的患者，及急性创伤和低血容量的患者)使用双频谱脑电监测可以将术中知晓发生率降低 82%。

(7) 术后护理及与 ICU 治疗组交班　将危重患者从手术室转运到 ICU 的过程中需由一名麻醉医生陪同。运送回 ICU 途中需注意的问题和转运到手术室时基本相同。在转运前须保证患者血流动力学稳定且气道安全。应准备好急救药物、足够的氧气和处理气道的工具,且应保证静脉通路。应保证所有的药物输注正常,且药量足够转运途中及 ICU 重新恢复稳定状态所用。

在 ICU 治疗组得到关于患者的报告和接手患者治疗之前,仍由麻醉医生负责患者的治疗。麻醉医生是最了解患者状况的,所以在术后出现任何紧急状况时麻醉医生都应该参与治疗。ICU 的负责医生和护士应了解关于患者的详细资料,包括:病史、监护和导线的位置、麻醉方式(所用药物的种类和剂量)、手术操作、其他药物的应用、估计入量和失血量及其他方面(如过敏、隔离措施)。他们还应了解术中发生的一些特殊问题(如氧合、通气、血流动力学不稳定)及解决方法是否有效或无效,采取这种措施的理由。麻醉医生应为患者提供完善的术后镇痛计划并将患者术后一些特殊的治疗及任何潜在的术后问题告知 ICU 治疗组。

危重患者通常需要通过手术治疗来纠正病因或治疗疾病的并发症,所以麻醉医生会参与其治疗。由于患者可能存在多器官功能的损害,所以应从术前评估开始为危重患者设计麻醉计划。最好是在术前改善患者的状况从而保证患者以最佳状态来面对手术和麻醉应激。

术前计划应包括转运计划,因为在转运过程中发生恶性事件的危险性很高。麻醉医生应全面考虑各种监测的优缺点后决定用什么监测。危重患者通常选择全麻。如果患者存在严重的呼吸衰竭并需要 ICU 的呼吸机来维持术中足够的氧合和通气,那么麻醉医生就需要制定一个全凭静脉麻醉计划。应考虑复合使用局部麻醉,因为局部麻醉在提高患者的舒适度并减少生理应激方面有很大的优势。

应为危重患者制定特定的术中治疗目标，从而优化血流动力学状态并将终末器官的进一步损害降到最低。最后，详尽的计划及麻醉医生、手术医生、重症治疗组、患者、患者家属的交流对于了解治疗目标和治疗方案很重要。

（王国林）

参考文献

1. Gordon JL. Planning a safe anesthesia for the elderly patient. Geriatrics, 1977, 32: 69－72.
2. Hamburg HL. General anesthesia requires careful planning. Dent Surv, 1972, 48: 42.
3. Kugimiya T, Tagami M, Inada Y, et al. Development of a safety-oriented anesthesia machine; its planning, construction and renovation. Masui, 1986, 35: 987－992.
4. O'Donnell J, Fletcher J, Dixon B, et al. Planning and implementing an anesthesia crisis resource management course for student nurse anesthetists. CRNA, 1998, 9: 50－58.
5. Orkin FK. Work force planning for anesthesia care. Int Anesthesiol Clin, 1995, 33: 69－101.
6. Overview of Planning. http://www.civicus.org.
7. Strategic Planning. http://www.civicus.org.
8. 庄心良,曾因明,陈伯銮. 现代麻醉学. 第 3 版. 北京:人民卫生出版社,2003.
9. 曾因明,邓小明,主译. 米勒麻醉学. 北京:北京大学医学出版社,2006.

第9章

创新、热情与激励

第一节　创新、热情与激励

一、创新（Innovation）

创新的本质就是理性地思考、对待和处理前进中遇到的困难和疑惑，对提高人的认识能力，阻止步入精神和行动的误区，对促进社会群体行为理性化有重要作用。创新作为一种实践活动，从人类的祖先开始就存在并不断得到发展，创新的本质在于通过实践活动改变现存事物的存在状态，使其朝着更好的方向发展。创新作为学术概念，最早系统论述的是美籍奥地利经济学家约瑟夫·熊彼特，他于1912年出版《经济发展理论》一书，从技术与经济的角度，探讨技术创新在经济发展过程中的作用。创新不仅仅限于科技发明，它的领域是广阔的，创新活动在各个领域都有广泛的实践，包括技术创新、管理创新、制度创新、金融创新、文化创新、理论创新等等。

创新源于崇高的使命感和强烈的责任心，创新源于激情。创新精神具有内在性，激情是创新的外在表现形态。创新是一个艰巨而复杂的长期过程，在这过程中的每一个阶段都应该有一种强烈的情感去激励人们的行动，这就是创新的激情，可以说，创新激情是创新行动的原动力。有人认为创新主要来自利益的驱动，其实即使是与经济紧密相关的科技创新，最需要的还是创新激情。从创新的开始到结果，每一个阶段都应该有一种强烈、无畏的情感冲动，这就是发自内心的创新激情，激情使改革者充满胜利的信心，拥有压抑不住的欲望、不惧怕任何困难的意志和在任何对手面前也不认输的劲头。创新激情不是被动的，它反过来又将强化、深化创新精神本身，形成推波助澜的互动关系，两者互相推动，同时升华，这种互动关系能达到的高度是无限的。

（一）创新能力

医学科学及其思维学科的发展经历了从近代的生物医学模式到现代的社会一心理一生物模式，已经进入被人们称之为的“第三次医学革命”。科学的发展离不开创新，作为医学科学重要分支的麻醉学科，它的进步同样需要麻醉人才的不断创新。创新是指人类为了满足自身的需要，不断拓展对客观世界、自身任职与行为过程和结果的活动。在各类创新实践中培育、提高麻醉医生的创新能力，是我国麻醉专科继续教育工作的重要使命。所谓创新能力，包括如下。

1. 学习能力

学习能力是指获取、掌握知识、方法和经验的能力。如果说医学发展是一座不见顶的摩天大楼，那么前人的经验就是那厚厚的基石，扎稳了基石，才能顺利攀登。进入医学院校的第一天起，便是学习和掌握前人的发现，只有充分的理解和熟记，才能在未来的医学实践中更好地运用和拓展。培养医学生的学习能力，还要培养一种终身学习、坚持不懈的态度和信念。任何事物的发展都是无止境的，医务工作者只有在孜孜不倦的学习中学会应用，在日复一日的应用中争取创新，才能在医学发展长河中保持领先，为患者提供最好的服务。同样，建立具有学习能力的组织，是麻醉学领导者的重要工作:“通过大量的个人学习特别是团队学习形成的一种能够认识环境、适应环境、进而能够能动的作用于环境的有效组织”,也可以说是“通过培养弥漫于整个组织的学习气氛,充分发挥员工的创造性思维能力而建立起来的一种有机的、高度柔性的、扁平的、符合人性的、能持续发展的组织”。在如今竞争的时代,一个科室的竞争力往往取决于科室人员的学习创新能力,而竞争优势就是有能力比竞争对手学习得更多更快。管理大师德鲁克也说:“真正持久的优势就是怎样去学习,就是怎样使得自己的企业能够学习得比对手更快。”

2. 分析能力

分析能力是把事物的整体分解为若干部分进行研究的技能和本领。事物是由不同要素、不同层次、不同规定性组成的统一整体,将这一整体在思维中暂时分割开来进行考察和研究,弄清楚每个局部的性质、局部之间的相互关系以及局部与整体的联系,做到由表及里、由浅入深、由易到难地认识事物和问题,进行深入的、细致的分析。细节往往决定成败。在医疗诊断和治疗工作中,医生对疾病发生发展的分析能力是关系到患者最终病情的重要因素。在临床麻醉工作中,面对患者不同的基础疾病、手术种类,面对麻醉中出现的种种变化,正确处理需要麻醉医生具有足够的分析能力。分析能力的高低强弱与三个因素有关:一是个人的知识、经验和禀赋;二是分析工具和方法的水平;三是共同讨论与合作研究的品质。随着科学技术的发展、麻醉设备的更新,高性能监护仪和各种监测手段以及新的分析仪器的出现和应用,有助于提高麻醉工作者的分析能力。遇到困难、风险时,及时向上级汇报和向同事寻求帮助,从整体上综合分析,取长补短,相辅相成,而不要只见树木,不见森林,导致局限、片面的个人决断。

3. 综合能力

综合能力强调把事物的各个部分结合成一个有机整体进行考察和认识,从中发现它们之间的本质关系和发展规律的技能和本领。具体讲,综合能力包括三项内容:一是思维统摄与整合,由感性到理性、由现象到本质、由偶然到必然、由特殊到一般，对事物进行整体把握；二是积极吸收新知识，综合能力需要多方面的知识和方法，不断吸收新知识，不断更新知识都是必要的，特别是要学会跨学科交叉，把不同学科的知识、不同领域的研究经验融会贯通，才能更好地综合；三是与分析能力紧密配合，仅有综合能力，也有局限性和片面性，即缺少在认识事物时也是如此，只有与分析能力相互配合，才能正确认识事物，实现有价值的创新。20 世纪兴起的循证医学研究，便是医学综合能力的体现，将既往有价值的研究进行对照比较、荟萃分析、提炼总结，使临床医学从经验走向了科学循证。

4. 想象能力

想象能力是以一定知识和经验为基础，通过直觉、形象思维或组合思维，不受已有结论、观点、框架和理论的限制，提出新设想、新创见的能力。想象力往往是发现问题和解决问题的突破口，在创新活动中扮演突出队和急先锋的角色，缺乏想象力很难从事创新工作。如今一个优秀的医务工作者需要医、教、研全面发展，如何能在日常繁忙的临床麻醉工作中寻找科学研究的突破口，用敏锐的嗅觉去发现问题，用丰富的想象去探索科学的未知，从而更好地指导临床、服务临床，这是麻醉医生实现自我提高的重要方向。

5. 批判能力

批判能力表现在两个方面，在学习、吸收已有知识和经验时，批判能力保证人们不盲从，而是批判性地、选择性地吸收和接受，去粗取精、去伪存真；在研究和创新方面，则质疑和批判是创新的起点，没有质疑和批判就只能跟在权威和定论后面亦步亦趋，不可能作出突破性贡献。科学技术史表明，重大创新成果通常都是在对权威理论进行质疑和批判的前提下做出的。

6. 创造能力

创造能力是创新能力的核心，它是指首次提出新的概念、方法、理论、工具、解决方案、实施方案等的能力，是创新人才的禀赋、知识、经验、动力和毅力的综合体现。创造性思维是重新组织已有的知识经验，提出新的方案或程序，并创造出新思维成果的思维方式，是人类思维的高级形式。

7. 解决问题的能力

针对问题选择和调动已有的经验、知识和方法，设计和实施解决问题的方案，对于难题，能够创造性地组合已有的方法乃至提出新方法来予以解决。解决问题分狭义和广义，狭义的解决问题就是人们通常认为的各种问题的解决，如物理问题、数学问题、技术问题；广义的问题解决则包括各种思维活动，这种情况下，创新能力就等同于创新性解决问题的能力。

8. 实践能力

实践能力是特指社会实践能力。提出创造发明成果，只是创新活动的第一阶段，要使成果得到承认、传播、应用，实现其学术价值、经济价值和社会价值，必须要和社会打交道，实践能力就是为实现这一目标而进行的各种社会实践活动的能力。

9. 组织协调能力

组织协调能力的实质是通过合理调配系统内的各种要素，发挥系统的整体功能，以实现目标。对于创新人才来说，要完成创新活动，就要协调各方，当拥有一定资源时，就可通过沟通、说服、资源分配和荣誉分配等手段来组织协调各方以最终实现创新目标。

10. 整合多种能力的能力

人才的宝贵之处不仅在于拥有多种才能，更重要的是能够把多种才能有效地整合在一起发挥作用。整合多种能力的能力是能力增长和人格发展的结果，这需要通过学习、实践和人生历练。能否完成重大创新，拥有整合多种能力的能力是一个关键。

（二）创新的源泉

1. 创新来源于实践

任何创新都是对实践工作中、生活中问题的发现或解决。对于医学工作者，科研无非就是两种形式：基础研究和临床研究。基础的创新在于不断的实验，在实验过程中发现问题，并努力去思索、试图去解决这些问题，创新就在这过程里。临床麻醉医生的工作非常繁重，一般没有时间到实验室去进行研究工作，如何在科研方面有所建树？在医学发展的历史上，有许多医生临床工作中同样取得了突破性成果。例如，行甲状腺大部切除术治疗甲状腺功能亢进的瑞士外科医生 Kocher 于 1909 年获得了诺贝尔医学奖；法国外科医生 Carrel 由于创造缝合血管技术而于 1912 年获得诺贝尔医学奖。因此，临床的创新基于对患者不断的观察和治疗，记住每一个病例、每一次治疗都可能是创新的来源，只有不断地接触患者才会真正认识疾病的问题所在，治疗的关键所在。

加拿大的外科医生 Osler 曾经说过："在临床实践中，如果没有理论犹如在海上航行没有海图的指引，但如果只有理论没有实践，则根本没有驶去海上。"所以理论必须联系实际，在实践中发现问题，从而去研究问题，再回到临床来解决问题。中国著名外科教授裘法祖曾也教导年轻医生，创新必须具备二个条件："其一是要全面掌握外科学的基本知识，其二是在专业方面必须具有丰富的实践经验……努力丰富实践经验是开展创新性工作的前提和基础，在专业临床工作中要努力做到多听、多看、多做、多想……贯彻学习是基础、实践是根本、思考是关键这个基本原则"。

2. 创新来源于继承

现代科学日新月异，一日千里。科学的创新不再是单纯的开天辟地，开创一个从来没有的新天地。继承十分重要，前辈、同仁们的新发现一定要仔细研究，要想超过别人必须要知道别人在做啥。至于继承的方式那就是大量地阅读文献、不断地参观交流，"取其精华、去其糟粕"的继承是创新的保证。成功的医学工作者要有严谨的作风，对待医疗工作认真、准时、有始有终，有扎实基本功，包括广博的知识面、精湛的专业理论和技能基本功、出色的文字、外语、美学表达基本功，以及循证医学的临床思维。要防止忙于临床，忽视总结、看书、研究；避免单纯追求数量和忽略方向思考，应该重视具体技术；不要满足于从文献中找课题而忽视从临床中找问题；不要满足于填补空白而忽视形成我国特色。

3. 创新来源于借鉴

医学可以说是现代自然科学中进展最慢的学科。关键在于现在医学的研究者缺少真正的复合型人才。计算机、物理、化工技术等都是医学向前推进的动力来源。注意这些领域的相关发展会使你受益不少。比如，做放射的，必须关注计算机图像处理软件的进步。做药理的，必须关注精细化工方面的进步。做麻醉的，必须掌握人文心理、精神卫生方面的沟通技能。另一方面，医学的分支之细是任何学科所无法比拟的，但是医学分支中的千丝万缕的联系也是任何学科所不能比拟的。多看看别的专业的文章，听听他们的专业讲座，多了解他们的技术，一个简单的照搬或针对性的变通，在我们自己的学科里可能就是一个伟大的创新。比如B超引导技术目前在神经阻滞、椎管内麻醉中的应用，比如纤支镜技术在困难气道中的运用等。

4. 创新在于速度

世界之大，任何事情都不可能就你一个人想到。在当今社会说到底，所谓的创新就是说谁最先获得成果，比如发表文章、评为专利，而不是谁最先想到而说了算的。因此，心动不如行动，想到了就要立即做，一边做一边写，一边提高，这样，我们才有可能走在临床科研的前列。

归根结底，要想在工作中有所创新，前提是要热爱自己的工作，对日复一日的工作仍能保持激情、充满好奇，才有可能在不断的实践中发现问题，进而怀着满腔热情去研究问题，获得最终的创新成果。

二、热情、激情(Enthusiasm)

加里·哈默是美国现代著名的管理学家，最近他出版了一本力作《管理大未来》。在这本书中他提出在管理创新过程中要努力开发人类的三种巨大的潜在能力，即主动性、创造力和激情。在他看来，一个管理组织中的员工，他们都具有六种能力，即服从、勤奋、智力、主动性、创造力和激情。前三种能力，即服从、勤奋和智力在管理组织中并不稀缺，到处都可能获得，故把它称之为基本能力。在加里·哈默看来，另外三种能力，即主动性、创造力和激情，是管理组织中的稀缺资源。只有通过组织建设和管理创新才能开发出这三种巨大的潜能。他对这六种能力进行了量化分析，指出这六种能力对组织建设的贡献是不同的，而且差距是巨大的（见表9-1）。如何开发后三种能力对任何一个管理组织来讲都是一个值得深度研究的重要课题。

表9-1　六种能力对组织管理贡献的比重和发挥的作用

能力	百分比	作用
服从	0%	按照既定方向执行和遵守规则的能力。
勤奋	5%	勤奋的员工具有责任感，他们不会选择捷径。他们尽职尽责，组织有序。
智力	15%	大部分公司都青睐天资聪颖的员工，因为聪明人渴望提高自身技能并且愿意向他人的最佳实践学习。
主动性	20%	高进取心的人不会等着被别人问，被别人教，他们总在寻找新的挑战并寻找新的方法来增加附加值。
创造力	25%	富有创造力的人是好奇的，他们常用的交谈用语是："这样会不会很酷？"
激情	35%	激情有时会让人们干蠢事，但激情却是让意向变为成功的"神秘调料"。拥有激情的人们会努力跨跃障碍，永不言弃。激情具有感染力，正如英国小说家福斯特所说："一个拥有激情的人胜过40个仅仅有兴趣的人。"
总和	100%	

加里·哈默认为服从是一个组织中最基本的，因此用不着加分。如果一个组织不能建立正常的秩序，那这个组织就不可能存在。同时，他又对六种能力在组织管理中的作用进行了深入的分析，以下就是他的分析：

中国有句俗话："什么样树开什么样花，什么样土地长什么样庄稼。"哈默同时也指出，组织中员工的三种潜能不是自然生长出来的，它们需要一种通过管理创新所创造的环境和土壤。现在许多单位还是停留在官僚体制管理模式当中，即通过命令和强制进行管理，在这种管理模式当中员工被迫"服从"，每个人都是"要我干"的精神状态，试想在这种状态下，员工怎么会产生主动性、创造力和激情呢？不可能！当前，在竞争如此激烈的情况下，管理方式的落后意味着什么呢？意味着生产效率低下、意味着关键人才要流失、意味着组织里没有士气、意味着对外部飞速变化着的环境的麻木、意味着领导者和管理者的思想僵化、意味着组织正在走向死亡。

三、激励（Motivation）

美国心理学家Frederick Hertzberg的二因素理论（Two Factor Theory）试图证明，个人对工作的态度在很大程度上决定着任务的成功与失败。Hertzberg研究证明，个人对工作的满意与否受两个因素制约：能给人们带来满意和心理成长的因素，通常都是工作内在的，即由工作本身所决定的激励因素（Motivation Factors）；而引起人们不满意的往往是一些工作外的因素，大多与人们的工作条件和环境有关，Hertzberg称之为保健因素（Hygiene Factors）。Hertzberg通过对两百多名美国的会计、工程师等白领工作者的调查，从而总结出了"二因素理论"（Two Factor Theory），又称"保健-激励理论"（Motivation-Hygiene Theory）。

保健因素处理不好，会引发员工的不满情绪；处理得好，则可以预防或消除这种不满。然而，保健因素并不能对员工产生激励作用，只能起到保持人的积极性、维持工作现状的作用。所以保健因素又称为"维持因素"。激励因素处理得好，不仅能够产生满意情绪，而且能够促进人们产生更好的绩效；如果处理不当，其不利效果顶多是没有满意情绪，但不会导致不满。激励因素源于工作内在的促发动力。

典型的保健因素：工作环境（working conditions），管理和监督（quality of supervision），薪水（salary），状态（status），安全（safety），公司（company），工作（Job），公司政策与管理（company policies and administration），人际关系（Interpersonal relations）。

典型的激励因素：工作成就感（achievement），工作成就得到的认可（recognition for achievement），工作上的责任感（responsibility for task），工作富有趣味（interesting job），高水平的工作要求（advancement to higher level tasks），晋升与成长（growth）。

二因素组合构成的四种情境：①高保健因素 ＋ 高激励因素：最理想的工作情境，员工具有较高的工作热情，鲜有不满情绪；②高保健因素 ＋ 低激励因素：员工没有不满情绪，但是也没有较高的工作热情，工作的目的就是为了薪水；③低保健因素 ＋ 高激励因素：员工存有高度工作热情的同时，对工作条件也有很多不满。这种情境往往出现于那些具有挑战性和鼓舞人心的工作，但是薪水和工作条件却差强人意；④低保健因素 ＋ 低激励因素：这属于最坏的工作情境，员工既无工作热情，又有大量怨气。

赫茨伯格等人把二因素理论运用于实践中去，提出了一种"工作丰富化"的方法，取代以前的"工作扩大化"。"工作扩大化"是通过增加工作的范围和责任来增加职工满意度的一种激励方式，"工作丰富化"则是让职工通过负责挑战性的工作、取得更大的成就、得到人们的承认、有更多的晋升机会等来提高工作效率、增加职工满意度的一种激励方式。前者重视的只是"量"的增加，后者则重视对"质"的挖掘。丰富工作内容是一个持续不断的管理职能，它使人们的工作更富有挑战性，使具有更高能力的人的才华得到显示，从而被提升到更高级的工作岗位。与保健因素相比，它对职工的态度有更长时期的激励作用。

第二节 麻醉医生需要创新和热情

医生素质是知识能力和医疗道德的综合体现，包括知识、能力、素养与品质三个方面。由于麻醉学科具有特殊性，麻醉医师素质的高低，与医疗安全有着密切的关系，因此麻醉医师应注重自身素质的培养。近年来，随着医学院校大规模扩招，麻醉学专业本科生和研究生的人数不断增加，大量高学历专门人才补充到麻醉队伍中，麻醉医师素质培养的内涵也应随之发生变化。“麻醉医师应具备什么样的素质？如何培养这种素质？”是每一位现代麻醉医师都要面临的问题。

一、应有热爱专业，献身麻醉的远大志向

作为麻醉医师首先应热爱自己的专业，热爱自己的本职工作。这与从事社会上任何专业一样，没有专心致志，没有为事业献身的精神，他在他所从事的领域内，是不可能有所作为的。现代临床麻醉专业是20世纪初才发展起来的，到20世纪中期才逐步形成较为独立的专业体系。历来的教科书都只把麻醉列为外科学的一个章节，不仅医学生对麻醉专业了解甚少，就是其他专业的临床医生对麻醉专业的了解也不多，广大患者更不了解麻醉医生的专业职责，以为麻醉医生就是打麻醉针，给患者打一针把患者麻醉后，睡着就无事了，加之早期无专门麻醉人员，外科手术较简单，外科医生兼做麻醉，患者麻醉好了，再上台作手术，把麻醉管理加药交给护士，因此在广大患者中，甚至在医务界都没把麻醉医生看得很重要，认为他们的病就是外科医生特别是主刀医生单方面给治好的。

然而，翻开外科学发展的历史，哪一点又离得开麻醉？乙醚麻醉的产生，开辟了外科大型手术的先河；控制呼吸的麻醉技术奠定了胸外科、颅脑外科的基础；体外循环技术的发明，开创了心血管外科新纪元；控制性降压，

低温麻醉，现代化的麻醉监测技术又把外科推向高速发展的新阶段。可以说麻醉是外科的“先行官”，是外科患者的“保护神”，特别是危重患者的治疗抢救更体现了它的作用。随着现代麻醉学科的发展，麻醉不仅局限于麻醉镇痛，保护手术患者的生命安全和给手术创造良好条件，还包括疼痛治疗，急救复苏与监测。所以作为麻醉医师应认识到麻醉专业在临床医学中的重要性。随着医学科学的普及和发展，人们的偏见已在逐渐克服，从今后的发展前景来看，该领域是大有作为的。

更何况，作为一名医务人员治病救人是医生主要宗旨，社会上有不同的专业和分工，医学也有不同的专业和分工，如果人人都想去挤热门专业，那么所谓的冷门专业不是没有人做了吗？临床医学如果缺了麻醉专业，好比人缺了一只腿，如何能攀登 21 世纪的医学新高峰？所以作为一个麻醉医师，首先应热爱自己的专业，干一行爱一行，行行出状元，只有树立把毕生精力献给麻醉事业的理想和决心，才能在该领域内有所作为，同时自己也能得到社会的回报与认可。

二、具有良好的医德医风和敬业精神

麻醉医师要树立“救死扶伤，为人民服务”的思想。提倡以患者为中心，不断加强医德医风的建设，对患者要有同情心，爱岗敬业，忘我工作，无私奉献。只有以维护患者利益为己任，才会有不断提高自己麻醉技术的使命感，并终身为之奋斗，才会想患者之所想，急患者之所急，对患者高度负责，才会尊重患者，把患者看作一个具有独立意志、独立人格的人，其价值观和权利受到充分尊重。

麻醉医师应热爱自己的专业，热爱自己的本职工作(Passion to work as a professional Anesthesiologist)。没有专心致志，没有为事业献身的精神，是不可能有所作为的。麻醉医师对事业要有高度的责任心。因为，只有树立起对麻醉事业、对工作的强烈责任心，才能谈得上激情、创新和精细，才能把工作做好。麻醉工作关系人命,如稍有闪失,就会给患者带来不幸,所以,事事处处均应耐心细致,如麻醉前详细了解病情,麻醉中严密观察生命体征,麻醉后定时随访,要把每一例麻醉都当成第一例麻醉来看待。如果把"责任"具体化,就应该做到:①爱岗敬业:承担起对医院、对患者、对社会的一份责任、简单地说,责任就是自己分内应该做的事情,也就是承担应当承担的任务,完成应当完成的使命,做好应当做好的工作。强烈的责任心是做好工作的重要支撑。②尽职尽责:作为医院和科室的一员,每一位员工都有一个岗位,履行责任就是要在本职岗位上尽职尽责。③团队精神:团结的标志不是没有矛盾,而是彼此协同配合,相互支持。

三、具有较强的创新意识和科研能力

麻醉医师要把握本学科和相关学科的发展动态。通过阅读中外文献,了解麻醉进展,深入了解学科中的热点问题。麻醉医师可以通过读书报告等多形式开拓视野,培养科研思维能力。通过广泛复习文献后对其感兴趣的某一领域进行文献综述,并向全科医师汇报。然后,每一个医师根据报告内容展开讨论,主要是针对这一研究领域的不足之处或研究前景进行探讨,寻找新的科研切入点,同时进行研究设计,这样在开拓视野的同时,使麻醉医师的科研思维能力大大提高。

在三级医院,麻醉科应该努力申请各种科研基金,争取建立麻醉实验室、研究室,力争做到在麻醉学科建设和发展上同外科的发展保持一致。对麻醉医师来讲,撰写科研立项申请书,是提高科研思维能力的有效手段。通过科研立项申请书的撰写,麻醉医师可熟练掌握科研选题及科研设计的全过程。论文的写作也是培养科研素质的途径。

四、激情成就事业

创新是灵魂,激情是翅膀。如果说"责任"是保证工作质量、做好一切事情的基础，那么，激情则是使工作效率倍增、取得巨大成功的精神动力。关于激情，可以从以下几个方面理解：

激情是源自对生活和工作的真诚热爱。人生需要激情，任何一个缺乏激情的生命，都不可能有质量。当一个人专注于某种事物并表现出强烈的兴趣时，就开始具有了激情。医院、科室、个人麻醉事业的发展，过去需要激情，今天需要激情，将来更需要激情。激情体现为压倒一切困难的拼搏精神。唯有把工作当成事业，才会不断进取，才会迸发无穷的活力和动力。唯有激情四溢、情绪高涨的团队，才能战胜困难、取得骄人的业绩。激情就是以压倒一切艰难险阻的决心和勇气，百折不挠、奋力拼搏，永不言败、永不放弃。

五、找回工作热情

医生是一个辛苦的职业，前途光明但道路曲折，偶有成就感，需要大公无私，因此急功近利者不少，工作激情容易消退，总之，幸福感不高，除非无比热爱此项工作。

难以忘记周围的同事曾说的一席话："刚刚参加工作的时候也是雄心勃勃的，想学习，想上进，不会的就去学，就去查。现在呢，工作5年了，会的，不敢弄了，不会的也不想去学了。最常有的感觉就是不想去上班，烦……"很多工作5年以上的同事是否都曾有过或正怀抱这种想法呢？的确，麻醉工作从技术上说，无非就是"打个腰硬"、"插根管"，只要是经过数月的临床培训，似乎都能顺利完成，因此，很多人就此懈怠了，满足于每天上班抽药、打药、停药，余下的时间聊天、打牌、看报纸……另一方面，中国医疗体制的不完善，使很多基层医生没有单位的支持，没有单位的保护，只要有人投诉，当事医生就得遭到处理，不管他是对还是错，他们能做的只有小心，小心，再小心，有点难度的不敢干了……还有一种可能，医院的管理存在问题，麻醉医生干得再多，只有基本工资和少得可怜的奖金，没有加班费，没有加时餐，加不加班一样，干多干少一样，那么，时间久了，工作热情就会越来越少。

首先，让我们重新思考"为什么而工作"？工作是为了人得以生活的来源，很多人是这么想的。他们认为，为了生活获取报酬，就是劳动的价值，就是工作首要的意义。诚然，这是工作的重要理由之一。然而，拼命工作，难道仅仅为了这一个目的吗？日本一位著名的企业家曾说，"工作能够锻炼人性、磨砺心志，工作是人生最尊贵、最重要、最有价值的行为。"一位修建神社的木匠师傅曾说，"树木里宿着生命。工作时必须倾听这生命发出的呼声……在使用千年树龄的木料时，我们工作的精湛必须经得起千年日月的考验。"木匠工作的意义在哪里？它的意义不仅在于使用工具修筑漂亮的房屋，不仅在于提高木工技能，更在于磨炼人的心志，塑造人的灵魂。对于我们自己，工作的意义正在于此。

将自己的一生奉献给一门职业，埋头苦干，孜孜不倦，这样的人最有魅力。只有通过长时间不懈的工作，磨砺了心志，才会具备厚重的人格，在生活中沉稳而不摇摆。生活在现代的年轻人承担着对未来的责任，在工作中不应好逸恶劳，不要逃避困难，而应秉持一颗纯朴的心和满腔的热情，全身心地投入到工作中去。工作热情源于乐观自信和心态积极，源于目标清晰和自我激励。一个富有激情的人，首先一定是个自信的人，对自己充满自信，对未来充满信心，相信通过自己的努力，未来一定是美好的。一个富有热情的人，一定是个乐观、积极向上的人，能以积极的心态去面对生活、面对社会、面对工作、面对所有的人，面对困难，能够积极寻求解决办法；面对挫折，能够及时调整心态，树立信心；面对失败，能够分析原因，总结教训，从失败中探索新的方向。一个富有热情的人，一定是个有理想、有目标的人，并乐意为自己的理想和目标付出时间、精力和财富。一个富有热情的人，一定是个善于自我管理的人，能够管理好自己的情绪和时间，分配好自己的精力，调配好所有的资源，能够约束自己的行为，树立坚强的信心，不断激励自己进步，不断追求完美。

医学工作是挽救生命、呵护健康的一项神圣的工作，麻醉医生正是为了解除人类痛苦、保障生命安全而工作，这是多么有意义的事情啊！可是，是谁剥夺了我们曾对医学工作的热情？

长时间地在某一环境下工作之后，人们很容易成为技术娴熟的工作骨干，但日复一日地重复相似而琐碎的事务，就有一种被掏空了的感觉，自己无法左右自己的工作。再加上很少得到上级的表扬，或者经常得到不好的评价，这样就很容易会有一种无助感，从而导致工作情绪低落。其实出现这种情绪，主要是因为这些人只知道单一工作，而没有明白自己工作的价值。其实只要在工作中树立起使命感，明确自己要实现一定的价值，就能在个人工作中产生前进的动力。

长期被动地工作必定会使人产生一种抵触情绪。其实，只要想象目前就业形势这么严峻，要是在目前岗位上不努力提高自己各方面水平的话，很有可能被那些怀中揣着硕士、博士学历的"后辈"们"抢"了手中的饭碗。要想自己救自己，只有迫使自己树立起使命感，以制止自己走下坡路。如果你是科里的领导人员，但是当众报告、进行学术研讨又是你最心慌的事情，那就每天迫使自己对着镜子练习演讲；要是你是一位麻醉护士，每天忙碌在枯燥的抽药、配药，运送患者工作中，那就迫使自己心里多问问"可能这个患者5分钟后就呼吸抑制了，如果这时再来了一个烦躁的小孩，我怎么办？"在相对轻松的工作中主动设定风险和思考处理方案；倘若你是一个在麻醉科2个月的医学生，每天只负责麻醉准备而重要操作只能观摩，那么你就多向你的指导老师提问，从前辈的麻醉经历中积累自己的经验；假如你是一位临床一线的麻醉医生，每天都用最普通的药物重复做几种小手术，那么你就硬着头皮迫使自己认真学习最新的专业知识、多记几个专业单词，多参加学术会议…… 一旦在工作中树立起使命感，就会主动地为自己出点儿难题；每天都有难题处理，自然就会活得充实；坚持不懈下去，就能发现自己每天都在进步，每天都会感到快乐。

"热爱工作"、"把工作当乐趣",话虽这么说,但做起来就像僧人艰苦修行一样,并非易事。所以,若只是当苦行僧,一味强调吃苦耐劳而没有快乐,那也很难持之以恒。因此,必须要从工作中寻找快乐。

想知道乐在工作的秘诀是什么吗?"cheers"六个字母就是全部的答案。C:Career(生涯认知);H:Happy Working (工作态度);E:Enable(学习能力);E:Enrich(生活与视野);R:Relationship(人际与团队);S:Success(绩效表现)。

在临床工作中,面对每一例患者,都当成自己的亲属、朋友一样对待,寻找最好的麻醉方法、选择最合适的用药,当获得平稳的术中麻醉,快速、安全而舒适的苏醒,得到患者满意的点头、微笑……让每一位经历麻醉的患者获得最安全舒适的围术期体验,无疑是临床工作中追求的最大快乐,我们的工作应该时刻为获得这种快乐而努力。而在相对枯燥的科研工作中,获得每一步进展,即使微不足道,也应该直率勇敢地表达出快乐;当研究成果受到别人的夸奖时,就要诚挚地表示感谢。继而将这种喜悦和感动当做精神食粮,然后继续投入艰苦的工作。因为小小的成功就能感到喜悦和感动,这样多好!要想坚持这种枯燥的研究,有了研究成果,就应该真挚地把高兴劲儿表达出来。这种喜悦和感动能给我们的工作注入新的动力,特别是现在研究经费不足、研究环境很差的条件下。要把研究做下去,我们就要为每一步小小的成功而庆祝,这样才能给我们增添新的勇气。要抱有一颗善被感动的心,要诚挚地对待生活。请把感动带来的能量当做动力,更加努力地工作!这就是在漫长的工作生涯中保持热情的最好方法。

让我们的团队保持源源不断的工作热情,这是每一个优秀领导者的工作目标。美国通用食品公司总裁C·弗朗克说:"你可以买到一个人的时间,也可以买到一个人到指定的工作岗位,还可以买到按时计算的技术操作,但你买不到热情,而你又不得不去争取这些。"作为一个领导者,首先,应在合适的场合和时间尽可能地施展你的个人魅力,让员工忠心耿耿追随你,例如如何在你的每一次讲学报告、每一次开会总结、每一次科室活动中将才能很好地表现，首先应让员工看到你的工作热情。其次，创造良好的工作氛围和工作环境，形成以具有道德心、责任心、学习力的工作团队，这在临床麻醉这一高风险、高效率的医疗行业中尤为重要。再次，合理地分配人、利用人，做到各尽其才、各有所用，对于老员工要多鼓励、多赞美，让其感觉到科室离不开他们，但又需要他们保持学习的动力；对于新人要多观察和因材施教，让其融入这个工作环境和团队。最后，建立具有人性化的规章制度及薪资待遇及晋升制度，即建立有效的激励机制，对于整个团队的发展极为重要：激励的目的是为了提高员工的积极性，激励应包括激发和约束两层含义，它不全是鼓励，更不等于平均分配，尊重员工的正当需求是激励的基础。激励员工应注意建立科学的、公正的激励机制；将精神激励与物质激励并重；综合运用工作激励和参与激励；进行分层次激励、个性化激励。

第三节　营造创新、热情与激励的科室环境和文化

随着医学和麻醉学科的发展进步并不断壮大，我们面临的挑战日益巨大，我们需要创新，才能面对和应付挑战。但是，总体来说，麻醉学科存在创新机制不够完善、创新性人才不足(缺乏高端型的人才)、麻醉医生创新意识不强、麻醉学科的激励机制不到位等问题。如何营造一个具有创新、热情和激励的麻醉学科，是值得我们深入探讨的问题。要使麻醉学科真正焕发出创新的活力和动力，首先需要一个能孕育创新的环境，好的创新环境会不断地孕育出大量的创新思想、不断地形成创新成果、不断地促发创新扩散。

当然，对于麻醉学科来说，创新不仅仅存在于科研方面，临床麻醉、麻醉教学等也是大有可为，这需要科室领导者和每一位科室员工发动积极性和热情。对于麻醉学科管理者来说，具备创新思维是关键。同时能够为年轻后备人才营造脱颖而出的机制和氛围，鼓励创新，宽容失败，在日常工作中

对有创新之举、有创新热情的人，不能采取一事论成败的做法，积极地帮扶，让他们有一个良好的工作生活和心理环境。

一、科室文化建设

个人文化是每个人在成长过程中形成的分析问题、处理问题的风格，包括个人习性、对问题的看法和处理方法、人生观、价值观等；个人文化融合汇成科室文化。团结是科室良好文化氛围形成的决定因素，俗话说家和万事兴；科主任及科室管理层的工作方式和处理问题的风格有表率作用，同时可影响甚至改变下级医生的个人文化。科室应引导和弘扬进取向上的正气的良好氛围，加强爱心、责任心、同情心、感恩心及沟通能力的培养，提倡换位思考处理问题的方法。

良好的科室文化建设，可以有助于营造一个具有创新、热情和激励的麻醉学科，其最终目标是提高医疗服务质量，为患者提供最满意的服务。开展形式多样，内容丰富多彩的文体活动，在培养职工集体主义意识，增强科室的凝聚力、感召力、向心力等方面能起到不可估量的作用，是搞好科室文化建设的有效载体和不可缺少的形式。科室文化在科室的建设和发展中可以发挥积极的推动作用，积极开展具有科室特色的文化建设，能够有力促进临床、科研等各项工作的全面发展，为医学教研工作不断注入新的活力。

二、营造鼓励创新的激励环境

创新激情淡化的原因之一，是创新活动激励机制的不健全。如果创新活动的出现，得不到应有的肯定和鼓励，其实就等于怂恿非创新活动。激励机制具有鼓动和导向作用，任何一个群体，都需要对该群体应具有的优秀品质进行倡导的激励机制。员工激励策略包括：岗位稳定并对工作完全满意；新项目挑战；干与兴趣有关的工作；良好的工作环境；在医院中得到提升与发展；系统持续的培训；热情帮助员工解决问题；管理者对员工的诚实；感受公平、尊严、成就；争取高奖金分配；树立一个对手。

近几年很多医院手术科室发展都很快，手术量倍增，手术台次不能满足临床要求，麻醉医生工作负荷大。随着人们生活水平的提高，思想观念的转变，医疗服务质量有了新的要求，需要更好的服务，更温馨的服务，人性化的管理。因此，有必要营造创新、热情的激励环境，提高麻醉医生积极性，激发工作热情，加强责任心，使之加强学习，提高业务能力，提高麻醉科室整体素质，为患者解除病痛，为手术科室营造一个良好的和谐、轻松手术空间。

作为医生，“救死扶伤，治病救人”是医学科学赋予的神圣使命，不断提高临床诊断和治疗水平是医生应有的不懈追求，而做好临床科研工作，不仅能够充实和发展前人创造的知识宝库，而且对于全面提高临床业务水平也有积极的推进作用。因此，当今的医生应具备“实事求是，循序渐进，敢于创新，无私奉献”的精神，这是我们积极参与临床科研工作的关键，也是与时俱进和不断开拓进取的要素。

培养医生的创新能力要从医生的教育开始。所谓创新教育是通过有目的、有系统的创新教学与训练，使年轻医生树立创新意识，培养创新品质，开发创新思维，初步掌握创新技能技法，从而提高医学生创新素质的新型教育。培养年轻医生成为有基础知识、有预见性的临床人才和有临床知识、有预见性的基础人才，创新意识和创新能力教育成为目前教学医院继续教育的一项重要的任务。教学医院必须把培养年轻医生的创新能力放在重要的位置，为医学事业的可持续发展培养富有创新精神的实践型医学人才。

1. 树立创新教育观念，培养医生的创新能力

“填鸭式”的教学方式不能把医学生培养成充满探索精神和改革精神、而且有强大创造能力的人才。应该充分发挥医学生在学习中的主体作用，培养主动性、积极性、独立性，充分挖掘医学生的潜能。在教给医学生基本知识和基本理论的同时，更重要的是教给他们好的思维方式，培养创新思维能力，着力培养出会学习、善思维、勤探索、能创造的创新型医学人才。

2. 通过临床科研,促进专业知识学习和培养创新意识

"墨守成规,满足现状"是科学的大敌。也许有人认为对于普通人而言,"创新"是高不可攀的。但是诚如爱因斯坦所言"机遇只偏爱有准备的头脑"。在我们日常的工作中,就时时处处闪烁着创新意识的火花。对于科研能力和经验不足,而又缺乏科研基金支持的年轻医生而言,迈好科研工作的第一步是极为重要的。年轻医生首先要抛弃"好高骛远,急功近利,大事做不得,小事不肯做"的浮躁和消极思想,从临床实际出发,从身边司空见惯的小事入手,发掘有价值的科研课题。例如,钠石灰是我们每天都要依赖的吸入性全麻药物吸收剂,或许我们经常需要更换钠石灰,但是否有人对钠石灰反应的效率、影响因素等提出过问题:多久需要换一次?每次换多少?如果新旧混杂对反应的效率影响多大?随着使用时间的延长,对吸入性麻醉药吸收速度有多大的影响?同一种钠石灰在不同麻醉呼吸系统中效率有差异吗?影响因素是什么?最终对患者产生什么影响?真的有肾损害吗?……其实,在我们每天的麻醉中,太多这样看起来普通却蕴藏着极大学问的"小事"。

毫无疑问,从自己工作的实际出发,开展临床科研工作是切实可行且易于掌握的方法。从临床实践出发,开展科研工作,目的明确,花钱少,可操作性强,容易在短时间内取得成果,并且能够为以后更高水平、更高层次的临床科研打下基础。确定感兴趣的某一临床问题后,就要进行全面深入的检索,以了解国内外研究的前沿进展。在收集资料、大量阅读文献的过程中,势必使我们开阔了视野,丰富了知识,并且提高了外语水平。同时,撰写综述,可培养我们客观地评价不同学者的研究观点,并且提高全面地加以归纳、整理、综合的能力。尽管医学生在临床科研的道路上刚刚起步,但也不能一味地重复前人的工作。只要在日常工作中注意训练创造性思维,培养创新意识,才有可能在科研工作中作出一点成绩。在积累了一定的科研经验之后,就要避免低水平的重复简单的临床观察,要发奋进取,孜孜追求,百折不挠,努力参加到科研工作中去。"路漫漫,其修远兮,吾将上下而求索"。

面对临床科研的漫漫征途，医学生应以坚韧不拔的毅力，为人类医学事业的发展作出自己应有的贡献。

3. 培养团队协作精神和奉献精神

无论是科学研究还是手术室中麻醉患者，都需要团队的协作，一个患者从进入手术室进行手术到平安地回到病房，如没有外科医生、麻醉医生和护士的密切配合，是很难想象的。因此，正如本书第二章中论述的那样，处理好医护人员之间的关系十分重要，这对于整个团队在临床、在科研上能拧成一股绳，都是不可或缺的。学术研究不是沽名钓誉的手段，而是一项艰苦的探索性工作，容不得半点虚假。科研工作更需要有忘我无私的工作作风，实事求是的工作态度和团队的协作精神。因此，奉献精神和协作精神应该是每一位医生所必须具备的美德。依靠一个人去完成一个重大的科研项目，是不可能实现的。在麻醉医生的教育中，我们要培育每一个人的协作精神，避免以自我为中心的倾向，养成互相尊重、互相学习、取长补短的良好习惯。

三、自我激励

自我激励是指个体具有不需要外界奖励和惩罚作为激励手段，能为设定的目标自我努力工作的一种心理特征。德国专家斯普林格在其所著的《激励的神话》一书中写道："强烈的自我激励是成功的先决条件。"人的一切行为都是受激励产生的，通过不断的自我激励，就会使你有一股内在的动力，朝所期望的目标前进，最终达到成功的顶峰-自我激励是一个人迈向成功的引擎。常用的自我激励的方法和技巧包括：

1. 找到一个理由(Have a cause)

"在激励里，没什么比理由更有力了。这些理由能在困难当前时把你激发起来。它能让你去做一些看起来不可能的事。"尽管也有其他一些动机理由能临时刺激你，然而与你休戚相关的那些目标能无限期地激发你。这是一口永不干涸的激励泉水。什么时候你觉得没动力了，就去找找自己的目标以获得动力的源泉。

2. 要有一个梦想,一个够大的梦想(Have a dream. A big dream.)

许多人惊奇地发现,他们之所以达不到自己孜孜以求的目标,是因为他们的主要目标太小、而且模糊不清,使自己失去动力。如果你的主要目标不能激发你的想象力,目标的实现就会遥遥无期。因此,真正能激励你奋发向上的是,确立一个既宏伟又具体的远大目标。

"能摸多高我就长多高,能探多远我就走多远,能看多深我就看多深,能做多少梦我就做多少梦。"你的目标动力对于激励来说是个挺有力的来源,但还是太抽象。你得把它具体化成一个梦想。想象一下未来的世界会怎样。想象一下人们怎么生活工作。如果你无的放矢,根本没法激励自己,所以做一下白日梦还是挺重要的。想想打篮球的人,如果根本没有篮筐去投,谁还有动力啊?那就没有了。他们需要目标,你也是。不然你白日梦拿来干嘛。但光有白日梦还不够,这个梦得足够高远,那才能激励你。它得既现实主义又不是可以一蹴而就的。它还得能迫使你离开安逸的环境去大展身手。

3. 要有饥渴感(Be hungry)

"'想要'什么那还不够。你一定要对它充满渴望。你的动力一定要足够霸道,那才能跨过总是出现在路上的那些障碍。"要想真正得到激励,你得不仅仅是"想要",还要是"渴望要"。仅仅是普通欲望没法帮你渡过困难,因为你又不是非要不可。很多时候,有没有饥渴感就是将军和士兵的差别。

怎样才能有饥渴感?这里就得看你的动机目标和梦想了。如果你又有关心的目标又有和之相关的白日梦,你就该有一种饥渴感才对。如果你认为自己正在丧失这种饥渴感,你所要做的就是再一次连结起目标和梦想,让它们继续激发你并给你带来饥渴。

4. 让往事如烟飘走(Let go of the past)

"搞定每一天,你就能做任何能做的事。"随你相不相信,你的过去在扰乱军心上可谓极具杀伤力。你还不知道，就给它扯了后腿。它给你背上了太重的负担。不过，好消息是这些负担你根本用不着去背。拿下来扔掉吧。过去你可能犯了错，可能因为自己的所作所为让人大失所望。但都过去了，再怎么样你都没法弥补了。今天就是一个新的一天，你又有机会重新来过了。不管过去你多么不走运，你仍然前程似锦。别让那些过去的负担束缚了你。

5. 离开舒适区

不断寻求挑战激励自己。提防自己，不要躺倒在舒适区。舒适区只是避风港，不是安乐窝。它只是你心中准备迎接下次挑战之前刻意放松自己和恢复元气的地方。

6. 把握好情绪

人开心的时候，体内就会发生奇妙的变化，从而获得阵阵新的动力和力量。但是，不要总想在自身之外寻开心。令你开心的事不在别处，就在你身上。因此，找出自身的情绪高涨期用来不断激励自己。

7. 撇开朋友

对于那些不支持你目标的“朋友”，要敬而远之。你所交往的人会改变你的生活。与愤世嫉俗的人为伍，他们就会拉你沉沦。结交那些希望你快乐和成功的人，你就在追求快乐和成功的路上迈出最重要的一步。对生活的热情具有感染力，因此同乐观的人为伴能让我们看到更多的人生希望。

8. 做好调整计划

实现目标的道路绝不是坦途。它总是呈现出一条波浪线，有起也有落。但你可以安排自己的休整点。事先看看你的时间表，框出你放松、调整、恢复元气的时间。即使你现在感觉不错，也要做好调整计划。这才是明智之举。在自己的事业波峰时，要给自己安排休整点。安排出一大段时间让自己隐退一下，即使是离开自己爱的工作也要如此。只有这样，在你重新投入工作时才能更富激情。

9. 敢于竞争

竞争给了我们宝贵的经验，无论你多么出色，总会人外有人。所以你需要学会谦虚。努力胜过别人，能使自己更深地认识自己；努力胜过别人，便在生活中加入了竞争“游戏”。不管在哪里，都要参与竞争，而且总要满怀快乐的心情。要明白最终超越别人远没有超越自己更重要。

（贺秋兰　上官王宁　黄文起）

参考文献

1. 管理创新与主动性、创造力和激情. http://www.chinasexq.com/html/news/manage/2008731101119724.shtml.
2. Harold F. O'Neil Jr, Michael Drillings, eds. Motivation: Theory and Research. Lawrence Erlbaum Associates. NJ, 1994.
3. 万学清，王泉云. 麻醉医师应有的素质和修养. 中国医学伦理学，2002，16：38-40.
4. 杨朝仁. 创新的激情和理性. 特区实践与理论，2006，1：52-54.
5. 杨承祥. 麻醉科管理模式与理念的探讨. 国际麻醉学与复苏杂志，2006，27：64-66.
6. 徐铭军. 麻醉医生与人文关怀. 麻醉与监护论坛，2004，11：369-370.
7. 于军，王云. 论现代麻醉医师应具备的素质. 现代医院管理，2006，14：44-46.
8. 自我激励. http://wiki.mbalib.com/wiki/%E8%87%AA%E6%88%91%E6%BF%80%E5%8A%B.
9. 自我激励的6种技巧. http://3us.enghunan.gov.cn/viewthread.php? tid=21507.
10. 自我激励的二十种方法. http://www.js.xinhuanet.com/zhuanlan/2005-08/29/content_5000652.htm.

第10章

在压力下工作

我国正处于飞速发展的变革时期，尤其是近年来医疗卫生改革深化带来的冲击和人们法律意识的增强，更加重了我国医务人员的工作压力，由此产生的健康问题也越来越成为人们关注的焦点。工作压力，又称职业紧张，一般是指在某种职业条件下，客观需求与主观反应之间失衡而出现的（可感受到的）心理变化和心理压力，以及由于不能满足需求而引起相应的（可察觉到的）功能性紊乱。而压力源是指能够引起压力反应，干扰人体恒定状态的所有内外环境变化；工作压力源则为能引起个体压力反应，干扰人体恒定状态的工作环境因素。

2003年，一项针对三家医院医务人员的调查表明，42.1%的受调查者存在情绪衰竭，22.7%存在情感疏远，近半数医务人员缺乏成就感。另一项调查也显示，73%的医务人员对工作现状不满，92%对收入状况不满意；90%感觉到工作压力很大，经常有消极情绪的医护人员接近1/4。据统计，目前国内医生患抑郁症的概率高达25%～30%，为普通人群的4倍多；而患抑郁症的医生自杀的风险性更高，男医生为普通人群的3.4倍，女医生则高达5.7倍。由此可见，医生的职业倦怠现象非常严重，心理压力大，与其他群体相比，医生是心理疾病易发群体之一。作为医务工作者中的一个群体，麻醉医师也在日益增加的压力下工作。

第一节　压力是什么

一、战或逃避综合征（Fight-or-flight syndrome）

经过了居住窑洞，狩猎捕鱼的时代，为了跟踪猎物，反抗激烈的袭击，或者逃出敌人的抓捕，人们的身体渐渐地由防御系统武装起来，达到了现在的这种既定状态。当面对一个不够和谐的工作环境时，人们的这些本能的反应仍旧存在，只是没有那么明显。我们的身体面对这如猛虎的挑战所产生的，包括流汗、新陈代谢加速、血压升高、心跳加快、呼吸急促，以及血液冲向肌肉等一系列即时反应，被称作"战或逃避综合证"。这些身体的功能都受制于神经系统。例如，一个员工，站在暴怒的上司面前，由于不能用"逃跑"或者"反抗"来缓解这种身体的高压而会产生无助的感觉。接下来的几小时或几天，因为这种积聚的能量不能被缓解，员工会出现挫败感。这种因为累积起来的延迟的身体反应让我们的身体产生功能紊乱性精神紧张。不过，在讨论精神紧张之前，要先深入了解一下身体对威胁和困难的适应性。

二、一般适应症候群

海斯·西来，压力理论研究之父，是 20 世纪初期的一位加拿大内分泌学家，穷其毕生精力，致力于研究压力反应的生理，他称之为一般性适应症候群（general adaptation syndrome）。他观察到，此症候群重复地及一致性地发生，无关于压力源的本质。他主张：①身体的生理反应总是相同的。②如压力持续存在，它是遵循着一个一、二或三期的形式，即-警觉期、反抗期，及有些个案的衰竭期。

警觉期，是身体对压力源刺激的第一个反应阶段，当身体面临压力源时,立即迅速动用生理和心理的防御机制。如果个体反应得很恰当,安全渡过这个阶段,生理反应随即进入反抗期。

反抗期,身体将继续维持抵抗该能力,副交感神经系统引发一系列的反应,使身体重新建立身体防御能力及修补受伤的区域,以回复身体的恒定状态,促使警觉期所造成的反应如激素的浓度、心跳率、呼吸、血压等特征在此阶段都逐渐趋向正常和稳定。此阶段的抗拒力强,而且维持的时间可以很久,若此期间,生理功能能够恢复正常,表示个体已能有效适应,若压力刺激作用太强烈,个体无法有效克服,便容易进入衰竭阶段。

进入衰竭期后,个体已无法应付压力源,丧失适应能力,生理调节机制呈现主见消失趋势,并且容易造成长期严重的心理问题。衰竭期中,警觉期会再度出现,但为不可逆的反应,容易致使机体精疲力竭,陷入崩溃状态,如果无法消除压力源以改善机体状况,则可能导致死亡。若压力适应过程中,除了原压力源以外,在压力适应的初始阶段再介入一个压力源,个体反抗期的适应能力状况将大为降低,导致衰竭期提早出现。

三、压力的定义

压力(stress)为拉丁字(stringere)的衍生字,即紧紧拉住(to draw tight)的意思。Stress 大部分译成“压力”,亦有学者对于 stress 的字面译为“应激”。在不同领域中,“压力”更具其涵义,因为压力一次被广泛使用,主要包括躯体性、生理性、心理性、社会性压力等。

海斯·西来将压力定义为:当压力源的刺激使个体为应付外界加诸于自身之超出自我调试功能的需要与改变时,进一步所产生的系列性非特异性反应(nonspecific response)。所谓非特异性反应是指人类系统无法对压力源做选择性的反应,且会影响全部或大部分系统的反应。

西来将压力分为两种以说明压力的本质:

负向、不好的压力(distress):又称为苦恼或窘迫感,如环境不佳、丧偶、考试不及格、性行为困扰、人为灾难、天然灾害等。

正向、良好的压力(eustress):指一些令人愉快、对健康或个人有好处的压力经验,如结婚、有计划的怀孕、度假等。

第二节　麻醉医师的压力源

一、麻醉医师的压力源

1. 工作性质

麻醉医师在围术期的职责不仅包括解除患者疼痛,为手术操作提供方便条件,更重要的是守护患者的生命安全,真可谓“健康所系,性命相托”。这就对其技术性、紧张性和责任心提出了高标准和严要求。由于目前医学科学发展程度和所及的仪器设备的限制,麻醉医师面临的患者危象的发生具有很强的不确定性和突然性,而且,此时要求采用处理措施果断、迅速、有效,否则后果非常严重,影响患者的生命。在施行急诊患者的麻醉时,往往对患者的既往病史信息掌握不充分,且急诊患者多处于危急状态,需要医师根据有限的情况作出正确的应对;危重病患者的麻醉,由于病情危重,处理技术含量要求高,即使竭尽全力,病情也可能没有好转,甚至恶化,如果一不小心就会带来严重的不良后果。因此,麻醉医师经常处于患者生死悬于一线的紧张工作环境中,经常面对许多急症抢救、生离死别、疾病威胁、技术更新等,临床上患者病情千变万化,不确定因素多,必须随时观察患者的病情变化,并迅速作出反应。在手术麻醉过程中思想要高度集中,体力要耐劳持久。长期在这样一个充满应激原的环境里工作,超负荷运转,身心疲惫,这样的高风险工作本身就使麻醉医师承受很大的压力。

2. 工作负荷大

临床麻醉工作的业务量增长迅速。这一方面是由于我国经济的高速增长，社会医疗保险发展事业有了长足发展，人们对医疗卫生服务的需求日益增长，这使得接受手术治疗的患者增多，而麻醉医生数量普遍不足；另一方面，随着医学技术的进步，麻醉医师不仅仅局限于手术室内，开展了许多新的手术外的麻醉，如无痛人流手术、胃肠镜检查麻醉、分娩镇痛。麻醉医师需要不断学习新的医学技术，教学医院医师还要承担教学任务、科研任务。值班时需要随时处理突发、紧急病例。繁忙、无规律的工作，易使医师的生理、心理健康状况变坏，脑力和体力劳动超过自身的承受能力，工作效率降低。工作负荷大、医师私人时间经常被中断、家庭-工作时间冲突是导致其精神紧张的重要因素。

3. 工作场所

手术室既是一个融合了社会学、技术学、生物学和心理学的复杂体系，也是一个充满焦虑、变化、沟通障碍的场所。这种环境带来的许多不良刺激既影响患者又影响麻醉医生：许多有毒有害的致病因素，如细菌和病毒、消毒药物及治疗药物、针刺伤、电离辐射及非电离辐射，以及拥挤的工作空间、不适的气味，加之工作相对单调、重复、自主性差，工作负荷过重且比较琐碎等。麻醉医生在手术室内看到听到的很多是痛苦呻吟、抑郁悲伤等负面情绪，而情绪本身是可以传染的。

麻醉医师在工作过程中不可避免会接触病原微生物、化学消毒剂、放射线、麻醉废气、烧灼组织产生的有毒气体等职业致病因子。这些因子可能导致皮疹、癌症、生殖障碍等疾患。新发传染病也使麻醉医师的职业安全受到威胁，例如，在严重急性呼吸综合征（SARS）流行期间，在抢救患者工作时，麻醉医师进行气管插管，是战斗在最前沿的医务工作之一，面临着很高被感染的风险。对传染病的恐惧和面对重大疾病时的无力感，也是造成医师心力交瘁的重要原因。另外，目前医患关系紧张，“医闹”横行，麻醉医师在工作时也有受到暴力袭击的隐患。

4. 人际关系

手术室是一个复杂多变的环境，很多时候麻醉医生面对的是饱受疾病折磨、心理状态不同、文化层次不同的患者，面对患者的愤怒、恐惧、悲伤等情绪变化而没有选择余地，必须面带微笑地对待患者。

麻醉医师在医疗实践过程中，存在着大量的医患、上下级、医医、医护之间的关系。患者医疗效果期望过高、上级的信息反馈是否及时、医师之间的沟通氛围、医师与护士之间的合作是否融洽等都影响着医师的工作效果。

(1) 医患关系　患者对医师的不信任、对治疗效果的投诉，照顾危重患者和对患者的感情投入程度是影响医师工作满意度的重要因素。随着患者及其家属法律意识和自我保护意识的提高以及《医疗事故处理条例》、举证倒置等法规的颁布实施，患者正逐渐从以往完全的依赖于医师的角色向医疗决策合作者角色转变。相对于患者权力的扩大，医师的自主权日益减小，在工作时使包括麻醉医师在内的所有医务工作者工作压力明显增加。相较以前，目前医患关系紧张而淡漠。

(2) 医师与其他医务人员的关系　麻醉医师是与一个专业技术团队合作共事的。良好的人际关系可以促进个人和组织目标的实现，而不好的人际关系则会使员工产生相当的压力感。因此，医师与医师、医师与护士及其他医务人员的人际关系好坏，也影响着医师的工作压力水平进而影响医师业务水平。麻醉医师与麻醉医师及外科医师之间存在着大量的诊疗合作、业务指导、学术交流等等关系。在麻醉操作过程中，若操作不顺利，将面临外科医生的催促和不信任等。外行领导的干预使人精神不愉快等。研究表明，上级医师对下级医师的日常工作有着重要影响。上级医师投入越多的时间和精力对下级医师进行监督管理和培训(包括反馈和评价)，下级医师对自己职位的满意度就越高。同时，医疗活动需要医师与麻醉护士之间的密切合作。因而，医护之间的依赖性越强，医护之间的关系是否融洽，就会对医师的行为、心理产生较大的影响。除此之外，领导层管理不力、官僚化的组织结构、与科室领导关系紧张等等，也会损害麻醉医师的心理健康。

5. 社会支持

当前我国处于社会转型期间，医疗卫生体制改革相对滞后，全民医疗保险体制尚未建立，相关法律法规也不健全，群众“看病贵、看病难”现象突出。公立医院虽被定位为非营利性医院，却得不到政府足够的财政支持，承担着自负盈亏的经济压力，只能在政府与市场的夹缝中寻求生存与发展，模糊的定位使得医师在提供优良卫生医疗服务的同时还承担着经营创收的重担。随着经济发展，人们的价值观念也发生着剧烈的变化。临床医师从事的是高风险、高压力的职业，但其收入相对于社会上一些职业而言较低，个人价值没有得到社会的肯定，长期的付出与获得不平衡，使得医师背负着专业、经济、心理上的负担；再加上有关媒体不顾客观事实，片面渲染医疗行业的个别不良现象，这些丑化医师的舆论，直接影响到医疗服务的质量、安全和医师在医疗活动中的行为，激化了医患矛盾冲突，也大大损害了医院和医师的社会形象与社会声望。麻醉医师作为医务工作者的一个群体，面临同样的上述社会环境。

6. 家庭因素及社会事件

人们通常把家庭看得很重，婚姻困境、父母的赡养、家中小孩管教等问题常常使员工分心、给员工带来压力。而麻醉医师由于平时工作繁忙、工作不规律，花费在家庭生活上的时间有限，与家人的交流较少，久而久之，与家人的关系就容易疏远。麻醉医师在职业生涯早期，因为工作时间过长且缺乏弹性、养育子女的负担较大、缺少配偶的感情和生活支持，极易产生职业倦怠心理。

麻醉医师亦作为一个社会的自然人而存在，因此也必须面对其他非麻醉医师职业的人群所面对的社会事件带来的压力。从众多的心理社会压力量表中可见，带来较大压力的事件依次是配偶亡故、离婚、家人或好友亡故、夫妻感情破裂或经常吵架、失恋、个人损伤及疾病、结婚、怀孕、财务状况改变、子女的学业及就业和婚姻问题、邻居或同事纠纷等。

二、个体差异对工作压力的影响

1. 人格特质

A 型人格者总是不断驱动自己要在最短的时间内干最多的事，并对阻碍自己努力的其他人或事进行攻击，具有好胜、时间紧迫感强、对职业成就的过度追求和承诺等特质。由于具备了这些特质，A 型人格者常常处于中度或重度焦虑状态。不少研究表明，各种工作压力与 A 型性格之间存在着交互作用，可能产生多种不良的躯体反映，并最终导致心脏疾病。

2. 个体认知

个人认知是潜在压力环境与个人反应之间的一个中介变量。人的知觉不同，所体验到的压力也不同。同样面对着现代复杂多变的医疗环境，麻醉医师们对自己所从事职业的感知体验各不相同，有的医师认为这是一个刺激的、令人兴奋的职业，体验着救死扶伤这一神圣职责所带来的巨大成就感；而同时，也有一些医师认为其工作负荷过大，身心俱疲，充满了职业倦怠感，具体表现为感情耗竭、人格解体和低个人成就感。不同的感知影响着麻醉医师采取积极的或消极的态度去面对日常工作。

3. 职业发展阶段

麻醉医师被称为“手术室内的内科医师”、“手术室内的患者生命保护神”。这样的职业特性，决定了麻醉医师只有具备了丰富临床经验和掌握娴熟技术，才能从容应对诊疗过程中出现的各种情况，取得较好的麻醉管理效果。而年轻医师处于职业生涯的成长阶段，参加工作时间短、临床实践有限、适应能力和应对能力不足；又要不断补充更新专业知识和接受技能培训、参与课题项目，工作量大、时间紧张。也有研究认为，年轻医师面临着较大的失业风险，害怕得不到工作机会和患者的认同，以及因年轻医师之间的不良竞争而导致人际关系失和与士气不振。

第三节　过度工作压力的个人及社会效应

与工作有关的压力是危机健康和生产力的主要因素之一。在美国，每年有 60 万人的心脏病发作以及 2 900 万人患心血管疾病可归咎于工作压力。在北美，对每年因工作压力引起的生产力损失进行价值评估，大约有 3 000亿美元，而在欧洲则有 9 000 亿美元。对工作压力引起的身心疾病的治疗也成了卫生保健主要支出。

一、生理效应

工作压力所致紧张反应，在急性期主要以肾上腺素和去甲肾上腺素的升高，慢性期则主要是糖皮质激素的变化。生理紧张反应主要包括植物神经系统、内分泌系统和免疫系统的反应。长期职业紧张还可诱发紧张相关疾病，即身心疾病(psychosomatic diseases)。表现为免疫系统、心血管系统、骨骼肌肉系统和胃肠道系统等方面的疾病，如高血压、冠心病、心肌梗死、胃溃疡、溃疡性结肠炎、糖尿病、甲状腺机能亢进性精神病等。一般认为紧张通过下丘脑-垂体-肾上腺轴系统对免疫功能产生抑制作用，可减弱机体对传染病、肿瘤的免疫功能，而心跳加速、呼吸加速、血压上升、紧张性头痛、背痛、难入睡或睡太多、食欲减低或暴饮暴食、肌肉僵硬、过度活动或不活动、口干、腹泻便秘、缺乏性欲等则是非常常见的症状。职业紧张对生殖系统也有不利影响。例如，职业紧张可通过下丘脑-垂体-卵巢系统，出现与生殖有关的内分泌障碍，进而导致月经紊乱和停经。

二、心理效应

职业紧张对工人心理健康的影响包括认知能力和情绪状态，认知是人们对客观世界的感知；情绪则是根据认知作出的心理反应，两者相互结合构成人的心理状态。工作中许多职业紧张因素均可影响工人的心理健康。

1. 认知能力

过度的紧张反应可以引起认知能力的改变，人脑认知加工效率在过度紧张反应的情况下会全面下降。职业紧张因素可以影响机体的认知能力，表现为注意力不集中、思维紊乱、健忘、先入为主的偏见、智力降低和判断力差、工作中出现犹豫不决的现象。麻醉医师值夜班，可影响神经生理生物节律如血压、能量代谢、血糖水平、思维效率和工作情绪，导致作业者睡眠时间和质量的下降，从而影响脑力工作能力。

2. 负性情绪状态

职业紧张的精神效应可从轻微的主观症状发展到明显的精神病，较常见的症状有易怒、易激动、吹毛求疵、工作满意度下降、言语辱骂、情绪低落、畏缩、紧张、焦虑和抑郁等。

3. 工作倦怠感

目前，职业紧张引起的更为特征性的问题——工作倦怠(Job burnout)。工作倦怠(也有译为职业枯竭或精疲力竭征)，在 30 多年前一经提出，受到广泛关注，被视作为现代社会的一种职业性疾病，普遍发生在各种助人职业的群体中，如医务人员、教师等就是出现这一现象的高发群体。过度紧张会使个体出现疲乏、焦虑、压抑、工作能力下降、甚至身心精疲力竭现象等，这种现象被称之为工作倦怠，它是个体由于长期处于工作压力状态下而出现的一种身心消耗过度、精力衰竭的综合症状。Maslach 和 Jackson 提出的多维概念，在工作倦怠感研究中的主导地位，即倦怠感包括情感耗竭(Emotional exhaustion)、非人性化(Depersonalization，又译为人格解体)、个人无效能感(Ineffectiveness)。情感耗竭反映了工作倦怠感的压力维度，描述了个体感到自己有效的身心资源过度透支，表现出没有精力、过度疲劳等现象；非人性化反映了工作倦怠感的人际交往维度，描述了个体以一种负性的、冷漠的或是极端逃避的态度去面对服务对象或工作，表现出易怒、消极、缺乏情感投入等现象；个人无效能感反映了工作倦怠感的自我评价维度，描述了个体感到无能、工作没有成效，表现出士气低下、缺乏成就感等现象。这个多维的概念，不仅精确地描述了倦怠感中的压力成分，而且还考虑了由压力所导致的个体对他人和自我的反应与评价。

研究表明，工作倦怠会对个体的身心状况和个体的工作以及所在组织产生巨大的影响。职业紧张引起的工作倦怠感，是长期的情绪紧张源和人际紧张源的紧张反应而表现的一系列心理综合征，工作倦怠感不同于抑郁症，是由工作所导致的，有以下五个方面的特征：①有心理或情感耗竭、疲惫、消沉等典型的烦躁不安症状；②偏重于心理和行为症状，而非躯体症状；③与工作相关的；④没有精神病理学方面的症状；⑤个体的工作绩效差。由于工作倦怠感的发生是慢性职业紧张的延迟反应，在很长一段时间里相对稳定。

研究表明，工作倦怠感与多种职业紧张因素有关，导致个体产生工作倦怠感的因素很多，大致可以分为三大类：一是工作和职业特征因素，包括角色冲突与角色模糊、工作超负荷、职业类型等；二是组织因素，包括组织的奖惩体系、组织支持、组织给予员工的参与程度、组织变革等；三是个体因素，包括内外控制、自尊水平、自我效能感、个体期望值等。此外，一些人口学变量也会对工作倦怠感产生影响，如单身者比已婚者易产生工作倦怠感，而离异者又比单身者易产生工作倦怠；男性易出现非人性化，女性易出现情感耗竭。

4. 行为效应

(1) 工作效率低下、失误增多和缺勤率增加　工作能力是劳动者在从事其劳动任务过程中个人能力的综合表现，它涉及劳动者的功能能力，并于劳动者的健康状态、心理状况、劳动类型等因素有关。长期持续存在的职业紧张状态可导致脑力、躯体疲劳，注意力下降，负性情绪增加，使工作效率下降，并且直接影响操作的准确性和精确性，因而造成工作失误和工作事故发生率增高。由于麻醉医师的工作职责，其如果发生失误，将很可能造成严重不良后果。与缺勤有关的职业紧张因素有工作时间过长，工作负荷过重，缺少工作自主权，缺少决策参与权，管理和任务不清，缺乏支持，工作环境不良等。

(2) 个人不良行为方面　职业紧张所导致的不良行为主要是吸烟增多、酗酒和饮食类型的改变。紧张和情绪紊乱可导致异常的饮食类型如神经性贪食症和神经性厌食症。前者可导致食欲增大、过量的食用零食出现体重增加、超重和肥胖；后者会导致食欲减退、体重减轻甚至导致疾病。

(3) 工作场所的暴力和欺凌　工作场所的暴力和欺凌是指针对工作人群的暴力行为，包括身体的攻击殴打和威胁恐吓。工作场所常见暴力和欺凌现象有恐吓、吼叫、谩骂和猥亵、羞辱、讥笑、造谣、过分的监督和推卸责任、阻止工作培训和阻碍晋升。它与多种因素有关，研究证实职业紧张是上述现象产生的原因之一，如工作伙伴的减少、缺乏领导的支持、工作间的不和谐、工作组织因素(包括工作制度、处理公共事务和工资的发放等)。在那些经历了工作挫折、角色模糊、处于被迫状态的人们中侵犯行为增多。研究还证实工作场所的暴力与工作组织中一些因素有关，如乏味和单调的工作、加班工作到夜晚、因公共原因出现工资改变和工作改变都与杀人和人身攻击有关。

第四节　减低工作压力的策略

研究分析结果表明职业紧张和工作倦怠对医务人员生命质量有重要影响，对心理健康的影响更为强烈。防止职业紧张、降低工作倦怠，提高职业人群的职业生命质量，提高医疗服务质量是职业医学工作者和医院行政管理者值得高度重视的问题。根据上述分析，提出以下建议。

一、正确认识和理解压力

加强健康教育，使职工充分认识到职业紧张、工作倦怠对职业生命质量和医疗服务质量的影响，以及增强应对资源、提高个体调节能力缓减职业紧张和工作倦怠的重要性。有效的健康教育活动可以提高职工自我保健意识，树立良好的处事原则、增进理性处事的应对能力。掌握一些减压的方法和策略，如通过放松技术、深呼吸、健身运动等处理压力的症状表现，防止压力情绪的形成。人们常说压力会产生动力，适当的压力能使人在接受和调节压力的过程中体验多重情感，产生较好的适应能力，对于临床医疗工作可以起到良好的趋动作用，是人员保持警惕、头脑冷静、提高工作效率和质量。

二、保持沉稳的心态

当一位日渐成熟的麻醉医师，技术操作已不成问题，术中管理可以胜任。但是能始终保持一种沉稳的心态，胸有成竹的信心则是需要时间及过程、需要有意识地培养和训练、需要日积月累地积淀。

1. 力求心无杂念

患得患失、心存杂念或心猿意马是临床麻醉中麻醉医师的一大忌讳，麻醉诱导时它会束缚你的手脚；麻醉操作中它会干扰你的每一个环节；术中管理它会影响你的思维判断及处理，百害而无一利。在临床麻醉实践中，类似的案例屡见不鲜，因为麻醉医师也是生活在大千世界中的一分子，是社会中的普通百姓，他的喜怒哀乐、他的七情六欲、他的生活色彩等免不了会将情绪带进他的工作中，一旦节外生枝的成分占了上风势必产生一定的影响和干扰，那么杂念成为主流就酿成了不良的后果。

心无任何杂念，才能全神贯注；保持平和心态，才可胜任临床麻醉。“不能带着问题上岗”，这是对麻醉人员的基本要求，也是麻醉安全与防范的必须。当然，常人无论在任何时候不可能都保持如水心止，或多或少的杂念或想法均属正常。但重要的是要依赖于自身的修炼、长时间的培养、有意识造就的性格去及时调整、去疏导、去掩盖、去弥补、去换位，才能保持麻醉操作时需要的沉稳心态。当然，不同的对象则表现出迥然不同的过程，或许年轻的麻醉医师可能需要很长的时间进行磨练；随着经验的积累或许在较短的时间内能完成这一过程，或许在一瞬间去调整这一错位，也可能一带而过不留任何痕迹。

临床实例：在临床麻醉实践中经常碰到有亲戚朋友需要手术麻醉，对他们的麻醉操作是个很大的压力和挑战，这个时候就是考验你的心理和对压力的适应情况的时候。有的麻醉医生，除了临床技术基本功扎实之外，心理素质也很好，面对压力能够很好地调节自己，此时就能经受得起考验，麻醉操作、麻醉管理能够与平常一样，不至于杂乱无章甚至惊慌失措。比如一位麻醉医生，他的老师（外科教授）的媳妇做胸科手术，尽管很年轻，因为他是主任，所以麻醉还是请他做。在操作胸段硬膜外麻醉时，他老师和他的夫人（妇科教授）就站在手术间内看着他操作，压力可想而知。偏偏这个女患者比较胖，后背比较厚实，椎管间隙都很难摸得清楚（他选择的是 $T_{8\sim9}$ 间隙），在两次进针均无法找到间隙，患者凑巧还喊疼，在众目睽睽之下，时间都已经过去约 15 min 了，穿刺还没有成功，他的压力表现在额头出汗、内心开始烦躁。怎么办？他长叹一声，尽量让自己保持平稳的心态，然后和患者交流，同时叫助手帮忙完善体位，再经过 5 min 的努力，总算成功硬膜外穿刺，他终于可以长舒一口气了。凭着自己过人的临床技术，还有过硬的心理素质，适时调整自己的心态，在巨大的压力下，他成功了。但是很多时候，很多的麻醉医生尽管平时技术不错，但是在压力情况下，他的技术动作就变形，自信心失却，往往导致麻醉操作失败和麻醉管理失误。

除此之外，很多时候麻醉医生还要面对时间压力，比如围术期患者突发心跳骤停、活动性出血性休克、大量的急诊需要抢救等。在这种情况下，都需要麻醉医生在时间压力下，有条不紊地开展抢救工作。

2. 调整情绪心境

调整情绪及心境是一潜移默化的过程。在临床麻醉实践过程中，要追求一种良好的心境和心态。随着年复一年麻醉资历的年轮不断延伸、麻醉经验的不断积累、麻醉理念的不断积淀，由初学者的初生牛犊到性格棱角的岁月磨蚀直至最后的老到而游刃有余。时间虽长，也是一个调整心境的漫长过程，也是一个调整每一缕情绪变化的漫长经历。细细揣摩才知心境的修炼不是一朝一夕的一蹴而就；才明白心境代表一个麻醉医师内在的潜质和性格魅力。

联想到临床麻醉工作，学会控制自己的情绪，不断培育良好的心境，对于提高麻醉医师的综合素养，做好临床麻醉工作具有十分重要的意义。

三、避开压力源

理清压力的根源，改变导致压力的因素。在控制压力之前，需要找到自己的压力源泉，为此，我们不妨做个"压力日志"，记录自己压力种类和大小，以及在这一天中的感受和自己怎样处理这些事件，对那些容易带来压力、重复发生的事件格外关注，并寻求各种途径及时予以解决。

对于医护人员来讲，来自工作方面的压力源很难通过回避的方式躲开，但是来自于人际之间的矛盾，个人生活当中的困难及突发不良事件、上下班耗时过长等压力源可以通过采取一些必要的措施加以解除。例如同事之间产生的误会，领导可以适当加以调解。而由于麻醉医生工作性质的特殊性，可以使产生矛盾的两方在真正握手言和之前通过排班等方式尽量少地正面接触。

四、积极疏导不良情绪和建立社会支持系统

积极开展心理学教育和心理咨询活动，对医务人员进行专业的心理保健和心理治疗，使其在工作中保持良好的心理状态。引导医务人员寻求适

当的宣泄方式，如向家人、亲朋好友倾诉；参加社交娱乐活动，积极参加适度的体育锻炼等，增强个人综合修养和社会支持，以释放和调节不良情绪。

社会支持具有缓解应激不利影响的作用，是对应激的一种重要缓冲或中介因素。在职业紧张、工作倦怠和健康的因果链上，社会支持影响着个体对潜在压力事件的主观评价；同时，在压力知觉后，足够的社会支持能够导致压力再评价，抑制不良反应或产生有利的调整性反应，从而降低甚至消除压力反应的症状，或者直接影响生理过程，从而达到缓冲效果。

培养有助于缓解、调节或转化压力的因素，积极疏导不良情绪，寻求适当的发泄方式。比如，当我们出现压力时，寻求社会支持非常重要，因此平时要注意加强情感储备，建立一个强有力的社会支持网络，如伴侣、朋友、亲人、心理健康专家等一切积极的关系。建立社会支持系统，可以从社会、组织、单位、家庭、同事、亲友那里得到精神或物质上的支持，这些对控制心理应激具有十分重要的作用，非常有利于缓解医务人员的心理压力。

五、降低期望值或抱负水平

在一个高知识结构、高竞争压力的群体当中，总会有达不到的目标和竞争不过的“高手”，从心理健康的角度讲，作为个体，应将自己的抱负水平控制在一个适当的位置，即通过自己的努力可以达到的水平。如果不顾客观条件，一味地追求高水平，就会给自己徒增很多负担。当把自己的期望值定得过高时，往往会带来达不到的目的而产生的失落感，这种失落感就会变成一种难以摆脱的压力。而作为领导管理层，则应因人而异，因材施教，不应拔苗助长。

六、加强学习，不断更新自己的知识结构

随着各种新技术、新业务的开展以及新设备的引进，必须加强相关知识的学习和运用，善于学习，不断更新自己的知识结构，只有不断完善自我，提

升自身竞争力，才能使职业生命长久稳定。同时明确自身价值、优点及缺点，不过分苛求自己及别人；面对现实，改变能改变的，接受不能改变的；加强自我肯定，增加应对能力。加强应急技能的培训，转移风险及压力，充分作好术前准备，真正做到有备无患。

七、恰当处理人际关系

应与领导同事积极沟通、融洽相处，在遇到患者危重情况时，让高年资医师指导或其他更熟练的医师代劳均可不同程度地释放压力、紧张情绪。学习一定的沟通技巧，了解人与人之间传达思想、交流情感的一般方式及注意事项，以仁待人，灵活运用。与患者建立良好的沟通，尽量减少或避免医患冲突的发生。如当医患之间产生矛盾时，我们可以帮助医务人员反思自己的行为方式，引导其用"换位思考法"从患者的角度去分析、思考，就容易理解患者和家属，这样也容易帮助医务人员改变自己原有的行为和观念，采取一些更容易让患者接受的方式方法实施治疗，这样会大大减少医患矛盾。

八、改善组织与管理方式，通过组织变革，降低职业紧张

从组织层面上，单位的领导应该根据知识性员工的特点，制定更加人性化的管理制度和绩效考核方法，在组织结构、人员安排、分配制度和工作环境上更多地考虑医护人员的切身利益，为他们创造一个具有系盈利的文化氛围和尽可能放松身心的工作环境。医院的管理者也应该更加重视压力带给医院员工身心方面的影响，可以通过实施员工帮助计划，来进行压力管理。作为医院的各级管理者应注重在各自的管辖范围内，开展节日联谊、生日祝会、友情沙龙、春秋郊游等活动，建立员工的健康娱乐中心、心理咨询室等。营造沟通环境，提供宽松的工作氛围，减少人际困境，抵御心理压力。

同时，定时的组织进行心理健康状况的体检与身体健康状况的体检应被摆在同样重要的地位上。在最近公开的西方职业研究中，麻醉医生疾病

率和死亡率的事实系自杀和滥用药物是麻醉医生显著的职业危害，这是个全球性的问题。麻醉医生的药物选择如下：芬太尼(55%)、舒芬太尼(9%)、哌替啶(2%)、可卡因(5%)以及其他(2%)。所有这些药物都是他们容易得到的，存在高度滥用的可能性和快速成瘾的机会。如果对麻醉医生的心理疾患不早发现、早重视、早干预，后果势必会比身体疾患引起的更严重。

九、心理健康

1. 正确对待问题

识别压力的来源，并针对问题及时处理，而不要否认问题的存在，这对个体维持身心健康是非常重要的。解决问题时要考虑可能出现的困难，并预先考虑好应对的方法。当遇到的困难是自己无法改变的现实时，可尝试改变自己，避免紧张或其他不良情绪出现，增强自己抵御压力的能力。

2. 正确对待负性情绪

有研究表明，焦虑是护理人员常见的负性情绪，遇到压力时常产生焦虑、沮丧、生气等情绪。应对方法是首先承认这些负性情绪，然后进行合理地分析、排解，并采用恰当的方法处理好自己的情绪。如：当感到激动、愤怒、思维混乱时，可采取暂时避开压力环境，短暂休息，尝试让自己冷静下来，反问自己面对这些问题时是否值得如此不快或激动。也可采取其他方法宣泄内心的情绪，如做运动，深呼吸，甚至大叫几声宣泄一下内心的闷气。

3. 掌握必要的心理健康知识

如正确地自我评价，合理地制定目标，量力而行；科学地安排时间，尽量减少工作护理管理量；生活有规律，体育运动适度，以健康的体魄来对抗压力等。

4. 增强自信心

建立心理支持系统，包括朋友、同事、家人、心理咨询专家等。在郁闷难以排解的时候，向他们“诉苦”，寻求心理帮助。如果精神压力过大，心理承受能力有限，则需进行专门的心理疏导或治疗。当自己的权益被侵犯时能充分表达自己的意愿，不侵犯他人的权益，尊重他人的信仰，其内心是平和、无焦虑的状态，自信可增加个体对压力的抵抗力。

因此，作为医院的管理者，更应注重运用心理学的研究成果，定期地对医护人群进行心理卫生状况的调查和测评，并依据测评结果，适时地提出调适对策。积极开展心理学教育和心理咨询活动，对医务人员进行专业的心理保健和心理治疗，使其在工作中保持良好的心理状态。

（蒋懿斐　李兴旺　上官王宁）

参考文献

1. Beilock SL，Decaro MS. From poor performance to success under stress：working memory，strategy selection，and mathematical problem solving under pressure. J Exp Psychol Learn Mem Cogn，2007，33：983－998.
2. Brian Luke Seaward，ed. Managing stress：principles and strategies for health and wellbeing，5th edn. London：Jones and Bartlett Publishers，2006.
3. John M Ivancevich，Daniel C Ganster，eds. Job Stress：From Theory to Suggestions，1st edn. New York：Routledge，1987.
4. McNulty JP. Recognizing & combating stress：working under pressure. OH，1982，26：15－18.
5. 姜乾金. 医学心理学. 第 3 版. 北京：人民卫生出版社，2002. 732.
6. 李松莲. 手术室护士职业压力分析与自救对策. 医院管理论坛，2010，27：48－50.
7. 孔令珍. 手术室护士工作压力源分析及应对策略. 中国实用医药，2007，2：113－115.
8. 赵玉芳，张庆林. 医生职业倦怠研究. 心理科学，2004，27：1137－1138.

第11章

与麻醉相关的人的因素的研究

今天，无论是飞机坠毁、煤矿坍塌、还是火车失事，在追查事故原因时，人们最常听到的就是“人为失误”。有资料报道，当今世界上所有系统失效中，有70%～90%直接或间接源于人为失误。

科学家们却认为，如今发生在核电站、飞机驾驶舱或者是手术室里的人为失误，常常都是非技术性的技能所带来的后果。如同其他高风险的技术领域，在临床麻醉工作中约70%的麻醉医疗事故是由于人为失误加上系统失灵所致，而这些事故约半数是可以预防的。随着麻醉机器设备技术的发展，人的非技术性的技能引发的麻醉医疗事故的比例却在逐年上升。事实上，麻醉医师们也已经开始意识到，大多数麻醉意外牵涉到人的非技术性技能的因素。

随着现代科学技术的不断发展，越来越多的麻醉机器设备替代了人为的操作，这无疑使工作更加的方便快捷和安全，但也大大提高了人对机器的过度依赖。在麻醉机器设备大量使用工作效率显著提高的同时，由于人本身的复杂性与可变性，在日常的工作过程中，每天面对不同的患者，不同技术水平、不同临床经验的麻醉医师，会采取不同的处理方式，不一样的工作态度，因此由于人为引发的非技术性的失误的频率与次数也有所不同。众所周知，麻醉是一个高风险的医疗行业，麻醉过程的安全易受到诸多因素的影响。俗话说“知识改变命运，细节决定成败”，越来越多的实例表明，麻醉过程的安全不仅仅直接与专业知识及相关技术有关，非技术性技能逐渐成为决定性的因素。非技术性的技能往往导致人为的非技术性的失误即人为失误，由此引发医疗事故，给患者、家庭、医院、社会带来严重甚至无可挽救的后果。

第一节　人为失误产生的原因及机制

一、人为失误的概念

什么是人为失误？人为失误通常是指人的行为或使命对一特定系统的正确功能或成功性能的不良影响。人为失误有时又称人为因素，指人未能发挥自身应有的功能，人为使系统出现故障或发生机能不良事件的一种错误行为，即人在规定的条件下，未能完成或未能及时完成规定的功能，从而使系统中的人、机或环境受到一定程度的损失。这与人的认知能力、意识水平的减低和减弱、人的疲劳（生理的和心理的）有关；同时，人为失误的出现亦与人的性格特征，如冲动、好冒险、好表现自己等有关。虽然人们对人为失误的表述各异，但其实质内容均包含了：①未发挥所具备的功能；②错误地发挥了所具备的功能；③按错误的顺序或错误的时机发挥了所具备的功能；④发挥了不曾具备的功能。人为失误的发生主要表现为以下几种方式：对困难的反应做出了不正确的决策；未能完成必要的功能；实践了不应该完成的任务；意外未做出及时的反应；未意识到危险情况。

尽管人们在主观上并不希望发生各类事故，但是有些人由于日常生活中养成了不良生活习惯，并且平时频繁违章作业，在某种情况突然发生时容易出现人为失误。人为失误可能引发人员伤亡和财产损失，酿成重大事故，因此应该减少和控制人为失误。

二、人为因素的组成

人为失误这个问题表现有两种途径:人的因素和系统因素。每个因素都有各自的失误因果关系模型,且每个模型均都有不同的失误管理。理解这些不同,对处理临床工作中管理出现过的小失误有重要的实践意义。

人为因素主要由以下几个方面组成:①个体因素:包括生理因素、专业知识技能和心理因素。②管理因素:如管理方针、群体士气、个体动机、协调沟通。③环境因素:包括手术室内环境和外界环境。④其他因素:如法规政策因素。

1. 个体因素

人是手术麻醉安全系统中包括人、机、环境和管理在内的四大要素之一。大量的麻醉事故统计资料充分证明了人不仅是安全系统中最为活跃的因素,而且也是其中最难以控制的因素。人类都有一个生理的循环过程,都有一个高峰值和一个低峰值。就一天而言,低峰值出现在凌晨。人的身体处于低峰值时,人的短时记忆力和反应力会受到不同的影响,导致人的工作能力受到影响。

由于麻醉医生其受到的教育和培训程度及各自的文化背景都会有所不同,而且每个医生的工作经历、自控能力、判断能力和性格各异,这些个体差异最终都将表现出他们对待同一事件采取不同的行为方式,产生不同的结果。研究显示在紧急情况突然发生时人们的行为方式就会表现出复杂多样性。应急时人们的行为主要是受他们在日常生活每天所扮演角色和规则控制。而影响人的安全行为的因素主要是生理因素、心理影响因素和环境因素。其中生理因素包括遗传、人体与外部环境的联系和相互作用;心理影响因素主要有情绪、气质、能力、性格等。由于个体在以上各方面存在较大差异,因此有时会表现出某些个体因个人特性的原因,事故总是比其他人多,具有事故频发的倾向。另外,当某种重大事件突然发生时,通常需要指挥人员必须在最短的时间内进行判断作出决策，然而某些场合因时间紧迫，指挥人员常常因考虑不周难免出现失误。俗话说：人非圣贤，孰能无过？每个人都不可避免会犯错误。

对人的因素来说，长久以来广为所知的传统是着重关注临床第一线工作人员（护士、内科医生、外科医生、麻醉医生、药剂师等）他们的不安全行为，如失误和制度违反。人们把这些不安全行为归咎于异常的智力精神过程，如健忘、注意力不集中、不良动机、粗心、疏忽大意和鲁莽。自然地，相关的对策主要在于减少有害的行为变异，包括海报宣传、编写新的制度（或修改补充老的）、责备、使之羞愧难堪、惩戒措施、接受再培训、通报批评甚至诉诸法律。

2. 系统因素、管理因素

系统因素最基本的前提为人是容易犯错的而且其失误是可以被预料的，即使是在最好的组织机构中，失误被认为是结果而非诱因。系统因素包括在工作场所发生周期性的错误陷阱以及有组织的进程使之发生。预防对策基于这样的假设：虽然我们不能改变人的条件状况，但是能改变人们的工作条件状况。所有危险的技术都拥有屏障和安全措施。当一个不良事件发生时，重要的不是谁犯错，而是防御系统如何以及为何失误？

麻醉事故的发生约有 80% 是由人为因素引起的，而人为因素中约有 80% 可以通过有效的管理，即强化科室内部的管理加以控制。科室的整体发展靠的是有效的管理而不是几个优秀的个体。

3. 群体士气

士气是指职工对群体有认同感和满意感，愿意为达到全员的目标而奋斗的精神状态。一个群体士气高昂，就会增强群体的凝聚力和战斗力；反之，则“溃不成军”。群体士气直接影响着生产率，如图 11-1 所示。图中 A 线表示高士气、低生产率。这种情况可能产生于职员只顾满足自己的心理需求，而不顾全员的目标。这种高士气反而阻碍了生产。图中 B 线代表高士气、高生产率。这是职员自己的需要与全员的目标一致，且意识到个人需要的满足必然来自于全员目标的实现，因而努力工作。图中C线表示低士气、高生产率。这是高压政策下出现的暂时的高生产效率，实际上职员心理不服，士气比较低落。因而这种高生产效率持续不会长久。

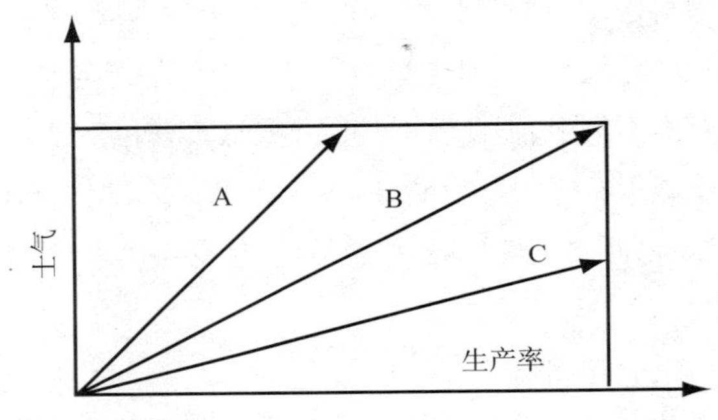

图 11-1　群体士气与生产率的关系

4. 心理因素

人的心理以各种各样的形式，影响着人的潜力、作用的发挥，最终影响整个群体和组织目标的实现。当人处于不良的心理状态下，如紧张、激动、孤独，就很容易造成对外界刺激的感知错误，或判断错误，或操作失误。有人认为，在理论知识、实操技能和心理素质三要素中，心理素质是主导，起着举足轻重的作用。因为理论知识的掌握和运用，以及实操技能的正确发挥，都是建立在一定的心理素质之上。离开心理素质这个根本，就会影响理论知识的掌握和运用，严重的会使操作技能不能正确发挥，动作走样，违反设计、操作规程和通常做法的行为频频出现，出错率大大提高。此外，心理因素还影响着个体的生理机能、群体士气和个体动机等。

三、麻醉失误的特性和可能性

麻醉事故中人为失误所占比率报道有所不同，基本一致认为是70%～

80%。来自澳大利亚事故监测研究数据(基于 2 000 例麻醉事故)显示下列 12 种最常发生的相关因素:(见表 11-1)。

表 11-1　12 种最常发生的相关因素

失误类型	百分比(%)
判断失误	16
没有检查设备	13
技术失误	13
其他人的因素问题	13
其他设备问题	13
粗心	12
匆忙	12
经验不足	11
交流问题	9
术前评估不充分	7
监测问题	6
术前准备不充分	4

列表中突出的设备相关问题与先前的发现一致:48%的麻醉医生在使用新设备时没有阅读使用手册,60%不遵从制造商的检查流程,30%~41%的麻醉医生在实行麻醉时根本就没有检查设备。

从人的因素观点来说,更有意义的是外科手术患者未预期问题发生的百分率,尽管先前有预想的方案计划。有报道预计 18%手术患者有非预期的问题,需要麻醉医生应激措施介入,35%患者有严重的非计划事件,导致重大的麻醉应急介入措施。

四、麻醉中人为失误产生的原因及其机制

类似于飞行员、航空管制员、核电厂操作员、消防队长和战斗坦克指挥官，麻醉医生拥有什么样的特点呢？David Gaba，一位麻醉医生和研究人的因素对麻醉影响的先驱，认为麻醉实践比其他分支医学更类似于上述这些领域人员，他们相同的特点包括：

(1) 不确定性，动态变化的环境。

(2) 多种来源的并发信息。

(3) 流动的、很难定义的或竞争的目标。

(4) 面对一个快速不断变化的形势，需要维持一个不断更新的心智模型(metal model)。

(5) 依赖间接或推断的指示。

(6) 很多无结构的问题。

(7) 反应动作需要有立即和多重效果。

(8) 长时间常规活动(平淡无奇)与短时间强烈的应激交织。

(9) 复杂的技术伴随着许多重复。

(10) 复杂和有时感到困惑的人机交流。

(11) 很高的风险赌注。

(12) 参与者很多，水平有高低。

(13) 工作环境高度受团队内规范准则和组织文化的影响。

在麻醉实施过程中，麻醉人员易通过以上的方式导致一些不安全行为，由此引发一定的人为失误，使正常的医疗活动中断，引发事故。现代麻醉学的发展日新月异，麻醉设备、麻醉药品层出不穷，工作环境医患关系日趋复杂，决定麻醉安全的因素不在仅仅限于麻醉知识与技术，而更多地倾向于非技术的技能，非技术性的技能给临床工作提出了更大更多的挑战，一个有着丰富临床经验和专业技能的麻醉医师也很有可能导致非技术技能上的人为

失误，由此引发医疗事故。在临床麻醉工作中非技术性人为失误的发生率逐渐提高的原因，归纳起来，主要有以下几种：

1. 不进行术前访视或访视不认真

众所周知，在实施麻醉前的访视工作是极其重要的，有的麻醉医师这种思想意识淡薄，感觉术前访视是在浪费时间，认为一个小手术没必要去访视或是心不甘、情不愿地去访视，理所当然地认为不会出问题，麻痹大意，漫不经心，"大手术大麻醉，小手术小麻醉"的观念根深蒂固，即使去访视了，也敷衍了事，机械行事，签个字就完事。不去全面了解患者的系统病史(包括心血管系统、呼吸系统、神经系统、内分泌系统、血液系统、个人及家族史等)，手术麻醉史，药物过敏史，体格检查和实验室检查等。如急性上呼吸道感染未治愈、严重高血压未经任何处理、糖尿病患者血糖很高未控制或甲状腺功能亢进患者基础代谢明显高于正常、哮喘患者使用了诱发哮喘的药物、血钾的浓度过高或过低未予纠正、使用了抗凝药物术前未停用至合适的时间、该停用的药物术前未及时停用等情况都没注意。凭着主观臆断同意手术，盲目地给患者采取麻醉方式与用药，患者过去没有表现出来的潜在疾病，在手术以及麻醉的实施过程中被激发出来，术前没有给予很好地评估及分析，出现了意外情况，处于被动地位，导致心慌意乱，思想混沌，手忙脚乱，不知怎样办才好，在这种情况下往往害怕上级医师知道自己的工作没有做到位，羞于请教上级医师，由此引发事故。因为术前访视不认真或不进行访视，对患者的情况不了解，术前不进行评估，因为这种非技术性的行为而导致的医疗事故屡见不鲜。例如，做甲状腺手术前不了解甲状腺的大小，对气管的压迫程度，对患者的情况了解不充分，而在手术后又过早地拔除了气管导管，并未认真监测患者的呼吸情况，由此导致气管塌陷呼吸抑制而发生麻醉意外。

2. 麻醉实施中工作态度不严谨

由于事故发生的偶然性和随机性，有时采用不安全行为，也不会发生事故，而采用安全行为时要付出较多的劳动或较高的代价，这就使人们产生侥幸心理，在实际工作中，一些人常有漏掉工序、违章等恶习，容易引发事故。

工作态度认真的麻醉医师在实施麻醉的过程中会时刻关注患者以及手术的进展情况，即时处理与发现一些不利的情况与事情，尽量不忽略掉每一个可能会发生意外的情况，而不负责任的麻醉医师在每天的工作中只是敷衍了事、浑浑噩噩地度日，混一时是一时，对于患者出现不正常的表现或是麻醉机器设备出现了故障都不能注意到，更不用说会预见可能出现的潜在危险。在麻醉实施过程中态度不严谨导致人为非技术性失误的原因主要与下列因素有关：

(1) 个性特征　在很大程度上人的行为受个性特征的支配，不同的个性特征，决定着在麻醉的实施过程中不同的工作行为、工作动机、工作态度。有的麻醉师头脑灵活，精力充沛，善于思考；在麻醉的实施过程中游刃有余地把理论知识与临床实践结合起来，遇到不懂不明白的东西及时地请教别人，经常与有经验的医师进行理论知识与技术的交流，遇事自己处理不了及时地请教上级医师。而有的麻醉医师则循规蹈矩，按部就班，遇事不善于思考，别人说什么就是什么，而很少去问个为什么，遇到不懂的知识不去查找相关的知识，又羞于请教别人，致使问题长期积累，自己技术和知识长久得不到提高。遇到麻醉意外不知如何处理而又羞于找别人帮忙，由此导致不必要的人为失误，延误最佳的抢救时机，引发不必要的医疗事故。

(2) 不认真仔细地检查机器设备与核对药品　麻醉科每天面对的是不同的科室，不同的患者，不同的疾病，不同的麻醉选择与用药。麻醉药品的不断研制使得临床上的用药与治疗更加有效快捷，然而这样品种众多的麻醉药品在带来有利影响的同时，也大大地存在着潜在的风险。麻醉科的用药不同于其他的科室经过三查七对，麻醉工作中的用药一般是自己选择自己用药，不经过核对，用了什么药，剂量是多大，用过之后就无从核对。每天忙碌紧张的工作、有限的时间，既要检查麻醉机器设备的功能以及工作能力，又要准备常规的麻醉药品及急救药品，在日复一日的临床工作中，有的麻醉医师逐渐养成了麻痹大意、漫不经心的思想和态度，认为自己都工作多年了，已是轻车熟路，这些都无需检查与核对，在麻醉机的开启程序中全都忽略过去，抽好的麻醉药品不是忘记记标签就是根本不去记标签，更不用说标明剂量，信心满满的认为可以记清楚，不会搞错，在紧急以及疏忽的情况下拿起药品就用，理所当然地认为是某药，当患者的心血管系统、或者呼吸系统出现了异常，才恍然大悟地知道自己可能用错了药。因为这种不负责任的非技术性的人为失误而导致患者的生命遭受到生与死的威胁。例如：由于麻醉设备的检查不力，麻醉机回路中存在活瓣失灵、严重漏气、氧气压力不足、没有气源、体外循环机故障未做检修排除、钠石灰陈旧未更换等在术中导致患者出现缺氧甚至死亡。由于药品没有充分的标记错把局麻药当做静脉药、升压药当做降压药、升心率的药当做降心率的药来用或剂量过大导致药物的中毒等，致使患者心脏呼吸骤停，心血管系统出现不可逆的损害。

临床实例一：

经过：某天夜班，来了一例急诊，住院医生按照常规准备丙泊酚和瑞芬太尼行双通道靶控输注麻醉诱导，准备就绪后，主治医生与住院医生一起开始行麻醉诱导，行双通道药物输注，同时给肌松药。随着诱导给药开始，患者的心率急速变慢，最终等不及给阿托品而停跳，立即终止诱导给药，心肺复苏，患者复苏成功。此时再检查发现明显的人为失误，而直接导致心跳骤停。

人为失误：常规的通道放置是丙泊酚放在 A 通道，瑞芬太尼放在 B 通道，并行相应的 A、B 通道的参数设置。但是，住院医生按照常规设置 A、B 通道参数，却把药物放置相反，A 通道变为瑞芬太尼（参数设置是丙泊酚），B 通道药物放置的是丙泊酚（参数设置为瑞芬太尼）。主治医生按开始键行麻醉诱导时，没有检查核对，熟练地按键行麻醉诱导，等患者出现意外时才反过来再检查核对发现人为失误。

失误分析及系统管理：此案例过程中，住院和主治医生之间缺乏沟通交流，两者都没有检查核对通道的药物放置，做事粗心大意，最终导致事故发生。这个事件中包含了个人的失误，也存在系统管理的缺点。在此事件后，科室规定：A 通道放置丙泊酚，B 通道放置瑞芬太尼，并行相应参数设置，在按开键始行麻醉诱导时，必须核对药物和通道的情况，以改进并降低此类人为失误的发生。

临床实例二：

医生甲的熟人做手术，医生甲和研究生一起做。早交班结束，医生甲直接进入手术间，习惯性打开麻醉机和监护仪，但没有按照科室的流程检查麻醉机。研究生到准备间拿了麻醉药品后进入手术房间看见麻醉机监护仪均已被打开，想也没想以为医生甲肯定已经检查过麻醉机了。然后研究生就开始抽药，准备 TCI 全身麻醉的各种药物，医生甲就在那边帮患者接上监护仪的各种导联，还有一些局麻药等。因为患者是医生甲的熟人，研究生觉得今天只要配合好他做麻醉就行了，所以就在积极地把各种药物准备好，此时医生甲已经接上了 TCI 开始诱导，然后立即静注肌松药，他自己就去给患者面罩吸氧手控呼吸，此时发现麻醉机漏气明显，根本没法手控通气。看了大概 30 s，还是找不到原因，患者 SpO_2 开始下降，研究生把简易呼吸囊递了过去，医生甲就边做呼吸边检查。此时也喊了主任一起协查，很快发现是钠石灰罐子不见了。然后以飞快的速度拿来了罐子装上，几分钟后完成气管插管，以后顺利完成手术。

分析：

1）为什么不检查麻醉机？首先研究生进手术间时，看见医生甲已经在那边准备了，开了麻醉机等，就潜意识里认为他已经检查过了，因为全身麻醉打开麻醉机检查漏气没有这是习惯，至少他是这样认为的。

2）第二就是太急了，那天也巧患者很早进手术间，家属也来了，而手术医师也是很快就来了，而药品也是很快就进了。

3）第三就是没有交流好，如果研究生问一下医生甲，或者医生甲问一下研究生麻醉机有没有检查，也许就不会有这样事情发生了。

（3）麻醉中操作管理不善　不同的麻醉工作者经过临床的多次历练后，基本的操作技术相差无几，然而为什么有的医师出现事故的几率比其他的医师低呢？这就存在一个麻醉实施管理中的态度问题。在工作中有的麻醉医师工作态度认真，有的麻醉师却敷衍了事，严谨的医师随时了解与观察患者以及手术医师的进展和操作进程，麻醉机器回路有没有正常的通气，钠石灰是否还有效，气管导管有没有脱出，螺纹管有没有打折扭曲等，并根据情况即时地加深麻醉或减浅麻醉，使麻醉药品以及设备资源得到最佳的利用。而有的麻醉医师在实施麻醉的过程中心不在焉、心烦气躁，全麻匆忙地诱导之后再也见不到身影，有时即使身在房间心也在外，喝水和上厕所的次数数不胜数，在工作的房间里很少或不去观察患者以及手术的进展情况，对于手术过程中出现的异常情况忽略或视而不见，认为不可能也不会出现医疗事故，存在麻痹大意或侥幸心理。由于在手术过程中监护不到位，术中管理观察不仔细，导致这种非技术上的人为失误，在出现问题时不能及时地先处理，延误时机，失去最佳纠正时间，对患者产生严重不良后果甚至死亡。例如：硬脊膜外阻滞过程，违反操作规程不注意无菌操作，注入药物剂量过快过大或者注入试验剂量后未等待观察，再次注药发生全脊麻，抢救不力，以致患者死亡。蛛网膜下隙阻滞时，心浮气躁地进行穿刺，因疏忽大意，麻醉药物注入过快，导致高位阻滞或是异常的广泛阻滞，如果患者再是俯卧位进行手术，手术过程中没有注意到患者的异常情况，当事后发现时患者已停止了呼吸。气管导管的深度插入过深，导致单肺通气引起低氧血症，术中错把笑气当成氧气来用，导致患者窒息；或对于出血多的尤其是老年患者手术不严密监测血压、心率，血氧饱和度以及没有及时补充血容量等。

3. 时间短匆忙做事

在工作中出现危机，精神过度紧张，影响处理思维能力，面对问题不能沉着应对,有可能造成患者致命性伤害。时间上过于紧迫,造成过度的压力,程序的实施上没有充足的时间,这在急症手术中更是常见,急症手术的患者大多是没有经过严格的术前禁饮禁食的,术前各项检查更是不充分,当场问患者的基本情况患者及其家属出于想及早做手术的心态,往往会隐藏自己的病史,对于患者的情况以及潜在的疾病很难做出评估,术中可能存在的风险以及手术的大小也无从估计。有些麻醉医师在接到手术通知单后,漫不经心地看看类型,认为手术、麻醉不大,就盲目地选择麻醉方式与用药,不进行手术前麻醉的相关准备,不去预见麻醉中可能出现的意外情况,或在外科手术医生的催促下短时间内匆忙行事,麻醉药品以及医疗事故抢救设备或急救药品没有充分准备,一旦出现不良的事情就处于被动的地位。由于这种非技术性的工作没有准备好而导致麻醉意外,引起患者呼吸心脏停搏拟或是死亡。例如,患者没有了自主呼吸,还没有把麻醉机的通气设备连接好;患者出现了室颤,没有找到除颤仪;全麻诱导完之后发现喉镜片不亮或气管导管的型号不对;打开气源发现没有气体;面罩通气发现机器严重漏气;进行了穿刺发现患者不适合做椎管内麻醉等等。

4. 疲劳或缺乏睡眠

人体疲劳时,功能下降,行为可靠性一般在0.9以下。人体疲劳分为生理疲劳和心理疲劳。前者主要是由于人体组织中的资源耗竭导致;引起后者的原因较多,可能是长期单调乏味的工作而厌倦和焦躁不安,甚至失去控制情绪的能力,也可能因人际关系、家庭纠纷等令人烦恼的事情引起。

疲劳或缺乏睡眠,容易使人注意力不集中,精神涣散,办错事情,对于外界信息的输入以及对于事件的定向选择能力大大地下降,面对出现的不利因素以及不利的形势会出现混乱以及做出的动作缺乏准确性。现代经济的高速发展,医疗水平的迅速提高,使得手术指征越来越宽,不同的疾病不同的年龄都不在成为手术的禁忌,麻醉科系一个被动科室,每天的麻醉工作是既琐碎又繁重的,它本身的高风险性要求我们必须在工作中要精力十足地面对每天的工作，就像疲劳驾驶一样，人在疲劳或睡眠不足的情况下进行麻醉操作更易导致一些非技术上的人为失误。例如：刚上完夜班，并且做了一晚上的麻醉工作，第二天因为人手不够，而继续留在工作岗位上，由于人本身的生物节律，致使身体处在相当疲乏的状态，在这种意识浑浊的状态下给患者实施麻醉，且不说你的技术有多么的精湛，也大大增加了人为失误的概率。例如：在迷迷糊糊的状态下错把布比卡因当做静脉麻醉药来用，一次性注入 5 ml 甚至更多，导致患者出现局麻药的毒性反应甚至呼吸心脏骤停；在做眼科手术时因为疲劳缺乏睡眠在工作的手术间内睡觉，没有注意患者的眼心反射导致心脏停搏。

5. 交流不当

麻醉的实施是一个团队工作，并不是“事不关己，高高挂起”的一项工作。麻醉科的被动特性，使得麻醉实施过程中突发情况比较多，随机性变异性较强，在进行交流与沟通的诸多环节上易致人为的失误。麻醉是多科合作，麻醉医师和手术医师之间，麻醉医师和护士之间，科室与科室之间，上级医生与下级医生之间如果协调不够，都有可能导致低级的非技术性的人为失误。如果每个人都一味地沉浸在自己的小圈子里，手术医师不关心麻醉的状况，关于患者的情况以及手术的类型、大小不与麻醉医师进行交流，各做各的，麻醉医师也不关心手术的进程，只是依照自己的主观臆断去实施麻醉，不增加麻醉药或频繁的增加，这无异会使麻醉过浅或过深，导致患者出现术中知晓和麻醉药品的过度浪费。例如：某科室外科大夫查房拖拉，麻醉师实施全身麻醉后，等待手术大夫，2～3 h 后手术人员才进入手术室，不仅给患者造成了经济负担，严重地造成了麻醉药品不必要的过度浪费，并且影响了患者的身心健康；换班或者是术后交接班不清楚，如换班时，急忙着想回家，而未把患者在术中的特殊情况以及处理情况交接给下一班的医师，而麻醉记录单上也未写明你用了哪些药以及剂量或患者交病房护士时的生命体征情况无记录，造成患者严重后果。

6. 缺乏判断或判断不准确

在长期的、繁重的医疗工作过程中，因为工作中的不顺心或家庭社会的原因会遇到心情不佳、烦躁、烦闷等情绪的异常变化。情绪低落使得大脑处在压抑的状态，影响临床决策、推理、分析问题的能力，干扰正确性，做出过度或不足的判断。在这种心情的影响下也易致粗心大意，漫不经心，不正确判断或缺乏判断，错误地选择和使用麻醉药品的严重不良事件。例如，由于机器的失灵产生的错误报警，因心烦意乱没有加以判断或判断不准确，采取了过激或不恰当的处理，造成手术室工作人员的过度恐慌，患者出现精神障碍，引发紧张的医患关系等。

现代手术就医环境的复杂性与多变性，要求医师必须在加强理论知识、相关技能的同时，还要时刻注意非技术性的技能，只有小手术没有小麻醉，在工作中要时刻保持一位医师应有的行为作风，养成良好的习惯，严谨的工作态度，在自己的能力权限之内尽量减少非技术上的人为失误。

7. 生理因素

人的生理上的某些“弱点”是人为失误的根源之一。人的生理“弱点”主要体现在：①人具备一定的感觉阈限，不能感受外界一切信息，甚至不能感知生产过程和生产环境中的一些事故征兆；②人的记忆能力具有局限性，人不能记住所有应记住的事情；③人的注意力具有局限性，不能长时间地集中注意力；④人的反应能力具有局限性，不能分析判断所感受的一切信息，对部分信息的反应靠自律系统完成，其失误率较高；⑤人抵抗不安全情绪和不安全条件的能力较差。

8. 心理障碍

人的心理上的某些“弱点”是人为失误的来源之一。人的心理“弱点”主要体现在：①人具有捷径反应的特性，容易省略动作，愿意找捷径，总是企图以最小的能量取得最大的效益，因此，在工作中常有人漏掉正常工序，出现人为失误；②人往往按自己的意愿判断事物，常因侥幸、自信、麻痹等心理导致失误；③人不容易发现自身缺点，有时即使察觉到了，也往往找借口原谅自己；④人愿意表现自己，工作中常有人因冒险逞能，发生伤亡事故。有心理障碍的人就变得急躁、烦躁或过度紧张，对客观事物不能正确认识，容易出现人为失误。

第二节　麻醉中人为失误的控制策略与预防

一、事故报告研究（Incidents reporting studies）

1. 麻醉中的事故报告

有 80％的麻醉事故中牵涉到人为的失误，这是麻醉相关人的因素研究的主要动力之一，而其中绝大部分的人为失误是可以避免的。许多麻醉方面的研究已经开始求助于心理方面相关知识并指望能得到建议以解释事故的发生。一些作者已经采用 Reason 的标准误差模型（Generic error modeling system，GEMS）以帮助分析来自澳大利亚事故监测研究（Australian Incident Monitoring Study，AIMS）的数据。Reason 在他的 GEMS 系统里把人为失误分成三类：基于技术的疏忽和过失（skill-based slips and lapses，如从相似但是错误的管道里注射给药）、基于规则的错误（rule-based mistakes，如手术麻醉前没有检查麻醉机是否功能完好）和基于知识的错误（knowledge-based mistakes，如使用大剂量丙泊酚行主动脉缩窄患者麻醉诱导，错误地认为丙泊酚不会抑制心肌或导致低血压）。

然而，这种分类并没有用于描述严重事故（critical incidents）或解释其发生的原因。但是在临床上分析事故时并没有采用这样的分类。通常是到底发生了什么事故（如用错药），然后是发生事故的相关或促发因素（如分心或沟通问题）以助于解释是什么导致了该事故的发生。事故的后果（可以从无后果或患者没有遭受任何不良效应到死亡）其相关信息被收集，有时相关的因素或失误是如何被发现的等信息也一并收集,这可以给我们提供洞察失误机制的管理方法。

或许麻醉事故标准化的管理方法缺乏的原因之一就是没有正式规定的责任和义务去报告麻醉事故,除死亡病例外。苏格兰法律规定,任何医疗介入后 24 h 内死亡的患者必须上报行政当局。他们尝试手术后 28 天内死亡的病例需要上报制度。麻醉和外科医生需要为他们负责的患者填写问卷调查表,此外,科室和医院也收集数据,通常作为风险/安全管理听证会的内容一部分。通过这些举措,可以暴露我们需要关注的领域并提供强有力的改进措施和建议,比如,清楚的术后并发症处理指南必须随时迅速可得,同时有足够的安全措施确保这些指南的应用。在这种情况下(出现并发症),没有做出有效恰当的反应意味着需要对医护人员进行新的培训。

减少人为失误的主要两个步骤是了解错误的根源并从中学习吸取经验教训。有研究报道:手术室内交流和合作与技术同样重要;不赞同"团队成员不能对上级医生提出质疑"这样的说法;支持手术室内进行协商性的管理方式。

为了克服麻醉相关失误和事故,机密报告系统(confidential reporting systems)被建立。匿名收集的信息在法律上给与隐私保护不被公开。类似的事故报告程序(规划)已在一些国家建立:重大事故报告系统(CIRS,瑞士巴塞尔大学),澳大利亚国家系统(AIMS),失误、事故和近乎事故报告(FONA,雷登大学附属医院,荷兰)。

2. 麻醉事故结局回顾(综述)

平均每个麻醉医生的事故数字为 7～8 次,依赖于经验不同。82%的重大事故伴有(包含有)人为失误,14%与设备障碍有关。通过更有组织的方法,让住院医生去准备他们平时通常突然遭遇的"情况",大部分失误及其相关后果可以被避免。重大事故相关因素分析,10 种最常见的人为失误包括:经验不足、不熟悉设备、沟通交流差、匆匆忙忙(时间压力)、漫不经心(粗心大意)、疲劳、过度依赖于其他同事、没有进行常规检查、其他因素(培训和经验)、上级医生老是不在。为此,Cooper 等提出四点建议:培训和监督;建立针对性的指南,更为完全的术前评估和仪器设备检查;额外的监测设备并改善人的因素;“组织”改善。

对于这些失误,真正想要说明的是,为什么会发生这些类型的失误,是哪些麻醉医生忘记了检查,分心或没有时间?为什么他们没有保持警惕性?作为部分的答案,Chopra 等观察报道,50%麻醉维持阶段的事故发生于起始的 15 min 期间。他们认为这个阶段是工作负荷增加并容易分心的时期。

Chopra 等研究分析了 559 份麻醉事故报告,发现 75%的事故包含有人为失误因素。与人为失误相关的因素见表 11-2。

表 11-2 与人为失误相关的因素

相关因素	例数
没有警惕性或注意力不集中	159
没有检查设备	129
匆匆忙忙	70
分心	53
缺乏睡眠、疲劳等	40
沟通交流差	39
经验不足	37
急诊病例	26
视觉受限	22
缺乏判断	21

另外一个研究(81 例事故报道)显示与麻醉事故相关的人为因素主要有:急诊病例、经验不足(技术或设备)、没有进行常规检查、缺乏熟练的助手、患者资料有限、由于分心而没有充分监测患者、疲劳、粗心大意、厌烦或焦虑。

其中 54/81 为人为失误导致，16/81 有设备因素，而 10/81 为混合因素。

这不仅表明人为失误在广泛范围内存在，各种类型的失败都存在人为失误。大部分的给药错误包括“拿错注射器；从错误的安瓿里抽药；药物过量”。有作者认为最常见的失败原因是缺乏警觉性以及没有进行核对，这可以通过设置核查表和让大家知道失误的类型而得到解决。麻醉前准备的核查表项目包括“麻醉机、气道设备、吸引器、常规药物和监测”。随着核查表的应用，麻醉事故率从 0.6%下降至 0.28%，但有意思的是，人为失误和设备障碍所占比率仍旧相似，这表明尽管设备的准备和检查很关键，但它并不是手术室内唯一需要强调的人的因素。

鉴于此，Short 等建议了一些预防事故策略：

(1) 教育(education)　促进全体工作人员的教学；定期回顾事故报告。

(2) 设备(equipment)　更换错误或不合适的部件；提供足够数量和类型的监测；采取措施，使用之前检查设备。

(3) 组织(organization)　通过行政管理，减少匆匆忙忙和紧张应激的工作方式；同事间加强交流沟通。

(4) 监督(supervision)　如果需要，保证有监督和额外的帮助；确保完整的术前评估。

(5) 指南(guideline)　制定各项有关重复性工作、患者监护和运送的指南。

最有影响力的重大事故报告系统之一，澳大利亚事故监测系统(AIMS)，通过匿名事故表收集麻醉事故，提供了大量的在主要标题下的事故分类。主要标题包括发生了什么，为什么发生，麻醉过程，何时何地发生，患者转归和事故发生于谁身上。Williams 等报道(AIMS)，一个麻醉事故中的原因分型可以包括基于知识的(1 型)、基于规则的(2 型)、基于技术的(3 型)、专业性的(4 型)或基于系统的(5 型)，其中前面 4 项为人为失误，83%的麻醉事故与之有关。10 项最常见的因素(见表 11-3)。

表 11-3 麻醉事故中最常见的因素

相关因素	原因分型	百分比(%)
判断失误	1	16
没有检查设备	2	13
专业技术错误	4	13
其他因素	5	13
其他设备问题	5	13
粗心大意	3	12
匆匆忙忙	3	12
经验不足	1	11
交流问题	5	9
术前评估不充分	2	7

令人感兴趣的是,AIMS 把沟通交流认为是系统因素而非人为失误。系统因素包括设备的维护、监督管理和了解科内工作人员技术水平、交流、培训、药物标签等。

受到美国航空航天局(NASA)航空安全报告系统的启发,近来建立的麻醉事故数据库-机密事故报告系统(CIRS),通过网络收集全世界范围内的数据,这些数据资料不仅仅通过汇报表收集,而且匿名的事故描述可以让任何感兴趣的麻醉医生给予评论。Staender 等报道了 CIRS 中人为失误相关因素分析(见表 11-4)。

表 11-4 失误相关因素分析

相关因素	百分比(%)
交流问题	34
缺乏形势觉察	30
缺乏经验	30
没有常规检查	28
错误判断	23

二、麻醉中人为失误的控制策略与预防

1. 系统事故的瑞士奶酪模型

防御手段、障碍和安全措施在系统途径中占据着关键的地位。高技术含量的系统内有许多失误的防御体系，一些是工程机械的(警报、物质障碍、自动切断等)，其他一些依赖于人(外科医生、麻醉医生、飞行员、控制室操作员等)，还有其他依赖于制度和行政控制措施。他们的功能就是保护潜在的受害者和资产免受危险。很多时候这些措施都是很有效的，但弱点和缺陷总是存在。在理想的世界里，防御层应当是完整无缺的。然而，事实上他们更像瑞士奶酪片一样，有许多的孔。虽然不像奶酪片中的孔，但是这些防御层里的漏洞是持续不断地开放、关闭和移位。任何一层出现漏洞，一般不会导致不良后果。只有当许多层面的漏洞串联成一线，允许一个事故机会轨道通过，才有可能发生不良事故-使危险因素变成对受害者有破坏性(如图11-2)。

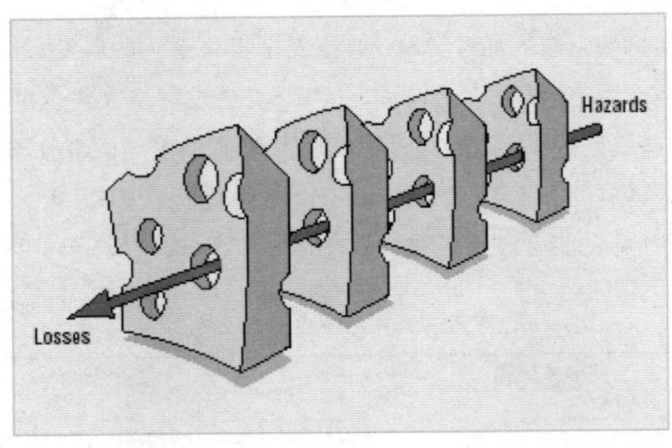

图 11—2 The Swiss cheese model of how defences, barriers, and safeguards may be penetrated by an accident trajectory

有两个原因可以使防御层中出现漏洞：自行破坏(active failure)和潜伏状况(latent conditions)。几乎所有的不良事件都包含有这两方面的因素。自行破坏是由直接与患者或系统接触的人引起的不安全行为。他们犯错的形式各种各样：小错误(疏忽)、过失、瞎弄、错误以及制度违反。自行破坏对防御系统完整性的影响是直接且通常是短暂的。一旦证实确定不安全行为，人的因素这一途径的追随者通常不会对一个不良事件的原因做深入追究。但是，正如接下去要讨论的一样，最终所有这些行为它们都有一个因果的历史。潜伏状况就是系统内不可避免的“常驻病原体”，它们来源于设计者、建造者、制度制定者以及上层管理人员做出的决定。这些决定可能是错误的，所有这些战略性的决策就有可能潜在地把“病原体”植入系统内。潜伏状况有两种不良效应：它们在某一特定的工作环境里(如时间压力、人员配备不足、设备缺乏、疲劳和经验不足)可以转化成失误诱发条件；此外，它们还可以引起防御体系长时间的漏洞或弱点(靠不住的警报和信号指示，不能实行的制度，设计和建筑缺陷)。潜伏状况，正如它的术语含义一样，在复合自行破坏和特定触发器引发一场事故之前，可以隐匿于系统内很长一段时间。不像自行破坏，它的特异形态经常难以预见，而潜伏状况往往可以在不良事件发生前被证实并得到补救。

试图完全消灭人为失误是不现实的，重要的是应该建立起一套高效的、反应灵敏的安全评估系统，该系统应确保在人为失误转变成灾难前能及早将其识别，以便采取有效措施避免其进一步发展。减少人为失误有多种途径：人们可以通过参加相关的培训及时使知识得到更新；加强安全教育，培养职员安全意识，提高人员安全素质，养成良好的工作和生活习惯，减少人为失误，从而避免发生事故；为职员提供良好的内外部工作和生活条件，确保有充足的休息时间，避免疲劳作业；重视人员素质的筛选，最大限度地消除由个体因素产生的人为失误；此外，必须加强科室的管理水平。

几乎所有人都经历过失误。当我们面对与机器或复杂系统打交道时，有时会事与愿违。人为失误可以发生在复杂系统的设计、操作、管理和维持阶段。由于我们越来越依赖于这些系统,很明显,人为失误是一个对人的生命和财产潜在和常见的危险之源。我们不能改变人的状况,但是可以改变人的工作状况。自行破坏就好比蚊子,它们可以一个一个被打掉,但是它们又持续不断地冒出来。最好的治疗方法是建立更加有效的防御措施,并铲除孕育它们产生的温床,而这里的温床,就是曾经出现过的潜伏状况。一般来说,由于人性的易变性和复杂性在麻醉实施过程中人为失误是难以避免的,在专业理论知识与相关技能加强的基础上,可以通过管理和非技术技能的提高与培训来降低与控制人为失误率。

2. 加强麻醉的管理与实施

(1) 术前访视要充分、认真,进行不定期不定时的抽查制度,每天进行患者状况交班制,对于严重危重患者给予特别注意,安排高年资的医师实施麻醉。

(2) 麻醉人员安排要合理,一般来说,不能完全独立操作的实习或进修医师,有一名经验丰富的医师在旁边给予指导,在工作期间不得擅自离岗,如发生技术或非技术上的问题及时给予提醒或处理。

(3) 对于工作期间擅自离岗的麻醉医师给予警告或者经济上的处罚。

(4) 制定相关的规定与条例,来约束麻醉医师的日常工作行为,做到凡事请示、汇报制。

(5) 虚心学习,定期在全科内实行意外事故的临床模拟学习,对于典型的医疗事故进行探讨、学习,从中吸取教训,总结经验。

(6) 麻醉药品要做到“三查三对”,药品名和剂量要充分标明,对于不标记的医师给予一定的处罚,机器设备要从一而终地进行校检。

(7) 制定麻醉相关的统一操作规程与注意事项,成立意外事故应急治疗小组,不要不懂装懂,不懂的及时请教上级医师,不要擅自处理。

(8) 加强麻醉医师与手术医师、护士之间的交流、合作,强化科室与科室之间的沟通与协作。

3. 建立不良事件汇报制度

对于引起严重后果的事件，应该从中吸取教训，总结经验，改进工作。不良事件汇报是一个科室揭露严重行为、积累经验的重要来源。但是不良事件的汇报往往被忽略，发生医疗事故的医师担心或害怕事故做了汇报或登记，对自己以后的工作不利或在科室的同事面前抬不起头，事件发生就发生了，不进行登记，更不说明或描述发生了什么，有哪些人参加了急救，进行了怎样的操作，结果怎样，留给别人的只是有那么一件事情，怎样处理就不得而知了，这样既得不到知识经验的有效积累，也不利于麻醉医疗事故的统计分析。建立不良事件汇报制度是一个科室内部管理完善的重要内容之一，科室鼓励进行不良事件的登记与描述，对进行汇报的医师给予表扬和经济上的奖励，不进行汇报而又发生了不良事件的医师给予一定的处罚。不良事件的汇报可采用不同的形式，根据具体的事件进行详尽的描述，以及医师做了什么，为什么会导致事情发生，发生后采取了怎样的处理补救措施，结果怎样，并根据事件谈谈自己的看法，从中寻找不足，查找纰漏，吸取教训，在适当的时间进行全科室大讨论，讨论后给予总结并记录在不良事件登记簿中。

4. 进行非技术性技能的培训

现在，对医生的培训多集中在技能方面，随着社会的发展，非技术性技能已与技术性技能同等重要，提高医生的个人素质与修养将成为保证医疗安全的重要举措。个人的成功往往是一个团队合作的结果，良好的个人素质，与同事融洽的人际关系，不仅可以大大提高工作效率，而且有利于保证医疗过程的安全。非技术性技能是与专业的技术性技能相对的概念，包括沟通、合作与协调技能，领导与管理技能，计划与决策技能等。在麻醉医师的培训过程中，非技术性技能的培训是十分必要的，需要当成一项重要的培训内容来抓。不难理解，在麻醉实施中，人是关键的因素。要顺利成功地完成一次麻醉工作，需要与不同的外科医师、护士之间的协调合作，这就要求麻醉人员必须具备团队精神、有效的协调与沟通配合能力，能够准确地交流信息，及时地采取行动，在相互信赖，齐心协力的基础上，顺利完成预期目标。可以说，非技术性技能培训已经成为减少医疗事故和减少人为失误的重要措施。

非技能培训的形式可以多样化，通过模拟人或者模拟现场制造一些人为失误，引发思考；举行非技术性知识的竞赛，加深理解。定期进行非技术性技能的经验交流与讨论，通过他人的经验来增长自己的见解，丰富思维。组织集体活动增进人与人之间的感情，加强彼此的信任和了解，使其无论是在生活里还是工作中，都充满凝聚力。这种潜移默化的培训方式，可谓收效显著。此外，还可通过培训使积极的科室文化实实在在地深入每个人的思想，并落实到每个人的实际行动中。通过有目标的培训，端正麻醉医师的思想观念，使之能够不断根据医疗卫生事业的要求来完善发展自己。在工作中，培养共同的理念，充分发挥科室文化的导向作用、凝聚作用、激励作用和规范作用，从而激发麻醉人员的潜能，使从被动工作转为自觉工作，这对促进科室以及减少医疗意外都有很强的促进作用。

现代医疗事业的发展可谓一日千里，经济、改革的发展，在显著提高生活质量的同时，也使得就医环境、医患关系变得越来越紧张、越来越复杂，这就要求我们在保证医疗质量、掌握精湛技术的同时，必须提高自我修养，用非技术技能武装头脑，在孜孜不倦的追求中实现自我价值，从而促进医疗卫生事业的健康、和谐发展。

三、人为失误的预测和减少

如同常说的，犯错误是人的本性，“To error is human”。错误是会经常发生，任何人对它都没有办法，那又有什么好研究的？但失误是有其原因，并且是有减少失误的办法的。

1. 减少和消除失误

我们关注人-机系统，可以通过工程或心理行为方面减少失误，但必须记住，最终的解决方案是“系统”。

不仅仅操作者出现失误，许多人可以出现更高级别的失误—监督员或管理人员，系统可以被设计以减少失误。

2. 危险管理和失误控制

尽管相关研究日渐增多，但并不意味着失误减少是件容易的事。从随机角度来看，失误是“量子式的非确定性，quantal uncertainty”。因此，它们不可能被完全预防，但它们的后果可以被减少，通过合理的设计、计划、培训和程序改进。

3. 失误减少和预防存在的问题

实际上，我们能减少失误的频率和严重程度，虽然不可能完全被消除，事实上，当我们仔细地去看错误的和正确的行为之间的关系时，有很多的原因说明减少或降低失误的频率和严重程度至零是完全没有必要的。尽量减少的不是失误本身，而是失误带来的不必要的后果。可观察到的失误行为并不总是严重的失误(The observable error behavior is not always the important error)。如果你按了一个错误的键，这或许不是由于一个错误的动作或控制面板设计存在缺陷，而是因为你对形势判断失误，或者根本不理解这个指令的意思。

如果我们专注于减少或消除看得到的失误，这可能花费我们的时间、资源和潜力在系统内一个不合适的部分，或设计上的一个不合理改变。

专注于预防已经熟悉的失误，即已经发生过的失误，那是太容易和明显了，我们必须(应该)做的是想象可能发生的失误，以及考虑它们如何能最好地被预防。

尽力去创造一个绝对安全和无错的世界的另一个问题是:失误的结果总是被吸收或歪曲。失误越少可能发生，就越不能预期，就越相信失误不可能发生。因此,我们很少有准备地应付、纠正它们,以及预防它们真正发生时带来的意料不到的后果。

这是一个悖论,发生的失误越多,应付它们就会越好。如果很少去介入或锻炼、演习控制措施,维持我们的技术水平就会困难得多。在复杂和高度依赖系统的操作中,这好似众所周知的问题。

很自然地相信,如果一个系统被重新设计以减少失误产生的一些诱发因素,那么失误的数量和频率将会降低。事实应该也是如此。但我们必须感谢这些曾经的失误带给我们的启示和帮助。一个重新设计的系统不是旧系统减去有缺陷的元素,而是一个新的系统。带着新的机会而产生新的不同的失误,而有时这些失误是系统内从前从未发生过的。如果尝试用各种核查表以减少失误,会出现类似的问题。这些措施的有效性依赖于一些因素,如核查表的长度、持续的复杂与否等。有时,这可能导致一个系统如此复杂,以至于操作中改变行为变得很慢,原先的出发点失败,情况和以前一样糟糕。

报警和警告能使操作者对危急情况有所警惕,但它们很难有效地执行实现(需要的目的)。如果仅有 1 或 2 个系统需要报警,似乎不是什么问题,设计良好的视觉和听觉信号的结合应当可以减少失误率。然而,随着系统变得越来越复杂,警报的设计随之变得很困难。在"三里岛"事件中,成百上千的警报在几秒之内瞬时出现,有这么多的警报信号同时出现,这完全不可能详细诊断所出现的情况。众所周知,飞机座舱内的许多声音警报是如此的令人分心,飞行员有时就是把它们一关了事。警报,可以很有用,但也可以是操作者超负荷(Alarms can be beneficial, but they can also overload operator)。

(1) 失误的价值(the value of error) 失误有一些正面的价值,失误的结果在学习和行为导向上扮演着关键的作用。失误是随机发生的,因此很难或者说不可能预防,通常的原则是"系统的设计应当尽量避免诱发失误发生的各种情况”。

（2）失误的治疗　理解失误的起因很关键。通过了解某一特定失误的缘由，可以减少它的发生率。如果我们能够区分错误（mistakes，专注力失误）和过失（slips，行为失误）之间的差别，那么可以对每个类型的失误有针对性的不同策略。如果“错误”是由于对信息的误会或误译，改进培训是补救措施。如果“过失”是由于需要的反应与可获得的控制手段之间不相容，或由于对某一信号显示很差而导致的误读引起的，那么需要重新设计硬件。

（3）系统的反馈（feedback in the system）　尽管系统设计已尽可能地得到改进，并且培训也已被尽可能地开展，但是失误依旧会发生。由此，“宽容性系统”（forgiving system）就显得很重要。系统应当被设计成可以吸收失误。然而，同等重要的是，如果失误出现，我们希望这些失误是明显出现的，这显得有点自相矛盾。

操作者需要反馈和了解其操作的结果，这样一旦发生失误，在导致严重的后果前能够及时纠正。反馈对一个系统的控制室是至关重要的，可以有效地预防任何形式的系统障碍。但是对某些类型的失误，反馈可能非常困难，直到失误的效应已经扩散至系统外时才可能有反馈信息。

（4）失误的观察（the observation of errors）　关键的问题是当失误发生时要被及时发现，在复杂、动态和反应时间长的系统内，失误的可观察性大大被降低。复杂的人-机系统应当被设计以使失误的可观察性最大化并使失误的后果最小化。这需要设计系统以提供不同类型及不同程度水平的反馈：动作被正确操作了吗？期望的效应发生了吗？与目标的差距缩小了吗？

（5）培训及失误减少（training and error reduction）　显然，培训在减少失误方面扮演着重要的角色，经过良好培训的操作者，他的知识和技术适合于工作任务，将会比技术不熟练的操作者较少的失误率。如果操作者被要求定期训练关键性的技术（数周、数月或更长时间），人为失误可以有极大的减少。一个很好的例子就是飞行员被强制每隔几个月必须到模拟器上培训，以保证他们处理各种危机的能力得到维持。

(6) 技术和知识(skill and knowledge) 技术是完成一项任务的能力，知识是拥有信息、事实和对一个任务的理解。高水平的技术趋向使失误的产生处于较低水平。

然而技术的获得与知识的获得是不完全相同的。一个人可能对一项任务知道得很多，但还是不能执行完成它(很多雇主担心他们的雇员"太学术性了-too academic")。一个人可能有很高技术水平，尤其在感知-运动任务中(perceptual motor tasks)，而可表达的知识可能少得可怜，很少的骑脚踏车者能够解释车轮的运动原理。

(7) 把失误的影响最小化(minimize the impact of error) 尽管我们想尽一切办法减少失误，但它们仍然发生。当失误发生时，我们必须做些什么，以使它们的影响最小化。首先，系统应当是宽容性的，至少能够暂时吸收失误。其次，操作者应当了解失误的可能性并训练如何补救失误。第三，在失误事件中，必须给予一些反馈，这样可以使得操作者认识到(即使不愿意)失误已经发生。

(赵英花　上官王宁)

参考文献

1. Brendan F. Increase understanding of the various means by which the performance of anaesthetic practitioners- as individuals and as part of a health care team-can impact on patient care. Human Performance Issues, 1 - 10.
2. Fletcher G, Flin R, McGeorge P. Framework for Observing and Rating Anaesthetists' Non-Technical Skills. Anaesthetists' Non-Technical Skills(ANTS) System Handbook, V1.0-1-3.
3. Fletcher G, Flin R, McGeorge P. Review of Human Factors Research in Anaesthesia. Workpackage 1 Report, Version 1.2.
4. Fletcher G, McGeorge P, et al. Anaesthetists' Non-Technical Skills(ANTS): evaluation of a behavioural marker system. Br J Anaesth, 2003, 90: 580 - 588.
5. Flin R, Burns C, Mearns K. et al. Measuring safety climate in health care. Qual Saf Health Care, 2006, 15: 109 - 115.
6. Flin R, Maran N. Identifying and training non-technical skills for teams in acute medicine. Qual Saf Health care, 2004, 13 (suppl 1): 80 - 84.
7. Hofinger G, Harms H. Buerschaper C. et al. The usefulness of simulator training in combination with psychological training sessions for the improvement of non-technical skills. Eur J Anaesthesiol, 2003, 20: 836 - 837.

8. Leonard M, Graham S, Bonacum D. The human factor: the critical importance of effective teamwork and communication in providing safe care. Qual Saf Health Care, 2004, 13(Suppl 1): 85－90.
9. Reason J. Safety in the operating theatre-Part 2: Human error and organisational failure. Qual Saf Health Care, 2005, 14: 56－61.
10. Reader T, Flin R, Lauche K, et al. Non-technical skills in the intensive care unit. Br J Anaesth, 2006, 96: 551－559.
11. Reason J. Human error: models and management. BMJ, 2000, 320: 768－770.
12. Senders JW, Moray NP, editors. Human Error: Cause, Prediction and Reduction. Lawrence Erlbaum Associates, Hillsdale, New Jersey, 1991.
13. 李永娟,王二平. 人误研究的历史和发展. 心理学动态, 2001, 9: 57－61.
14. 肖国清,陈宝智. 人为失误的机制及其可靠性研究. 中国安全科学学报, 2001, 11: 22－25.

第12章

麻醉医生非技术性技能的评估

高度精密的行业比如航空业的安全研究表明，事故的发生经常是由于缺乏非技术技能（认知技能如决策和社交技能、如与别人协作）导致的。人们也越来越多地意识到卫生保健行业的情况也是如此，麻醉危急事件研究显示约80%的报道事件是由于人为因素造成，而大部分与非技术性技能相关。

航空业解决这个问题是通过发展机组人员的资源管理培训项目（Crew resource management，CRM，定义为"应用所有能够可得的资源-信息、设备和人力-为了完成安全和有效的飞行操作"，using all the available resources-information, equipment, and people-to achieve safe and efficient flight operations）以提供非技术技能的培训以提升机组人员在飞行甲板上的安全行为能力。因此，行为标志系统（Behavioural marker system）应运而生，行为标志系统是一个在以非技术技能要求为主的特定领域由经验而衍生出来的分类方法，也是一个评估行为组件的以观测为基础的分类系统。行为标志系统也被用于麻醉医生的非技术技能的培训中，虽然以前由于种种原因，麻醉医生非技术技能（ANTS）的培训曾经被限制过。类似的系统也被发展用于急诊医学专业的培训、评估和研究。然而，随着高仿真模拟人的应用，一些

CRM类型的项目被逐渐发展起来。更为有效的是，不论是在模拟人上，还是在医院的正规训练中，这样的培训需要通过显性和建设性的反馈不断地被强化。

行为标志系统广泛应用于高风险行业，如航空、核电、军事和医学，作为非技术性技能和团队培训项目的一部分。基于观察和行为分级，行为标志系统为测量和评级行为提供了一个很有价值的工具。反过来，这个系统可以评估个体或团队在实际或模拟环境中的技能。在非技术性技能评估领域，行为标志系统是一个重要的工具，保证行为评估的客观性，因为该系统明确说明了被评估技能的情况。通过行为举例或行为标志，指出了好的和不好的行为标准。此外，这些行为标志专注于那些能直接观察到的或者能够从个体间交流或者技术动作中推断出的行为，这减少了评估过程中潜在的模棱两可。

第一节　ANTS评估系统的开发

非技术性技能为安全高质的医疗行为提供了一个非常支柱的作用，但在标准的医学训练中总是不能很好、很清楚地被诠释。培训和评估这些技术的现实需求日渐增加，但这些活动必须基于正确的成熟的技术框架、有效的测量手段和工具以及足够的评定者培训。而医学上的行为研究通常都基于观察。视频（录像）从真实环境和模拟情形两个方面为收集信息和记录事件提供了一个很有价值的工具。当分析观察性数据时，强力有效的分析工具非常重要，尤其是当研究非技术性技能时。

一、行为标志（Behavioural markers）

在考虑应用行为标志于麻醉领域之前，很重要的一点是必须了解行为标志在非技术性技能培训中意味着什么，以及为什么它们如此重要。为此，首先还得看看航空工业非技术性技能培训或者 CRM 的相关知识。

最早的 CRM 程序关注的是飞行员个人之间的技能和个性，但过去 20 年的发展，CRM 培训的概念更为广泛，现在关注的是更为广阔的团队和组织，整合所有方面的交流、合作、工作负荷管理、决策和情势判断以有效进行失误管理。传统的 CRM 培训强调的是机组人员行为的态度成分（attitude component），但现在强调的是行为本身，这导致 CRM 培训不仅仅关注于知识，还有技能培训。

在许多航空研究中发现，行为以团队水平而非个体飞行员水平被评估，这同样也发生于麻醉领域，这可能与麻醉采用航空团队行为核查表（aviation team performance checklists）有关。然而，虽说团队的行为很重要，但在培训水平，个体必须要被考虑到，这样他们能够发展需要的技能允许他们在任何团队数量、任何情况下工作并适应各种状况。另外，最终的飞行员专业技术考核是个体而非团队。

二、NOTECHS 系统（Non-Technical Skill System，NOTECHS System）

NOTECHS 系统源于欧洲的研究，发展自目前标志系统的综合和心理学研究，目的是为了评估机组人员的非技术性技能。NOTECHS 系统把非技术性技能分成四个主要部分：领导力和管理（Leadership and Management）、合作（Co-operation）、决策（Decision Making）和情势判断察觉（Situational awareness）。前两者属于社会性技能（Social skills），后两者属于认知技能（Cognitive skills）。每个技能部分又进一步分成不同元素和行为标志。合作技能包括团队建设和维系、体谅他人、支持他人、人际冲突的解决；领导力与管理技能包括权威与自信的使用、提供和维持标准、计划和协调、工作负荷的管理；情势判断察觉包括设备系统的意识、环境意识、时间压力和对眼前事件的预期；决策包括问题诊断、选择归纳、风险评估、作出选择、结果评价。交流(Communication)不包括在独立的一部分,因为作者认为交流技能存在于所有四个部分里面。无论哪类技能都贯穿着沟通过程,两类社会技能可利用行为锚定系统直接表征为可观察的基本沟通行为(言语的与非言语的)。认知技能大部分过程发生在人脑中,但可以从那些可观察到的沟通行为中推测出来。由此可见,NOTECHS 系统最根本的一点是沟通,沟通是各种技能的必要手段。

三、麻醉医生行为标志系统(ANTS 系统)

Fletcher 等通过研究报道的麻醉医生行为标志系统(The Anaesthetists' Non-Technical Skills (ANTS) System)由苏格兰的工业心理学家和麻醉医生通过 4 年的合作研究项目而开发。在应用医学知识和临床技能的同时,非技术性技能可以有助于支持每天日常任务和急诊情况下安全和有效的临床工作。该系统主要描述的是与好的麻醉实践相关的可观察的非技术性技能,目的是提供给麻醉医生一个描述非技术性技能的架构和一个以清晰透明的方式指导评估的工具。简而言之,ANTS 系统提供给主治医生和培训学员一个可以讨论"操作行为"的语言。他们是采用"自下而上"的方法开发 ANTS 评估系统。利用三方面的数据来确定一套完整的麻醉医生非技术性技能评估方法。首先,通过一个人为因素的观察研究,将关于非技术性技能的知识和麻醉过程中使用的行为标志系统确立下来。认知任务分析是由一位有麻醉基础知识的心理学家与 29 位顾问麻醉医生的会谈来完成的。这些麻醉医生需要回忆并描述他们管理的一次具有挑战性的病例,并列举出他们认为在麻醉过程中具有良好素质的必备条件。最后再利用一种理论方法分析这些结果从而确定非技术性技能的内容。这期间麻醉医生对于安全和团队协作方面的态度也会被考虑进去。

综合以上的数据,依据大量设计标准来设计项目从而建立行为标志系统的原型。这些设计标准包括:这个技能应该是可观测的;这个系统应该有一个层次结构并且应该简单和使用尽可能少的培训；这个系统应该与采用“英国医学教育”以能力为基础的方法相辅相成的。通过在手术室观察、对会谈成绩的反复研究和交叉检验 200 名麻醉医生对危急事件处理回顾的报告来对这个原型不断地精炼和浓缩，让其能解释所有的非技术性技能的内容。借鉴了航空工业评价系统经验，因此人们认为这种系统的需求应该是要在投入使用前充分评估，然后需要通过很好支持的程序将其成功整合现已存在的培训计划中才能引进。所以项目的下一个阶段是一个实验性的评价体系，即 ANTS 评估系统。模拟麻醉病例的录像显示即使是使用几乎没有培训经验的评委，该系统的有效性、可靠性、可用性也足够允许进行下一步在真实的训练环境中使用的测试。

第二节　ANTS 评估系统

一、ANTS 评估系统介绍

对于行为标志，建立一些标准很重要。而 ANTS 行为标志系统应当：① 关注于那些能够从行为中可观察得到的非技术性技能；② 有一个分级结构，可以用三个水平层次描述：种类（category）、元素（element）和行为（behavior）；③ 在手术室环境中能足够简单地去应用-这包括语言、定义、结构和设计；④ 对于进行评估的主治医生来说，稍微经过培训就能应用。另外，一个已经取得一致意见的重要议题是教学，尽管很重要，但不包括在非技术性技能范畴。除此之外，一致意见认为行为标志应该是一般性（generic）而非特异性的，这样才可以被应用于所有临床实践，并在观察中能够通过口头表达使它们很容易被识别。

ANTS 系统是一个以四个主要类别为基础的有层次结构的行为标志系统。这四个类别分别是：任务管理能力、团队工作能力、情势判断觉察能力和决策能力。这些类别再细分成共有15个技能元素构成的主要框架(见第一章已附)。每个元素都有一个定义和抽样行为标志。这里提供了一些与每个技能元素相关的好的和差的行为举例。

1. 任务管理

任务管理分为四个要素成分:计划和准备(planning and preparation)、区分优先次序(prioritization)、提供和维护标准(providing and maintaining standards)、识别和利用资源(the identification and utilization of resources)。每一元素包括一些与之相关的好的和差的行为举例,详见第五章内容。

2. 团队工作

包括五个技能要素:协调团队成员的活动(coordinating activities with team members)、交换信息(exchanging information)、使用权力和威信(using authority and assertiveness)、评估能力(assessing capabilities)、支持他人(supporting others)。

(1) 协调团队成员的活动　与团队成员一道工作开展任务,包括体力和脑力活动;了解不同成员的作用和职责,并确保对任务采用团队的途径和方法(见表12-1)。

表12-1　好的、差的行为标志

好的行为标志	差的行为标志
确认团队成员的作用和职责	不与外科医生和其他成员合作
和外科医生或同事讨论病例	太依赖于熟人以完成事情,把事情作为想当然
在行动前考虑别人的需求	没有知会别人就采取干预措施
与其他人合作以实现目标	在任务过程中不考虑团队
例子:腹腔镜手术,心血管不稳定,告诉外科医生停止手术并放气	例子:外科手术操作期间,在一个不合适的时间,没有告知外科医生,移动患者以执行某个任务

（2）交换信息　给予和获得必需的知识、资料、信息，为了团队协作和任务完成（见表 12-2）。

表 12-2　好的、差的行为标志

好的行为标志	差的行为标志
给予更新情况 /报告关键事件	不告知团队成员相关计划或变更
证实相关知识已经得到分享	给予的信息简短、不充分
与相关人员交流病例计划及其他相关信息	交流时没有包括相关人员
维持清晰的病例文件	不能清楚简练地表达关注点
例子：让外科医生知道失血患者对补液治疗的反应好否	例子：没有告知同事患者存在医疗问题，在危险期需要急诊药物治疗

（3）使用权力和威信

领导团队和/或任务，当需要的时候可以接受一个非领导性的角色；采取一种合适的强力的方式提出一个论点，并使适合于团队和（或）情势（见表 12-3）。

表 12-3　好的、差的行为标志

好的行为标志	差的行为标志
以必需水平的威信使人知道要求	不挑战高年资同事或主治医生
需要的时候接手作为任务的领导	不允许其他人提出他们的病例
对团队成员发出清晰的指令	没有尝试去解决争议
陈述病例并提供辩护的正当理由	当需要的时候不支持立场
例子，明确告诉团队成员做什么：xx，给患者行颈内静脉穿刺	例子，告知麻醉助手相关问题，但不和外科医生说

(4) 评估能力

判断不同团队成员的技能及解决问题的能力;对可能限制他们有效完成任务能力的影响因素保持警惕,如熟练程度、经历、应激、疲劳等(见表 12-4)。

表 12-4 好的、差的行为标志

好的行为标志	差的行为标志
需要的时候呼叫帮助	如果学员/助手能够应付任务,就不闻不问
询问新的团队成员有关他们的经历	允许团队成员接受超出能力水平的病例
提醒某一团队成员,他的任务没有达到预期标准	不关注团队其他成员的操作:如洗手护士
调整监管水平以适应其他团队成员的能力	没有查明他们的能力就加入已经建立的团队
观察团队成员已经病假结束返回上班并询问他的全面健康	对明显的疲劳信号(打哈欠、记不住简单的指令等)没有反应

(5) 支持他人

为其他团队成员提供体力、脑力或精神支持(见表 12-5)。

表 12-5 好的、差的行为标志

好的行为标志	差的行为标志
对其他人的关心表示感激	在困难时刻/高工作负荷时间询问信息
提供安慰和鼓励	对团队其他成员不提供支持
对一个困难病例后听取报告并表示感谢	没有认识到其他人的需求
预先判断什么时候同事需要设备/信息	对别人的请求表示轻蔑的反应

3. 情势判断觉察

获得并维持情势判断觉察对于预防失误和保证安全是一个非常关键的因素,是一个动态的过程。包括三个技能要素:收集信息(gathering information)、了解并识别(understanding and recognition)、预期(anticipation)。

(1) 收集信息

通过持续观察整个环境,监测所有可得的数据来源和线索,主动并特异地收集关于特定情势的信息,并验证数据以确保它们的可靠性(见表 12-6)。

表 12-6　好的、差的行为标志

好的行为标志	差的行为标志
术前即获得并记录患者的信息	由于分心,降低了监测水平
经常扫描环境以观察变化	对个体的信息提示不予证实
观察外科手术进展,需要的时候验证目前的状态	不改变工作环境的布局以改进信息数据的可视性
交叉检查信息以增加可靠性	在交接班的时候不询问问题以使自己适应情势变化
例子:常规地监视监护仪、把手放在患者身上感受变化、感触脉搏、检查外科手术野并记录发现	例子:不仔细打量不熟悉的患者正在服用的药物

(2) 了解并识别

解读收集到的信息,以证实与实际情势和预期状态之间是否符合,并时刻更新思想上对环境的认识(见表 12-7)。

表 12-7　好的、差的行为标志

好的行为标志	差的行为标志
通过增加监护的频度来应对患者出现的状况变化	对患者的的状态变化没有反应
告知其他人目前情况的严重程度	对信息变化给予不合适的行动
对其他团队成员提供目前存在的信息提示以及它们的含义	把警报系统调成静音,并不观察
例子:告知助手,如果失血持续并超过 1 000 ml,给予输血 2 个 /U	例子:知道失血,但是通过降低麻醉来处理心动过速

（3）预期 试问“如果会怎么样”，并预先考虑行动、干预或不干预可能带来的结局和后果；不断思考根据目前的情势预测接下去马上会可能发生什么情况（见表 12-8）。

表 12-8 好的、差的行为标志

好的行为标志	差的行为标志
通过输液/药物维持先前的状况	不考虑与患者相关的潜在问题
回顾某一干预措施的效果	不增加监测水平应对患者变化的状况
采取行动以避免或减轻潜在的问题	对外科操作步骤进程不知道
	对药物可能的不良反应没有预见性
例子：在外科手术刺激前预先加深麻醉深度	例子：对已知的眼科手术相关心动过缓没有采取措施防范

4. 决策

决策在麻醉过程中随时存在。分为三个技能要素：识别选项（identifying options）、权衡风险并选择选项（balancing risks and selecting options）、再评估（re-evaluation）。

（1）识别选项 基于动态收集到的信息或/和已有的经历经验，在做出决定或解决问题时，识别可能的选项并加以考虑（见表 12-9）。

表 12-9 好的、差的行为标志

好的行为标志	差的行为标志
为了决定产生多种选项	直接认定某一选项，而不考虑其他替代，即使时间有也不作考虑
和患者讨论不同麻醉技术	不询问其他团队成员以寻求可能的选项
对一个困难病例，询问其他麻醉医生的建议	忽略来自团队其他成员的建议
例子：和患者讨论区域阻滞或全麻的选择	例子：明知一个困难病例，也不询问同事可能有的好办法

（2）权衡风险并选择选项　评估风险，以估量某一情势的威胁或好处，考虑不同行动过程的好与坏，根据这些程序选择一种解决方案或行动（见表 12-10）。

表 12-10　好的、差的行为标志

好的行为标志	差的行为标志
考虑不同治疗选项的风险	没有发现与一个不熟悉的状况/药物相关的风险
根据患者的状况估量各种影响因素	不与相关人员预习行动过程以评估它的合适性
执行并完成已选的方案	不与团队成员回顾可能的选项
例子：气管插管决策过程中和助手讨论返流误吸和应激性高血压等风险	例子：明显存在困难气道时，还是按照正常气道处理

（3）再评估　持续回顾选定选项的合适性，评估并选择；选定选择完成后再评估情势（见表 12-11）。

表 12-11　好的、差的行为标志

好的行为标志	差的行为标志
在治疗或干预后再评估患者	没有允许足够的时间让干预措施起效
回顾情势，如果决定需要等待和再看	再评估时没有包括团队其他成员
不断根据患者状况列举不同选项	不愿根据新的信息修正行动过程
例子：改变无创血压监测频度，确定腰麻效果	例子：在给第二次剂量之前，并不注意初次给药后的效应

设计这个评估系统的目的不是要全面详尽的概括所有技能，而是限于那些能够通过观察行为来定义的基本技能。因此，压力管理、沟通不包括在这个系统。压力管理是难以观察的，而沟通能力通常是作为其他方面的技能观察的方法。

评估应该在元素和种类的水平进行。等级评定量表是伴随该系统一起发展起来的，它应用于实验评估中。这里有四个等级来描述技能的水平(见表 12-12)。

表 12-12　ANTS 系统等级选项

等级标签	描　述
4-优秀	技能保持一贯的高水平，能提高患者安全性；可以作为其他人的一个正面积极的例子。
3-可接受的	技能是一个令人满意的标准，但仍然可以提高。
2-边缘水平	技能表现令人担忧，必须进行大的改进。
1-差的	技能水平已经或潜在的危害患者的安全，需要严肃认真的补救。
没有观察到的	技能在这个场景观察不到。

二、如何使用 ANTS 系统

1. 培训老师(使用者)的选择和培训

(1) 为了有效地使用 ANTS 系统，培训是必需的，这应当包括：

1) 人类行为、失误管理和非技术性技能的背景知识，如此可以给予培训学员建设性的、直接的反馈。

2) 使用心理测验工具以等级评分行为(工作能力)的原则。

3) ANTS 系统的内容及它们与日常行为是如何相关的。

4) 在实践中非技术性技能进行观察，并用 ANTS 系统进行评估分级。

(2) 如果 ANTS 系统被用作评估，培训老师应当采用某一标度以保证他们能够提供标准化的判断。

(3) 应当建立循环式的培训和校准程序。

(4) 推荐选择一小部分的顾问麻醉医师作为 ANTS 系统培训老师/评估者。

2. 培训学员选择和培训

(1) 学员应该得到关于人的行为和失误管理的培训以支持非技术性技

能的建立。

（2）学员应当得到他们自己的 ANTS 系统手册复印件以供参考。

（3）ANTS 系统应当被合适地用于相应经验水平的学员：对于低年级培训学员，培训的重点应当是发展基本的麻醉经验；ANTS 系统可以被用于一般的非技术性技能讨论以及对临床实践的重要性。对高年级的培训学员，ANTS 系统可以被用于技能分级并在有挑战性的病例中提供反馈；通过培训，也有助于让高年级学员知道如何去评估 ANTS 系统。

（4）顾问麻醉医生应当解释并让学员知道，为何培训期间对非技术性技能提供反馈是很重要的；应当强调 ANTS 系统以及被设计用于辅助建立专业技能。

3. ANTS 系统应当如何被使用

可以在元素和种类水平进行分级评估。推荐的方法是首先观察操作行为，对任何特殊行为或漏洞进行笔记。任何评估应当只基于所直接观察到的行为。应用这些观察，分级评估就可以进行，首先在元素水平进行，然后通常是种类水平。

（1）时间安排

1）应用 ANTS 系统评估需要有时间给予学员反馈。

2）培训老师/评估者需要预留时间用作反馈讨论。

3）参与一个非技术性技能回顾的学员应当给予时间参加反馈讨论。

（2）通常的建议

1）使用者需要一段时间去熟悉 ANTS 系统的语言和结构，培训有助于这个进程。

2）和其他在手术室内的培训一样，教学和评估不应当干扰临床医疗。

3）格式化的评估和对 ANTS 系统的反馈应当常规进行，包括临床和模拟环境。

（3）建议的功能

1）定期评估、回顾学员的非技术性技能，了解长处和缺点并支持各项技能的发展。给予一个学员能够管理的病例，老师观察他们的操作并在需要的时候提供帮助。

2）在病例管理中引导进行 ANTS 系统及其作用的一般讨论。如：情势观察判断的作用：它是什么，如何建立和维持，什么情况下可能被疏忽等。

（4）实践议题

1）在各种不同的病例中合适地应用 ANTS 系统。

2）建议新的使用者在元素水平使用 ANTS 系统评估，因为评估分级可以与观察的行为更直接相关。

3）如果应用 ANTS 系统行非技术性技能评估，作一些简单的关于病例期间观察到的笔记，根据这些观察笔记进行评估分级。

4）病例结束后，老师和学员应当有反馈和讨论的安排。

三、ANTS 系统的临床应用

（一）评估方法

1. 问卷调查(Questionnaire)

基于以前评估研究的结果，问卷调查能够找寻到更多的特殊病例对象内容。调查问卷被送到了 50 个参加这个项目的顾问麻醉医生手上，最后匿名收回。

2. 手术室内操作者试验(Operating room user trials)

手术室内操作者试验是在手术室和模拟人训练课程中对新手麻醉医生进行日常培训时实施的。参加操作者试验的邀请函连同问卷一起寄给 50 个参加评估研究的顾问麻醉医生，其中 20 名顾问麻醉医生同意参与该试验。在试验中，参与的顾问麻醉医生招募新手麻醉医生，他们同意在预定的培训项目期间采用 ANTS 系统被评估。

这些顾问麻醉医生通过参加 3h 的培训以校订 ANTS 评估系统，同时让他们有机会进一步的实践以及和他们的同事讨论这些等级评分。关于试验目标和过程的信息也需要分布和讨论。提供给每个顾问麻醉医生简要的笔记以指导操作者试验，这些简要的笔记包括一份含有 ANTS 评估系统细节的小手册和他们每次使用 ANTS 评估系统后完成的反馈问卷复印件。顾问麻醉医生需要在每次课程前向新手麻醉医生告知将要使用 ANTS 评估系统。使用 ANTS 评估系统后需要给予反馈意见的新手麻醉医生还需要完成一个可选择的反馈问卷，并且问卷最终需要匿名收回。

（二）结果

1. 问卷调查

31/50 顾问（62%）返回调查表。所有的被调查者均表示他们认为 ANTS 评估系统对支持麻醉培训很有用，虽然只有 21 位顾问麻醉医生报道自从 9 个月前开始培训研究以来一直有参考这个系统。他们指出，作为一个自我反思的引导，通过非正式的使用 ANTS 评估系统辅助教学，并且和同事和新手麻醉医生讨论这个系统。

反馈表明这些顾问麻醉医生认为该系统在培训的所有阶段都很有用。顾问麻醉医生们被要求评估该系统的有用性（等级：1＝无用；2＝价值有限；3＝有用；4＝十分有用；5＝非常有用）。受访者认为该系统对构建观察与反馈评估最有用（90%，n＝34），对构建正式定期评估也有用（65.5%，n＝20），对自我反思（65.5%，n＝20）和构建教学也有用（52%，n＝16）（见表 12-13）。而该系统的最高效用被认为应该是在模拟培训中心。

当被问道他们是否能够在真实培训环境中使用 ANTS 评估系统预测任何问题时，只有一个受访者的回答是肯定的。其他顾问麻醉医生认为由于受操作实践和对 ANTS 评估系统熟悉程度的时间限制，如果顾问麻醉医生显著地陷于患者的处理中，或者有一个意外情况发生时，这个评估系统在临床麻醉实践中就很难应用。受访者认为在单个人对患者进行医疗活动、急症病例或是治疗重症患者时就不可能使用该系统。一个没有经验的新手在处理一个需要快速周转的病例和其他特殊情况时想达到该系统的训练目的也是很困难的。

这些顾问麻醉医生($n=21$)评论如何将ANTS评估系统最好的应用于支持麻醉非技术性技能的训练中，他们认为：ANTS评估系统需要仔细地被介绍，以指导临床实践；使用该系统评估前顾问麻醉医生应该很好地被培训；ANTS评估系统主要应用于模拟环境，但一定程度上也可以用于常规择期病例中。

表12-13　问卷调查反馈表

应用	频率	评论
为构建教学	52%	作为一个框架或计划；限制使用
为构建观察与评估反馈	90%	作为一种语言/框架进行讨论，更加集中观测
为构建正式定期评估	65.5%	在使用该系统后进行下一步的评价仅作为摘要；当成框架
为构建反思	65.5%	有关任务的思考方式；作为输入法；不确定
其他(请注明)	21%	为评价和反馈；只有录像可供选择；汇报讨论关键事件/有惊无险；鼓励新的思考方式的任务

被调查者总数* =31

2. 手术室内操作者试验

总共38份反馈表，来自5个不同医院的17名顾问麻醉医生。每个反馈表都是在每次使用ANTS评估系统后完成的。共有24份反馈表来自参加38例患者操作实践并使用ANTS评估系统的培训麻醉医生(63%的学员反馈率)。

总的来说，据报告该系统，不仅提高了顾问麻醉医生的训练水平(79%

的人的意见反馈表，$n=30$），也提高了新手麻醉医生的训练水平（83%的意见反馈表，$n=20$）。使用过 ANTS 评估系统的顾问麻醉医生都觉得收获较大，因为该系统提供了讨论的框架，而以前缺乏这种框架的时候反馈往往都会遗忘。学员麻醉医生和顾问麻醉医生均能进行反思和加强能达到更好技能的练习。一些学员明确表示使用该系统后已经普遍提高他们对非技术性技能的认识（$n=3$），因为他们不仅能从他们技能的反馈表中获益（$n=6$），而且系统还能帮助他们反思（$n=2$）。

顾问麻醉医生和学员在每个病例中使用 ANTS 评估系统后会被问及他们对该系统的感受，并且要将这种感受进行分级，分为 5 级，从没用到非常有用（见表 12-14）。对于顾问麻醉医生该系统有三点作用特别突出，一是作为任务报告/反馈表的框架，二是为后续技能评级，三是作为一种讨论的语言。为了更清楚地了解 ANTS 评估系统哪个阶段对技能评估最有用，顾问麻醉医生会被仔细地询问在训练同时或是在训练结束以后 ANTS 评估系统对技能评估是否均有用。而学员仅仅被问及他们是否觉得该系统对技能评估有用。由于顾问使用该系统来完成任务报告，而且将其作为一种讨论的语言，因此评分比学员要高。他们也认为顾问们使用该系统来描述他们的观测结果，因此他们的评分是在有用和非常有用之间，但是他们认为该系统最为有用的是作为自我反思的工具。

表 12-14　使用 ANTS 评估系统

ANTS 评估系统的可能用途	顾问麻醉医生(38 份反馈表格)		学员(24 份反馈表格)	
	使用率%	平均等级±SD 范围	使用率%	平均等级+SD 范围
讨论的语言	87%	3.6 ± 0.79 2～5	83%	3.7 ± 0.72 3～5
简要的框架	53%	3.2 ± 0.72 2～4	62%	3.3 ± 0.9 2～5
教学框架	68%	3.5 ± 0.76 2～5	71%	3.9 ± 0.7 3～5

（续表）

ANTS 评估系统的可能用途	顾问麻醉医生(38 份反馈表格)		学员(24 份反馈表格)	
	使用率%	平均等级±SD 范围	使用率%	平均等级+SD 范围
描述观察结果	71%	3.5 ± 0.97 2～5	83%	3.7 ± 0.8 2～5
技能分级			75%	3.6 ± 0.86 2～5
实时技能	58%	3.0 ± 0.81 2～5		
后续技能	92%	3.6 ± 0.69 2～5		
报告框架	89%	4.1 ± 0.81 2～5	92%	4.0 ± 0.65 3～5
自我反省工具	79%	3.6 ± 0.93 2～5	87%	4.1 ± 0.65 3～5

评分量表：1 = 无用；2 = 价值有限；3 = 有用；4 = 很有用；5 = 非常有用

SD = 标准差

ANTS 评估系统在 89%的时间里被应用。绝大多数的顾问麻醉医生(89%，$n=33$)同时也报道他们在大的种类和小的元素水平两方面使用该系统评估临床实践。这些系统元素似乎在提供反馈信息方面更为有用，而种类评估对提供一个总体回顾和作为一个更普遍的讨论工具更有用。

据报道顾问麻醉医生使用他们的 ANTS 评估系统观测和评估，并将结果反馈给学员，从而加强良好的行为，并识别学员发展的特定方式。这个系统也被认为是一种有用的方式来鼓励资深学员去考虑别人的非技术性技能。据报道在病例过程中和病例结束后的短时间内有 13 名顾问做笔记。这被认为是很重要的，特别是如果在观测和报告任务期间有一定的时间延迟的情况下。病例完成以后分级十分常见。据报道许多学员预先得到了 ANTS 评估系统的小册子或者是收到了使用 ANTS 评估系统训练目的的简要介绍。来自学员的评论强烈地表明获得反馈对他们的非技术性技能的培养和提高很有用。

（三）结论

试验表明 ANTS 评估系统能够用于实际训练中。正确培训的评估者、简单的学员和仔细的病例选择，ANTS 评估系统可以提供有用的方法促进麻醉培训学员非技术性技能的结构性观察和反馈。

使用 ANTS 评估系统最常用的方法包括顾问麻醉医生在病例期间观察学员，而且在病例结束后进行评估分级。最成功的情况就是学员能够在病例的整个过程中或者是病例的关键时候发挥领导作用，并允许顾问独立的观察。这种方法最重要的是为学员选择合适的临床情况。理想的状态是在病例结束后进行分级，此时整体的技能都能得到分析。在病例和反馈期之间出现延迟，记录观察笔记就特别重要。

该系统可应用于所有的训练等级，虽然它在有经验的学员上用得稍微多一点。使用该系统最主要的障碍似乎是很难保证学员有足够的时间来允许他们建立起一个准确的反馈系统。为了有效地使用该系统，反馈的时间必须设定。时间参数的设置贯穿整个培训过程，而且将会变得更加严格，因为不论是学员还是顾问的时间表都将会有更严格的限制。

为了在麻醉模拟训练中支持任务报告，启动 ANTS 评估系统作为一个行为标志系统，而且允许将来评估非技术性技能训练的某些方面。跟踪调查参与评估研究的顾问结果表明该组认为在模拟训练期间该系统非常有用。因此，ANTS 评估系统的实际评估提供了在现实世界培训环境中使用该工具的可用信息。

（梅虹霞　上官王宁）

参考文献

1. Cooper JB, Newbower RS, Kitz RJ. An analysis of major errors and equipment failures in anaesthesia management: considerations for prevention and detection. Anesthesiology, 1984, 35: 34－42.

2. Fletcher G, Flin R, McGeorge P, et al. Anaesthetists' Non-technical skills: evaluation of a behavioural marker system. Br J Anaesth, 2003, 90: 580－588.

3. Fletcher G, Flin R, McGeorge P, et al. Rating nontechnical skills: developing a behavioural marker system for use in anaesthesia. Cogn Tech Work, 2004, 6: 165－171.

4. Fletcher G, McGeorge P, Flin R, et al. The identification and measurement of anaesthetists' nontechnical skills: a review of current literature. Br J Anaesth, 2002, 88: 418－429.

5. Flin R, O'Connor P, Mearns K. Crew resource management: improving safety in high reliability industries. Team Performance Management, 2002, 8: 68－78.

6. Flin R, Martin L. Behavioural markers for Crew Resource Management: a survey of current practice. Int J Aviat Psychol, 2001, 11: 95－118.

7. Howard S，Gaba D，Fish S，et al. Anesthesia crisis resource management training：teaching anesthesiologists to handle critical incidents. Aviat Space Environ Med，1992，63：763－770.
8. O'Connor P，Höermann H-J，Flin R，et al. Developing a method for evaluating Crew Resource Management skills：a European perspective. Int J Aviat Psychol，2002，12：265－288.
9. Pickersgill T. The European working time directive for doctors in training：we will need more doctors and better organization to comply with the law. BMJ，2001，323：1266.
10. Runicman WB，Sellen A，Webb RK，et al. The Australian incident monitoring study. Errors，incidents and accidents in anaesthetic practice. An analysis of 2，000 incident reports. Anaesth & Int Care，1993，21：506－519.
11. Strauss A，Corbin J. Basics of qualitative research：grounded theory procedures and techniques. Newbury Park，CA：Sage；1990.

第13章

麻醉医生非技术性技能的相关研究及数据来源

世界范围内的人口老龄化趋势使得麻醉和手术处理变得越来越复杂，要求麻醉医生必须具有更为宽泛的知识和技能。在传统的临床培训中通常只把重点放在麻醉知识和操作技能以完成临床麻醉。但随着患者麻醉安全预期的不断提高，麻醉作为一个高风险的行业与航空和核工业一样，应该得到更高的安全性和满意的预后还需要一系列特殊的技能，如团队之间的交流、团队合作、计划、资源管理和决策能力。只有将这些技能与医学知识和临床技能有效地整合，才能更好地降低麻醉风险，增加患者安全。因为不直接涉及到临床知识和临床技能，这些技能被称之为“非技术性技能(Non-technical skill)”。其实非技术性技能对于麻醉医生来说并不是新生事物，优秀的麻醉医生都表现出这些技能，不过是这些技能都没有被正式地列入麻醉临床培训中，也没有单独进行过研究。非技术性技能包括两个方面：①个人的认知技能，如决策、计划和情景意识；②社会和人与人之间的技能，比如团队合作，交流和领导。这些技能可确保手术室环境下患者的安全。

从工业心理学角度看，麻醉与航空、空间交通控制以及核电工业具有高度的相似性。这些领域都将安全作为主要目标，都依赖于已经过良好设计的工作环境、设备和系统，并且具有以安全为核心的组织方式。在这些领域工作的人员必须具备能够处理复杂工作环境的能力。这通常涉及到保持动态环境的警惕,能够在应激、时间限制等条件下正确处理紧急事件。这些紧急事件的特点包括错误的结构问题、目标转换和不完整的反馈。问题出现后,由于人员反应的限制和系统延迟错误往往造成重大安全事故。有鉴于此,在航空和核工业等领域通常通过某种特殊的训练,提高人员的非技术性技能。纵然在其他领域有关非技术性技能的心理学研究较多,但是这些都不能直接用于麻醉领域,因此建立麻醉学领域的非技术性技能显得尤为重要。本章重点阐述麻醉学领域有关非技术性技能的研究及数据来源。

第一节　紧急事件报告

紧急事件报告是反映紧急行为的一个最常见的数据来源。也是研究非技术性技能的一个重要信息来源。这些紧急事件报告往往是强制性的,包括详细的事件调查和人为因素分析。事件报告分析可以揭示事件的原因和系统存在的缺陷。不同的报告表格给出的信息不同。一些事件报告格式为自由文本格式,仅包括时间、地点、人物和可能原因。另外一种事件报告表则为结构性,能够得到详尽的有关技术性和非技术性的因素。

紧急事件报告是航空领域中建立非技术性技能训练的重要信息来源。在麻醉学领域,事件报告已经存在 20 多年了。研究表明,有近 80%的麻醉意外与人为失误有关,因此有关人员因素的研究显得非常重要。仔细分析这些医疗事件时,就会发现这些事件提供的信息对于非技术性技能认识是非常有限的。尽管在麻醉学科利用心理学方法提出了如何分析意外事件的建议,但是现有的人员错误分类系统显然不能用于区分这些事件中的行为错误。这些事件的分析往往存在于操作层面,如某某意外是由于给药错误,同时会给出给药错误的原因在于粗心。不幸的是对于理解麻醉中非技术性技能这一目的来说这些技术导向系统不能真正提供理解哪项技能出问题的细节。另外，在有些报告中由于法律方面的原因，往往避开了人在应激和疲劳状态下的表现情况。因此，紧急事件报告表对于理解非技术性技能是有限的。

美国哈佛大学的Cooper教授和他的同事进行了一项回顾性研究。在该研究中研究者让麻醉医师描述他们参与或者见到的可以预防的医疗事件，包括人为失误和设备故障，同时询问这些麻醉医师有关事件发生的可能原因。共记录了359个事件。结果显示有82%的事件涉及到人为失误，只有14%的事件是由于设备故障。虽然这些对事件的描述不能真正提供非技术性技能方面的信息，但是这一研究揭示了非技术性因素包括团队沟通较差、注意力不够、粗心、犹豫、疲劳和准备不足在麻醉以外中的作用。该小组进行的另外一项研究在进一步肯定了先前研究结果的同时提出过度依赖他人，不遵循人事常规和操作常规是医疗事件发生的重要原因。这些事件可以分为四类：技术、判断、监护和其他。判断和监护属于人为失误范畴，很明显也属于非技术性技能范畴，但是判断失误的原因很难确定，因为不知道为什么出现判断失误以及在哪个阶段发生了判断失误。

另外一项关键研究是澳大利亚事件监测系统(AIMS)。该系统提供了更为详尽的资料。包括发生了什么？为什么发生？在整个麻醉过程，发生的时间和地点，患者的预后和当事人的具体信息。Williamson和他的同事利用该系统检测了有可能产生或者减少麻醉意外的人为因素并给出了改善措施。Reason则描述了5种类型的失误，知识原因、制度原因、技能方面、技术方面和系统方面的失误。前四个方面可以归为人为失误。在83%的麻醉意外事件报道中存在人为失误。最常见的失误原因包括判断失误、设备检测失误、技术缺陷、其他设备问题、注意力不集中、匆忙、缺乏经验和交流等。

由此可以发现一些共同的问题，如用药错误、交流不畅、监测不足等，这些都不是与临床知识或技术技能非常相关，都可以称为非技术性问题。虽然这些研究都强调了失误的种类和失误的相关因素,但是都没有提供相应的原因细节分析和导致事件发生的机制,以及患者的预后。多数研究中都将"紧急状态"作为一个相关因素,但是并不清楚是何种紧急状态,是什么原因造成这种紧急状态以及与紧急状态相关的因素。当然,AIMS 系统研究和 Nyssen 的研究都具体分析了决策失误的相关风险,然而即使是在这两项研究中仍然不能把某种因素和相关的描述联系起来,比如是何种交流问题,何种错误与何种知识相关等。因此,从某种意义上来讲,从现有的事件报道研究中不能得到该类信息。应该进行其他更有针对性的研究以期揭示造成错误的行为和以及改正这些行为的技能。换言之,就是要进行更为深入的研究非技术性技能的作用,应用更为复杂的技术来分析麻醉和重症监护中的意外事件。Busse 和 Johson 在研究中应用了根因素分析的方法来区分 ICU 事件中的直接原因和间接原因。针对这些有关事件报道文献的分析,我们可以发现非技术性技能的缺陷是临床麻醉中的不良事件发生的重要因素,但是这些报道都没有给出非技术性技能的相关因素,因此单纯从这些事件报道中难以进一步分析非技术性技能。

第二节　麻醉中观察性研究

另外一种麻醉中非技术性技能的重要方法是在真正的临床和模拟临床环境中观察麻醉医生的表现。事件报道只能提供错误事件发生的相关因素,而观察性研究就可以在临床和模拟临床环境下检验麻醉医师在各种条件下的行为。这样就可以观察事件发生时麻醉医师的表现,怎样预防日常工作中遇到的严重情况,不同种类的人对于不同事件的反应有何不同的信息。在模拟临床环境下也可以进行试验研究,这样,麻醉医生的行为和结果就可以在给定的条件下进行比较和检测。当然,从科学研究的角度出发,无论是在临床环境还是在模拟临床环境下进行的研究都具有一定的局限性。

包括:①在急诊科和手术室内收集研究资料都比较困难,因为你要研究的事件可能并不会真的发生;②无论是通过摄像头还是人工观察都很难看到整个场景;③研究人员在场时可能改变被研究者的行为;④在模拟的临床环境中建立感兴趣的事件比较容易,通过录像可以较全面地观察受试者的表现,但是模拟的临床环境同样会影响到受试者的表现。尽管具有这些局限性,在临床环境和模拟的临床环境中进行的观察研究对于非技术性技能的探讨仍然是非常有意义的。

1. 临床环境下的研究

Helmreich 和 Schaefer 的研究就是在手术室环境下检测非技术性技能。本研究观察了整个手术团队的表现,并且根据现有的航空团队技能评价体系进行评价。以下行为被认为是失误行为。没有完成麻醉机常规检测;上级医生对于其他房间患者问题的处理而分散精力;不讨论替代方案,只钟情于一种方案;在手术期间不能汇报麻醉行为。本试验的研究结果与事件报告和模拟临床环境下的研究结果一致,但是本研究更能提供有关麻醉医生与外科医生团队之间的互动合作。麻醉意外事件的发生与麻醉医生和外科医生团队之间的沟通不利、协作不良相关。为了能够更加系统地检测团队合作的过程,Helmreich 等将航空操作检测流程修改后建立了更为详尽的表格以便将手术室团队表现进行评分和分级。手术室关键的检测项目可以分为三个主要方面:团队内部的关系、决策形成的过程和交流以及工作状态的维持。收集到的数据显示,有 20%~30%的团队表现不满意或者仅仅到达最低期望值。有 20%~40%的团队在信息交流和决策上低于设定的标准。这些结果表明,非技术性技能显然具有重要的作用,对于临床行为的最终结局会产生一定的影响。

马里兰大学医学院创伤休克中心对于临床环境下的非技术性技能进行了颇有意义的研究。该中心主要研究了包括麻醉医师在内的创伤小组在处理急诊患者的表现。该中心利用设置在入口和手术间内的摄像头进行数据收集。Mackenzie 利用摄像头获得的资料对团队决策的形成过程进行了分析。结果发现,在紧急情况下、有时间限制情况下麻醉失误如给药错误或剂量错误经常发生。这与麻醉医生自己报告的主要为程序上的错误显然是不一致的(比如麻醉医生经常报道的错误是在气管插管之前没有进行氧预充)。这一研究提示我们,自我报告的一个主要问题是人们汇报的行为往往并不是他们实际所做的。视频数据的结果显示,在高度时间压力下,流程简化的比例增加,在这种情况下的语言交流增加,主要用来传达治疗策略和委托任务。研究者指出许多错误与"不确定"有关,"不确定"是一种应激原,可以通过增加监测和事前准备来减少。本研究更多地提供了有关麻醉医生与外科医生团队之间的互动合作。

固定失误是认知技能相关领域中颇受关注的问题。Xiao 等对这类失误进行了研究,他们发现这类失误是由于麻醉医师动作过快忽略了某些问题而应用其他的方法来处理或者信息获取错误或者是行动过缓没有及时更新治疗计划造成的。这类错误被认为是复杂环境与麻醉医师使用策略处理这些复杂环境之间相互作用的结果,最终造成对该种环境认识的缺失。Xiao 等研究在创伤科复杂任务及其对紧急情况下个人行为和团队行为的影响。他们发现了复杂任务中的四个要素可以影响团队合作:多项同时进行的任务,造成目标冲突、任务相互干扰和竞争;不确定的任务,在解释信息和困难时往往试图猜测其他成员的行为,从而造成观念上的差异;临时性任务,很难知道何时转换任务和重新分配任务;高劳动强度造成医疗行为过程压缩,这种医疗策略的偏差加重了问题的复杂性。为了提高在该种情况下的团队合作,Xiao 等提倡进行清晰的交流和强制性语言交流,并且提出应该进行必要的培训。

Xiao 和 Mackenzie 进一步强调了交流的重要性。研究言语交流和非言语交流在任务协调中的作用。共观察了四种行为:遵循既定的流程、遵从领导、预测和主动监测。遵循既定的流程,例如心肺复苏,所有人都确切地知道应该怎样做，预期的结果是怎样的，因此很少需要语言的交流。遵从领导，通过观察领导、团队的成员可以从领导的行为判断出领导的意图。预测，根据患者的生理状态可以进行预测。例如，在患者出现恶心的时候立刻可以预期其可能出现呕吐马上准备吸引装置。但是，如果团队成员对同一情况的推测不同则会出现问题。主动监测是指团队成员能够主动观察其他成员的完成任务的过程，以便发现何时进行下一项任务。这一情况经常出现在麻醉医师和外科医师之间，外科医师不用告诉麻醉医师他要做什么，麻醉医师就能主动配合。同样，依靠观察同伴的动作进行判断可能出现理解上的错误。清晰的语言交流是很少见的，仅限于在做出某种决策时阐明相关的信息。

很明显，仅靠非语言交流的协作是肯定会出问题的。Xiao 和 Mackenzie 提出三种情况下这种非语言协作将会打破：①必须寻求其他医疗方案。②必须开始一项意料之外的非常规的医疗过程。③执行新的医疗方案中团队内的成员必须重新确定各自的责任。总之，这一研究最重要的发现在于强调了在创伤小组依赖非语言交流的协作。

2. 模拟环境下的研究

理解专家和新手之间医疗行为上的差异就能更好地理解非技术性技能。多个研究小组对麻醉医师在模拟的紧急环境下的行为进行了研究。在美国 Gaba 和 DeAnda 应用高仿真的患者系统对第一年和第二年的麻醉住院医师进行训练，以提高他们在处理各种麻醉突发事件的能力。系统的录像设备会自动记录多方面的参数，包括发现问题的时间、正确处理的时间和解决问题的策略。对这些记录进行分析后发现，采取措施处理问题的时间与经验相关，经验丰富的麻醉医师这一时间较短，反之则较长。这说明有经验的麻醉医师能够应用各种线索对出现的问题迅速做出判断并积极采用正确的措施。但是，每个人的反应不一样。很多没有经验的新麻醉医师对于问题的判断和反应同样迅速，而一些工作多年的麻醉医师却不能做出及时的反应。Gaba 和 DeAnada 发现对于术中紧急问题的处理主要是靠先前定好的流程进行的，甚至一些没有经验的受试者也能够在这种状态下做出正确的处理。比如事先受过良好心肺复苏培训的新的住院医师，在模拟心脏骤停环境下的表现与有经验的麻醉医师相近甚至优于这些医师。

Byrne 和 Jones 应用低仿真度的 ACCESS 模拟系统研究了四组麻醉医师的表现，这些麻醉医师具有 1～5 年的工作经历。简短地介绍完模拟系统后受试者会拿到一些脚本，这些脚本中包含了需要处理的一些问题，比如药物处理或静脉补液等。记录发现问题的时间，确定处理方法并评估检测受试者的表现。与先前的研究结果一致，事件处理速度与经验明显相关，年资低的医师明显差于年资高的医师。但是，研究也发现，即使一些非常有经验的麻醉医师在事件处理上也表现出明显的不足，即使脚本中已经详尽地列示了问题处理的指南，仍然没有根据指南进行处理。研究者还发现，尽管缺乏经验的受试者需要花较多的时间来处理问题，但是他们处理问题更加系统也更加安全。但是，该研究并没有提供有关决策的形成过程和有经验医师的策略管理，以及在事件发生前如何采取措施加以避免。

Nyssen 和 Dekeyser 观察了有经验医师（4～5 年）和新麻醉医师（2～3 年）解决问题的行为差别。每一个参与者均在有视频监控的模拟环境下解决 4 个复杂程度不同的临床问题。同样，研究结果发现，有经验的麻醉医师可以很快地诊断出问题所在。事实上大部分的新麻醉医师不能诊断出两个最复杂的临床问题。经验丰富的医师对于麻醉的常规方法掌握得较好，比如给药、气道管理、通气和监测等。这样就能使他们能够保持较好的情境意识并预期可能发生的变化。尽管两组间整体的问题评估没有差异，但是两组的行为差异较大。新麻醉医师会建立很多假设，而有经验的麻醉医师则更能有效地组织对事件及时处理。所有这些结果显示，具有丰富经验的麻醉医师能够很好地应用提供的信息建立诊断并迅速开始处理。如果最初的诊断被证明是不正确的，经验丰富的麻醉医师可以根据其他的临床征象建立正确的诊断。因此,有经验的麻醉医师表现出针对重要信息和现有的其他信息建立解决方案的能力。

尽管在真实的临床环境和模拟的临床环境中采集数据都存在着很多方法学方面的问题,但是观察麻醉医师的行为表现能够提供有价值的信息来源以评估他们的非技术性技能。这些实验的研究结果表明语言沟通、个人和团队状态意识、问题识别和决策形成以及再评估是关键的技能。

第三节　态度问卷调查

最后一个有关非技术性技能的来源是基于问卷的态度研究。虽然这种研究并没有给出技能本身的信息,但是这些研究给出了麻醉医师对这些问题的认识和评价。态度问卷的最主要的用途之一是将其用于评价模拟教学的效果。这些调查的结果大多是积极的,可以作为一个模拟教学的反馈。但是这些数据并不能增加我们对麻醉医师非技术性技能的理解。

Gaba 和他的同事对加利福尼亚麻醉医师的研究中发现,虽然大多数的麻醉医师和他们的外科医师具有良好的关系,但是有近一半的麻醉医师不认为外科医师能够很好地理解麻醉相关的风险。事实上有近一半的调查者称自己曾观察到至少一名麻醉医师迫于压力下在不安全的环境下进行麻醉。当然,这些研究也不能提供有关非技术性技能的特定信息,但是这些研究强调了社会和组织因素在麻醉医师行为中的重要性。

Helmreich 和 Schaefer 利用航空调查问卷(用来调查飞行员对领导、团队合作和安全系统的问卷)改造后形成手术室管理态度问卷(ORMAQ)对美国和瑞士麻醉医师的调查研究结果表明,麻醉医师均认为"在手术室,交流和协作与技术技能一样重要"。同时麻醉医师均不同意"团队成员不能对上级医师提出疑问",尽管在现实临床环境中他们经常遇到独裁式的领导方式,但是他们仍然支持手术室内的顾问式管理模式。有关在压力和疲劳状态下的工作效率，很多麻醉医师认为他们的麻醉行为不受疲劳的影响，决策的形成在应激环境下和正常情况下一样。这种对人类行为的高期望在飞行员和外科医生两个职业也得到了体现。麻醉医师都认为在正常情况下不应该发生错误，也不应该在应急情况下由于非技术性因素发生错误。

第四节 理论模型

尽管收集麻醉医师的行为学数据很困难，并且受很多因素的影响，但是该领域还是有很多出色的研究，特别是美国。尽管还有很多问题亟待解决，但是文献中的报道认为非技术性技能在麻醉医师的医疗行为中非常重要。目前有很多理论模型来描述非技术性技能，包括错误机制的一般模型，决策形成、状态认识、团队表现和其他人为因素的研究。但总起来讲，这些理论可以分为两大类：第一类是认知模型。例如 Gaba 分析麻醉医师决策形成和问题解决行为的过程。这类模型更多地关注个体的思想活动。第二类模型为团队模型，例如 Helmreich 的手术室表现模型，这类模型则主要针对于团队和组织相关因素。

1. *认知模型*

以模拟实验研究、事件报告和神经生理学理论为框架，Gaba 建立了一种能够描述麻醉医师决策形成过程的模型。这种模型基于四个人类对信息处理的过程：①处理从环境和控制性行为中得到的相关敏感信息（感觉运动水平）；②根据规则解决问题（程序水平）；③通过原因解决问题（抽象水平）；④关注和交互作用（高级水平）。该模型描述了麻醉医师如何认识问题并如何行动来解决问题。该模型的后期版本增加了从航空业中的来的理念，加入了资源管理水平概念，形成了“全面的动态决策制定和危机管理模型”。这一模型用于 Gaba 的模拟临床训练程序，麻醉危机资源管理，该程序特别强调非技术性技能。表 13-1 列示了各个水平的相关活动。利用 ACRM 模型，Gaba及其同事进行了一系列有关技术性和非技术性的研究，结果发现，危机管理评分与领导、交流、工作分配直接相关。然而，对于非技术性技能的评估每个评估者之间的差异远大于对技术性评估的差异。这充分地说明了评估非技术性技能的困难。

表13-1　Gaba模型中麻醉医师决策形成各个水平的活动描述

认知水平（由低到高）	心理活动	行　　为
感觉运动水平	敏感数据分析和常规任务管理	观察、确证、问题认识和评估、常规医疗行为如给药
程序水平	应用规则解决问题	应用先前的常规判断并解决问题
抽象水平	应用原因解决问题	应用精神资源创造解决问题的方法并根据基本的原则找出解决问题的方法
高级水平	高级控制	分配注意力和精神资源
资源管理水平	资源管理	利用现有的资源、信息、设备进行围术期患者的管理

该模型的第一阶段为感觉运动水平。在该阶段麻醉医师主要进行基本的观察和辨别行为：检查患者、观察监护仪（心率、血压等）、观察外科组的动作并综合起来保持一个很好的情境意识。然后麻醉医师实施处理还需要进一步确认信息的准确性和可信度。例如，如果患者的无创血压显示非正常的低值，麻醉医师就会通过检测患者的脉搏、重复测量和观察监护仪的其他数据的变化等方法来确定数据的准确度。这一确认行为虽然与观察行为是相互联系的，但是被认为是一种单独的行为，因为如果缺少这一行为往往会造成事故的发生。该阶段的高级水平则是注意力的分配。麻醉医师要决定他是否应该用更多的精力来关注外科医生的动作如插入腹腔镜套管或是应该更加关注麻醉记录。

模型的下一个水平为程序水平，程序水平往往与抽象水平混杂在一起很难区分。麻醉医师应用收集到的患者的数据来判断和预测可能出现的问题并决定何种动作是必须的。可能得出的结论仅仅是继续进行监测。当然也可能得出必须进行其他必要的处理。麻醉医师可以根据事先定好的流程如心肺复苏或其他流程对问题进行处理,则继续本执行阶段。但是如果问题比较新,或者患者对最初的处理没有反应,该模型则进入第三阶段:抽象阶段。麻醉医师不得利用基本的医学原则来判断处理过程的正确性。这一过程往往是耗时的,一般不适合于紧急状态。Gaba 及其同事认为,这种质疑一般出现程序水平后,将这些行为联系到基本医学概念并反复验证其正确性。

再下一步则是高级水平,主要在于任务的协调和注意力的分配。麻醉医师要决定多少时间和多少注意力用来观察,多少用来认识问题,做出反应并且确定处理实施的正确。虽然我们并不知道这种高级控制状态有多少是有意识的,有多少是自动完成的,但是这一步骤非常重要,可以导致丧失执行重要步骤的机会,如再评估。与该模型中其他的部分一样,时间意识是高级控制过程中的一个重要部分。

该模型的最后一个水平为资源管理。在这个水平,麻醉医师确认并试图应用所有的可用资源。在这一水平中应做到必要的领导行为、监测、检查和交流。虽然 Gaba 在这个模型中没有明确,但是这一环节是由意识控制的,并且有组织的。当然这种能力也可以进行培训,因为研究发现麻醉医师的这项技能,特别是在危机情况下严重缺乏。

比利时学者 Nyssen 和 Dekeyser 建立了一种简单的问题解决模型,与 Gaba 模型中的问题认识、处理和再评估类似。该模型提出了两种问题解决策略,新麻醉医师和经验丰富的麻醉医师。基于对问题的重新评估,可以重新建立诊断并在必要的情况下确定新的假设。第一种策略,当初始认为正确的做法被证明是错误的,则仅初始的线索进行再次评估。因此,如果问题没有得到解决,新的假设必须不断地产生和进行测试。更重要的是麻醉医师是固定在一个限定的环境内的,不能参考其他信息。例如,集中在患者的血压而不是用其他信息如心率、呼气末二氧化碳的情况等。第二种策略，当最初的诊断似乎不正确时，麻醉医师可以收集其他的信息，整合所有的更详尽的信息后可以得出正确的诊断。有效策略的关键组成部分包括有效的监护策略、预测、灵活的分配注意力、了解不同的情况和一段时间后进行重新评估。因此，该模型强调麻醉医师要有好的情境意识来理解什么样的信息对于评估事件是关键的，并且能够预测事件的预后，以计划下一步的策略。这些问题解决中的关键因素与其他工作领域中的决策形成模型是一致的。这个模型对于建立问题解决的训练模式具有重要意义。

芬兰学者 Klemola 和 Norros 建立了一个概念性的框架来处理麻醉医师思维过程的特殊性。他们的出发点在于麻醉医师对患者的意识可以影响他们的行为。利用面谈、询问麻醉医师不同的任务和决策、利用监测和设备，处理不确定问题的方式，他们建立了两种处理患者的导向形式。

"现实导向"是指麻醉医师及用于每个患者的个体，与患者交流并在麻醉过程中识别其不确定性。"客观导向"是指麻醉实施与患者之间是认定关系，视患者为疾病个体，在麻醉过程中没有不确定意识。后一种导向类型在他们的研究中更为常见。

在接下来的研究中 Norros 和 Klemola 发现麻醉医师在应用既有信息上存在着差异。一部分麻醉医师应用既有信息的目的在于确认麻醉正在根据计划和患者的类型手术的种类进行。这种"习惯性动作"被描述成"反应"，成功的麻醉认为就是按照既有的计划执行。另外一个部分麻醉医师利用多种渠道的信息来确定患者会如何反应。因此，麻醉计划仅仅作为基础，当更多的信息存在时能够全面理解患者的反应。这被称为是"解释性习惯"。反应性习惯于客观导向相关而解释性习惯与现实导向相关。

这些模型的共同点在于均集中在麻醉医师任务完成过程中的认知过程，特别是必须处理多种来源的信息，患者的不确定性和有时候有限的资源。但是这些模型没有考虑到麻醉实施过程中的社会和环境因素，例如团队成员之间的交流和医疗系统的组织传统等。

2. 团队模型

Helmreich 和 SChaefer 等将手术室团队作为一个整体建立模型来考量其行为，而不是针对个体的思维过程，建立的模型为团队模型。他们是基于一个用于飞行团队的简单框架加以修改后形成的模型。该模型的主要组成部分包括团队的输入因素、团队表现、团队结果和个体及组织的预后，形成一个闭环系统。表 13-2 列示了相关的内容。

表 13-2 Helmreich 模型的总结

输入	团队表现	输出
组织因素 资源、组织和实践 文化因素 患者因素	同事之间的合作 同一个专业间的合作 不同专业间的合作	团队 患者安全 团队表现
团队因素 构成 熟悉程度 小组和小组之间的常规	任务种类 个案管理 技术 认知 社会/人际之间	个人和组织 态度 工作满意度 个人发展
个人因素 态度、人格和动机 知识和训练 应激和疲劳		

该模型的第一部分为团队的输入因素。这些因素可以分成组织因素、团队因素和个体因素，都能影响到团队的表现。组织因素是那些可能产生系统错误的因素。麻醉科和手术室的组织形式和运转效率如何以及彼此的交流将影响到资源的可用性和团队成员工作的积极性。手术室团体内部之间的矛盾可能产生某些特殊问题，例如麻醉医师和外科医师之间的矛盾。手术室不同的团队之间具有不同的工作常规和节奏。这其中还涉及到文化

因素,包括专业、组织和国家层面。因此,不同国家的研究结果进行比较时应该考虑到文化因素。这些输入因素均能影响团队的整体表现、不同文化造成的不同的态度和期望对团队的表现也会产生影响。当然,团队表现也会受到任务要求的影响,比如患者因素和外科手术类型等的影响,这些因素Helmreich 和 Schadfer 将其归结为组织因素。

Helmreich 和 Schadfer 提出了很多团队输入因素,其中包括团队的构成等。他们指出,通常的团队组合是医疗和护理是分开的两个团队,外科和麻醉科均有自己的护士。(不同的国家护理的设置是不一样的,在英国手术室护士是独立的,不属于外科和麻醉科)既然整个团队由不同的团体组成,因此团体和团体之间的常规应该加以考虑。例如,不同的团体之间可能希望有不同的交流形式,因此不同的团体之间交流可能存在一定的困难。另外一个重要的因素是团队成员之间的熟悉程度,经常在一起工作的团队能更好地理解团队的期望、能力和操作方式。个体因素包括态度、能力、个性、动机、知识和培训、精神状态、生理状态和疲劳。因此,如果团队处理疲劳、应激和缺乏培训和经验等均会影响团队的效率。总之,组织因素、团队因素和个体因素构成了团队模型的输入因素。

团队表现可以分为两种类型,第一种类型为同专业内部的协作(如麻醉医师之间)或者不同专业之间的协作(如麻醉医师与外科医师之间)。第二种类型为不同的任务:认知和人际之间的事务,技术层面和事件管理。事实上,团队表现可以分为技术性任务和非技术性任务。非技术性技能可以分为形成和维持团队、包括领导、交流、决策形成、事件意识共享等。该模型更多地关注怎样将这些因素整合和维持,而不是对其结构进行复杂的描述。

该模型的最后一个组成部分为输出部分。Helmreich 和 Davies 强调了手术室团队表现的多种输出结果。最重要的是患者的安全,同样重要的还有是个体的工作成就。团队的表现可以得到成员的认同,团队能够成功的保持患者的安全可以影响团队的精神状态和对工作的满意度。这些输出结果是对于输入和执行过程的很好的反馈。在这个阶段,汇报和讨论可以用来支持团队的表现。在该模型的讨论部分,作者对组织干预如何用于提高团队表现进行了评述,认为通过训练和安全报告系统可以改善团队表现。

Helmreich 的模型考虑到了麻醉医师在更广泛的团队和外部条件下的表现,因为麻醉医师不可能脱离其他成员单独工作,Gaba 所描述的认知过程不可能在单独条件下完成。Xiao 和 Mackenzie 也观察到组织因素在增加不确定性和任务的复杂性方面具有重要作用。当然,如果想获得对麻醉医师行为的全面了解就必须将认知模型和团队模型整合在一起,形成一个模型。这样上可以描述外部环境的影响,下可以考虑个体认知过程和任务执行中的各种因素。

总之,非技术性技能对于麻醉实践非常重要,但是其相关的研究还很有限,国内还没有见到类似的研究。相信随着对非技术性技能认识的不断深入,在临床培训中增加非技术性技能部分,将进一步提高麻醉的安全性。

（苏殿三　王祥瑞）

参考文献

1. Busse DK, medical environments. In: First Workshop on Human Error and Clinical Systems, Glasgow, Scotland, 14-17, 1999; 101-120.
2. Byrne AJ, Jones JG. Responses to simulated anaesthetic emergencies by anaesthetists with different durations of clinical experience. Br J Anaesth, 1997, 78: 553-556.
3. Cook RI, ed. Human Error in Medicine. Mahwah, NJ: Lawrence Erlbaum Associates, 1994; 255-310.
4. Cooper JB, Newbower RS, Kitz RJ. An analysis of major errors and equipment failures in anesthesia management: considerations for prevention and detection. Anesthesiology, 1984, 60: 34-42.
5. Cooper JB, Newbower RS, Long CD, et al. Preventable anesthesia mishaps: a study of human factors. Anesthesiology, 1978, 49: 399-406.
6. Fletcher GC, McGeorge P, Flin RH, et al. The role of non-technical skills in anaesthesia: a review of current literature. Br J Anaesth, 2002, 88: 418-429.
7. Gaba DM. Human error in anesthetic mishaps. International anesthesiology clinics, 1989, 27: 137-147.
8. Gaba DM, DeAnda A. The response of anesthesia trainees to simulated critical incidents. Anesth Analg, 1989, 68: 444-451.

9. Gaba DM, Howard SK, Flanagan B, et al. Assessment of clinical performance during simulated crises using both technical and behavioral ratings. Anesthesiology, 1998, 89: 8－18.
10. Gaba DM, Howard SK, Jump B. Production pressure in the work environment. California anesthesiologists' attitudes and experiences. Anesthesiology, 1994, 81: 488－500.
11. Gaba DM, Howard SK, Small SD. Situation awareness in anesthesiology. Human factors, 1995, 37: 20－31.
12. Helmreich RL. Efficiency and morale. Clin Anaesthesiol, 1996, 10: 277－295.
13. Helmreich RL, Kanki BG, Helmreich RL, eds. Cockpit Resource Management. London: Academic Press, 1993; 3－45.
14. Helmreich RL, ed. Human Error in Medicine. Mahwah, NJ: Lawrence Erlbaum Associates, 1994; 225－253.
15. Klemola UM, Norros L. Analysis of the clinical behaviour of anaesthetists: recognition of uncertainty as a basis for practice. Medical education, 1997, 31: 449－456.
16. Williamson JA, Webb RK, Sellen A, et al. The Australian Incident Monitoring Study. Human failure: an analysis of 2000 incident reports, Anaesth intensive care, 1993, 21: 678－683.

第14章

如何提高麻醉医生的非技术性技能

第一节　提高麻醉医生非技术性技能的必要性

非技术性技能对于保障复杂社会技术系统的安全性至关重要。Reason总结了复杂社会技术系统的四个特征：越来越自动化；越来越复杂和危险；越来越多的纵深防御设施；越来越不透明。在这种复杂的环境中员工以团队的形式来操控这些技术设备。让我们来看一些由于非技术性技能原因所引发的灾难性事故(见表14-1)。

表14-1　非技术性技能原因引发的灾难性事故

年份	领域	事故	非技术性技能原因
1979	核电	三里岛核电站事故	解决问题能力，团队合作，情势判断觉察
1986	核电	切尔诺贝利核电站事故	决策，情势判断觉察，个人能力局限
1987	海难	Herald of Free Enterprise 客轮翻覆事件	团队合作，情势判断觉察

（续表）

年份	领域	事故	非技术性技能原因
1988	石油气	Piper Alpha 海上石油平台爆炸事故	沟通交流，领导力，决策，团队移交（team handover）
1988	军事	伊朗航空 655 号班机空难	团队合作，决策，情势判断觉察
1989	警察	希尔斯堡（Hillsborough）事故	沟通交流，情势判断觉察，领导力
1989	航空	英伦航空 92 号班机空难	情势判断觉察，决策
1990	海难	Scandinavian Star 海难事故	团队合作，领导力
1994	医疗	Betsy Lehman 事件	情势判断觉察，决策
1996	交通	英吉利海峡隧道火灾	沟通交流，压力，团队合作
1998	石化	Esso Longford 事故	沟通交流，情势判断觉察
2000	医疗	Graham Reeves 肾切除错误	情势判断觉察，团队合作，领导力
2001	医疗	Wayne Jowett 化疗位置错误	决策，情势判断觉察，沟通交流
2005	石化	得克萨斯城炼油厂爆炸事故	领导力，决策，疲劳，沟通交流

麻醉专业本身就是急救医学中的一门重要学科。手术麻醉过程中，安全是动态的，人为的错误在所难免，系统时刻都会受到各种外部的、内部的、预期的、意外的风险袭击。突发事件随时都可能发生，因此需要麻醉医生能对隐患与失误作出准确的判断，迅速地上报信息，及时采取应对措施，并对应对决策进行评价。良好的非技术性技能有助于保障这一过程的顺利完成，从而降低麻醉风险。麻醉医生培训中增加非技术性技能的培训迫在眉睫。在麻醉和手术中大多数患者在大多数时间看起来都很平稳。在患者麻醉效果好，生命体征平稳时，一些行外人则认为麻醉医生工作轻松，坐在手术台边无事可干。可是他不了解在麻醉和手术时患者的病情千变万化，随

时都可能出现异常或发生意外，也就是说风险无时无处不在，比如麻醉和手术中的突然失血、低血压、休克、心律失常、心衰、心肌梗死、酸中毒、电解质紊乱、输血输液反应、强烈的迷走反射、缺氧和二氧化碳蓄积、局麻药中毒、麻醉过深、呼吸道梗阻、呼吸抑制、肺梗死及高血压引起的心脑血管意外等，随时都能导致患者呼吸心跳骤停，威胁患者的生命。因此，作为一个麻醉医生，哪怕在患者病情平稳时也不能放松警惕，要时时刻刻注意患者的病情变化(Situation awareness)。对可能发生的上述问题应有预见性和计划性(Planning)，这种预见性来自术前认真了解病情，术中仔细观察患者，一旦发生上述问题，立即分析原因，组织抢救(Leadership)，及时正确处理(Task management)，把呼吸心跳骤停防患于未然，如果经迅速处理仍不见效，应请教上级医生或同行集思广益(Communication)，通过团队合作来解决问题(Teamwork)。一旦患者发生心跳骤停，也不要手忙脚乱，应沉着果断(Work under pressure)，一边呼救，一边迅速进行心肺复苏，千万不要犹豫不决，反复判定心跳是否真的已经停止(Making decision)。

曾经有过一例在术中发生呼吸心跳骤停的患者，主管麻醉医生不是立即果断进行心肺复苏，而是犹豫不决反复听心跳测血压，判定心跳是否骤停，结果耽误了抢救的最佳时机，后来通过抢救心肺复苏虽然成功了，但患者最终却死于脑水肿。而另一例术中发生呼吸心跳骤停的患者，主管麻醉医生发现血压测不到，大动脉搏动停止后，在 30s 之内立即作出了判定，并立即呼救，及时进行了心肺复苏，复苏效果很好，不仅继续做完了手术，手术结束后患者完全苏醒，没有遗留任何后遗症。两种不同的应对措施得出了两种截然不同的结果，进一步说明麻醉医生具备灵活果断、迅速敏捷的思维方法至关重要。同时这两个案例也集中体现了非技术性技能在麻醉中的应用及其重要性。

第二节　目前存在的问题和不足

1999 年，美国医学研究所（Institute of Medicine，IOM）发表了一篇报告，题目为“To Error Is Human：Building a Safer Health Care System”。这篇报告写道：“麻醉领域在安全问题上已得到显著改善”，麻醉死亡率从 1980 年代的 2/10 000 降至 1/200 000/300 000。然而与此形成对比的是，2008 年 12 月 20 日，在中华医学会麻醉学分会第九届委员会常委会议上，与会专家就近期发生的麻醉安全事件进行了分析和讨论。在主任委员吴新民教授的提议下，大家一致通过决定：现阶段中华麻醉学会的首要任务是将我国的麻醉死亡率降至 1/10 000 以下。

让我们来看看无法回避的三明事件：2008 年 9 月 3 日至 2008 年 10 月 10 日，福建省三明市第二医院连续发生 4 起患者在麻醉过程中和麻醉术后出现呼吸心跳停止、经抢救无效死亡的事件。

9 月 3 日，26 岁的男性患者入院，诊断为急性阑尾炎。9 月 3 日在连续硬膜外麻醉下进行阑尾切除术，手术过程中，出现呼吸心跳骤停，经抢救无效，23 天后于 9 月 26 日零时 44 分死亡。

9 月 18 日，44 岁女性患者进行子宫肌瘤手术，术后在病房出现呼吸停止，随后心跳骤停。抢救 8 天无效于 9 月 26 日 18 时 32 分死亡。

9 月 24 日，3 岁男童因左腹股沟斜疝进行手术，麻醉及手术过程中，患者突发呼吸心跳骤停及肺水肿。经抢救 7h 无效于手术当日下午死亡。

10 月 10 日，29 岁男性患者拟在全麻下进行颅骨修补术，麻醉诱导气管插管后数分钟，出现心脏骤停，经抢救 19 h 无效，于 10 月 11 日凌晨 4 时 45 分死亡。

麻醉的本意是减轻患者的痛苦，没想到在这一系列的事故中却成了导致患者死亡的罪魁祸首。经调查，这 4 起麻醉医疗安全事件均与该院围手术期患者管理不当有关，主要存在以下问题：

一是医疗安全意识不强。医院管理者及部分医务人员对医疗安全重视不够，麻醉科部分医务人员责任心不强，对患者生命体征观察不细致，对病情变化判断不准确，对危及生命的急重症处理不及时。

二是规章制度落实不够。术前讨论制度、查对制度、交接班制度等医疗核心制度在该院没有得到很好地执行。部分医务人员在临床诊疗活动中没有严格执行诊疗护理规范和常规，存在麻醉方式选择不当、药物浓度剂量掌握不准确、违规关闭麻醉机报警声音、患者监测不到位等问题。

三是医疗技术准入制度不严。存在低年资医生独立实施难度较大的麻醉操作的现象，高年资医生没有对低年资医生的诊疗行为进行及时有效的指导。

四是医疗风险防范机制不健全。该院对连续发生的麻醉医疗安全事故重视不够，将事件简单认定为"麻醉意外"，没有及时分析查找事件原因并采取有效的干预措施，导致同类的医疗安全事故连续发生。

总体来说，目前我国的麻醉水平与世界发达国家还是存在一定的差距。差错和事故发生率仍然较高；医疗安全隐患不少；医患关系紧张，医生工作和生活的大环境恶劣；临床麻醉医生的基本素养还有待于提高，很多时候过度强调麻醉操作技术技能，忽略非技术性技能。目前存在的与非技术性技能相关的问题和不足主要有：

1. 缺乏团队意识

现阶段的医疗形势并不容乐观，麻醉科人员面对的是高风险的临床实践，情况也越来越复杂。团队合作对于我们来说至关重要，越是在艰苦环境中，大家越需要团结协作，才能共同克服困难，这也是我们麻醉医生一直以来引以为傲的优良传统。但是，缺乏团队精神的麻醉科室和医生也不在少数。一些新的年轻麻醉医生，他们大多都是独生子女，过着衣食无忧的生活，很多时候都以自我为中心。一项"大学生就业状况调查"显示，12%的用人单位认为大学生最缺乏的是团队精神。但遗憾的是，只有 2%的大学生意识到这一点。用人单位对团队精神的重视与大学生团队精神的缺乏形成了鲜明的反差。当代大学生越来越强调个人能力的提高，许多人在乐此不疲追求各种等级证书的同时，却忽视了团队精神的培养。不少人奉行"事不关己，高高挂起"的准则，却无视"众人拾柴火焰高"、"一个好汉三个帮"等古训，这使得我们不得不重新关注这个古老而又新鲜的话题。

有些麻醉科室主任之间矛盾重重，争权夺利，甚至互相攻击，导致科室管理混乱，科室成员无所适从，凝聚力丧失，而在危急重症抢救的时候，这种矛盾更加突显。曾经在某个医院麻醉科，一位患者围术期突发过敏性休克，此时正是需要科室领导齐心协力抢救患者的时刻，但是抢救现场却十分混乱，没有组织，每个人都在指手划脚，这个主任过来说应该如何如何，然后就走了；过了一会儿，另外一个主任又过来说应该如何如何，然后又拍拍屁股走了，真正在抢救第一线的麻醉医生则左右为难，不知如何是好。

2. 术前缺乏沟通和计划性，病情判断不准确

临床麻醉工作中对手术患者的病情判断以及手术方式的了解，是保证患者生命安全、减少麻醉后并发症、为手术创造良好工作条件的前提。然而在实际工作中麻醉医生对此重视程度不够，以致造成失误。有些急症手术患者，由于入院时间短，很多检查都没有实施，麻醉医生又没有足够的时间进行查体和采集病史，结果不是麻醉后患者病情急转直下，造成"紧急复苏的紧张气氛"；就是麻醉效果不理想，"腹肌太紧、无进行手术操作"，造成术者与麻醉医生之间"相互埋怨指责"，甚至延误手术时机。为此，不管是择期手术还是急诊手术，麻醉医生术前查看病情、了解病史、参与术前准备甚至进行术前讨论都是非常必要的。

患者，男，30 岁，大面积烧伤，头颈部瘢痕挛缩，多次手术史，最近一次手术为半个月前，当时麻醉医生实施的是清醒气管插管。第二天再次拟行择期手术，适逢主任出差，一位高年资主治医生把这个手术安排给了一个年

资不高的麻醉医生。这个麻醉医生自以为自己的技术不错，术前没有详细的评估患者，没有对气道进行系统的评估，也没有与上次手术的麻醉医生进行有效的沟通交流，想当然地以为没什么特殊(其实患者由于烧伤、瘢痕挛缩而存在困难气道)，然后就开始对患者进行常规的麻醉诱导。静脉麻醉药物起效后，患者的通气立刻就出现了困难，麻醉医生慌张之下想进行气管插管，结果多次尝试失败，而主任出差也没有在抢救现场。尽管该麻醉医生也准备了喉罩，但是惊慌之下插入的喉罩也不能维持有效的通气，情况发展到了"不能通气，不能插管"的地步，患者很快心跳骤停。患者情况非常危急，此时想到气管切开，但是，五官科医生匆忙之间赶来，发现患者的颈部解剖不清楚(烧伤瘢痕)，在那种高压力的情况下，气管切开花费了较长一段时间。随后尽管进行了心肺脑复苏，但是患者由于缺氧时间过长而发生了脑死亡，最后患者家属选择自动出院。

从这个病例，我们可以发现，主麻医生对患者的病情不了解、不重视，没有对病情作出准确的判断(Situation awareness)；与上次手术的麻醉医生和外科医生沟通交流(Communication)也不够，导致术前准备不充分，对可能发生的困难和意外没有准备，因此无法有效地解决突发问题(Task management)。抢救现场，也没有很好的领导者(Leadership)。等到心跳骤停才想到要紧急气管切开，决策(Decision making)不果断不及时，存在失误。而关键时刻五官科医生的气管切开也花费了较长时间，在高压下工作(Working under pressure)的能力也没有很好地发挥。

3. 缺乏沟通交流

(1) 与患者沟通不够：医患纠纷

麻醉医生应在短时间内与患者建立相互信赖的医患关系。麻醉医生与病房医生不同，麻醉医生和患者相处的时间较短，一般都是在手术前一日查看患者时，才和患者初次接触；而患者及家属也没有机会充分地了解麻醉医生的品质修养、技术水平；同时患者面对即将到来的手术，往往思想负担很重，担心手术有无生命危险、是否疼痛、手术能否成功及手术效果如何。麻醉医生此时应通过自己的言谈举止取得患者的信赖，使患者感觉到在手术中自己并不孤单，有人在守护着自己，同自己一道度过麻醉和手术关。这样患者焦虑不安的心情自然会得到缓解，为麻醉和手术的平稳度过打下良好的基础。麻醉医生怎样在短时间内取得患者的信任呢？首先术前查看患者时应做到态度和蔼诚恳、语言精炼体贴、举止得体大方、衣帽整洁适体，给患者留下值得信赖的第一印象。第二认真阅读病历，及时与手术医生，主管医生、责任护士沟通，全面了解病情，熟悉手术方式及步骤，与手术医生共同商讨麻醉方式及术中的注意事项，使患者及其家属感觉到医生对自己的病情非常了解和关注，产生信任感，从而自觉配合查体，主动述说病情。第三细致到位的查体。这样患者会认为医生对自己非常重视，产生安全感，让患者感到手术时把自己交付给这样认真负责的医生可以放心。第四准确、恰当、简捷地回答患者及家属提出的有关手术和麻醉方面的各种疑问，消除患者内心对手术和麻醉的种种疑惑和顾虑，增强患者对手术的信心，用自己熟炼精确的专业知识，换取患者更加充分的信任。

临床病例 1：患者因“咀嚼乏力、吞咽困难 20 天，加重 4 天”入院，既往有高血压病史。查体：体温 36.8 ℃，脉搏 62 次/min，呼吸 20 次/min，血压 128/70 mmHg，SpO_2 100％，疲劳试验（＋），其余神经系统检查（－）。辅助检查：MRI：腔隙性脑梗死，CT：胸腺瘤，右下肺感染。诊断：重症肌无力，胸腺瘤，腔隙性脑梗死，高血压病。拟行胸腺瘤切除术。术前一日主麻医生并没有到病房行术前访视及知情同意签字，而是手术当天早上在手术室门口简单地叫患者家属签字，同时也没有说明术中应用肌松药可能导致术后肌松残余，患者本身的病情（重症肌无力、肺部感染）也可能导致术后呼吸功能恢复不良、拔管困难、肺部感染加重甚至术后需返 ICU 治疗等可能的情况。麻醉诱导给予少量顺式阿曲库铵。术毕患者清醒、潮气量 250～300 ml、吸纯氧 SpO_2 100％，予以拔管，拔管后患者诉呼吸困难，SpO_2 85％，给予面罩加压给氧、新斯的明 1 mg 和甲泼尼龙 80 mg 处理后好转，SpO_2 95%，后吸氧送入 ICU。术后 3 h，呼吸困难加重，予以气管插管，激素、吡啶斯的明支持治疗。患者术后住院时间延长，费用明显增加。家属一怒之下投诉至医务科。

临床病例 2：中心静脉穿刺对于一定年资的麻醉医生来说应该不是一件太困难的事情，但是也有失败的时候。患者，女，胃癌术后化疗，有多次颈内静脉穿刺史，需要再次行中心静脉穿刺。接到会诊单，高年资住院医生嘱患者到麻醉复苏室(PACU)拟行颈内静脉穿刺，知情同意书也只是简单地叫患者签字，并没有将可能的并发症和风险告知患者；患者已有多次经验，知道签字只是一种形式。结果不走运的是，麻醉住院医生反复穿了好多次，没有探及颈内静脉，反而穿到了动脉(此时，他并没有及时与上级医生沟通，呼叫帮助)，导致血肿，使得穿刺更加困难，而麻醉住院医生也没有及时地加以压迫，尽管后来上级医生过来顺利行同侧颈内静脉穿刺，但血肿在随后的穿刺过程中进一步增大。操作完成后，麻醉住院医生也没有叫患者回病房冰敷压迫，导致血肿继续扩大，外科医生担心药物外渗而拒绝予以化疗。导致患者住院时间延长、延误治疗时间。患者及其家属也投诉麻醉科医生，最终需要赔偿了事。

这两个病例均表明麻醉医生与患者、患者家属、以及自己的上级医生之间存在交流沟通问题，结果导致医疗纠纷。

(2) 术中麻醉医生与外科医生交流差

临床病例：患者，男，32 岁，体重 62 kg，“右上肢碾压伤”入院，无心肺疾病，无手术史，无药物过敏史。10∶15 分入室，患者失血较多，意识尚可，稍有烦躁，血压 110/70 mmHg，HR 92 bpm。实验室检查：WBC 8.4×10^9/L，HGB 103 g/L，PLT 214×109/L，PT 15 s。给予臂丛神经阻滞，利多卡因复合布比卡因 20 ml，10 min 后追加 10 ml，颈内静脉穿刺，CVP 3 cm H_2O，给予林格液、万汶快速补液。打开创口，发现毁损严重，决定行截肢术(拟植皮),准备改全麻。10∶45 予全麻气管插管,顺式阿曲库铵 14 mg,丙泊酚 110 mg,瑞芬太尼 0.2 mg,气管插管。予 RBC 3 U,血浆 290 ml,补钙 1 g。因为手术医生的问题(要求患者本人签字),12∶10 又要求气管拔管。拔管过程顺利,患者完全清醒、能够交谈,臂丛效果良好,拟行单纯截肢,遂决定臂丛下行手术。13∶45,手术医生集体讨论后,要行腹部带蒂,又要求全麻,麻醉医生应要求行常规诱导气管插管。13∶46,手术医生又说,还有事情要跟患者谈,麻醉医生坚决不同意,遂全麻手术。

4. 过多强调技术性技能而忽略非技术性技能

众所周知,麻醉是一个高风险的医疗行业,麻醉安全容易受到诸多因素的影响。越来越多的实例表明,麻醉安全不仅仅与专业知识和专业技能有关,非技术性技能也逐渐成为了决定性因素。非技术性技能可以导致人为的非技术性的失误即人为失误,而由此引发的医疗事故可能会给患者、家庭、医院以及社会带来严重的甚至无法挽救的后果。

全国范围内的住院医生培训考核日渐走向正规化、制度化。但是,几乎所有的培训机构、医院以及带教老师都将培训重点放在技术性技能的培训上,往往只强调技术操作,而忽视了团队精神和沟通交流能力的培训,有的单位甚至只关注住院医师是否能够获得证书,而并不注重住院医生安全意识、领导决策、协调能力、任务管理等非技术性技能方面的培训。不得不说这是我国住院医生培训体制的一大缺憾。现代医学的发展提示我们,仅仅具备技术性技能是远远不够的,很多时候,非技术性技能因素往往决定了麻醉的安全与质量。另外,非技术性技能的培养和积累也反过来会影响和决定麻醉医生专业知识、专业技能的培养和积累。我们希望通过非技术性技能的培养能够减少麻醉失误、降低医患纠纷,提高医疗安全。

第三节 提高麻醉医生非技术性技能的方法和措施

目前,我国的复杂社会技术系统在技术方面已经达到了比较先进的水平,而对于系统的安全管理仍处于相对落后的状态,各类不良事件中技术缺陷原因所占的比例逐渐降低,而管理和文化等原因所占的比例却逐渐升高,医院内的情况也是如此。对于麻醉医生来说,他们的非技术性技能因素很多情况下已经成为制约麻醉安全质量的瓶颈。关注麻醉医生非技术性技能的发展和培养,并逐渐建立独立的培训系统正日趋必要。下面就一些提高麻醉医生非技术性技能的方法和措施做一探讨。

一、加强模拟和临床培训中的非技术性技能培训

美国国家航空和宇宙航行局(National Aeronautics and Space Administration,NASA)认为,提高飞行员的非技术性技能是减少风险和人为失误的关键措施。1979 年他们提出了驾驶舱资源管理(Cockpit Resource Management,CRM)计划,后来演化为机组资源管理(Crew Resource Management,CRM),最后由此衍生出了公司资源管理(Company Resource Management,CRM)。CRM 的基本假设是人为错误普遍存在,并且不可避免。而人的风险知觉能力受其工作环境的背景与文化影响,人与人之间的职业和社会差异往往会成为沟通的障碍。CRM 培训的目标就是打破不同亚文化之间的障碍,使机组成员具有共享的心智模式,并有效地协同解决问题。培训的基本方法是运用人因训练、工业与组织心理学的方法,如讲座、实践练习、案例研究、事故再现录像、情境模拟等多种手段,甚至和面向航线的培训结合起来进行。基本程序见表 14-2。

培训的内容来自事故分析与航空心理学的研究中所确立的影响安全的

关键因素，如理解并运用团体动力的各个方面，认识到紧张及其处理方式的各种有益或有害效应，评估、减轻、管理当前飞行所固有的危险，运用各种渠道的信息，考虑更全面的选择，做出更可靠的决策，管理好工作负荷以避免任务饱和，更好地与驾驶舱内外的人员进行沟通等。

从效果来看，CRM 培训确实在行为上产生了期望的变化，如机组成员的态度朝着积极的方向转变，提高了机组的团队技能，提高了机长决策能力，使机组更容易适应应急情景。CRM 已向美国以外的其他国家发展，考虑到 CRM 对文化的敏感性，人们往往把当地文化作为 CRM 培训的一部分，将课程本土化。同时，CRM 也在其他行业，如机务、医疗、空管、水下工业、海上石油等行业中得到应用。这些行业与航空一样，广泛采用团队作业形式，安全是生产的根本保证，航空的 CRM 培训为其提供了基本框架。

表 14-2 设计和实施 CRM 培训的程序

阶段	步骤
确定培训标准	1. 确认操作要求 2. 评估团队培训需求 3. 确认协同效能 4. 制定培训目标
设计培训方法和材料	5. 制定培训实施方法 6. 设计情景，创造实践机会 7. 设计评估工具 8. 设计反馈工具 9. 评估培训效果

随着医学教育的改革和进步，更多的医学院和医院改变传统的教育训练方法，医学模拟人已经越来越广泛地应用于医学教育和研究中。近年来，国内外已有医（学）院借助现代科技手段及各类仿真模型全方位地综合模拟患者救治系统并建立虚拟教学培训系统，通过模拟各种临床情形，培养学生的技术性和非技术性技能。

二、非技术性技能培训的内容

欧洲非技术性技能研究小组提出了非技术性技能系统(Non-Technical Skill System,NOTECHS System)的概念,认为非技术性技能主要包括四类技能:合作、领导与管理、情境意识和决策。合作技能包括团队建设和维系,体谅他人,支持他人,人际冲突的解决;领导与管理技能包括建立自信与权威,建立并维持标准,计划和协调,工作负荷的管理;情境意识包括对设备系统的意识、环境意识、时间压力和对眼前事件的预计;决策包括问题判断、选择归纳、风险评估、作出选择、结果评价。

1. 安全意识的培训

提高麻醉医生的安全意识已经不是什么新话题了,众多专家学者也同意它的重要性。安全意识的培训主要包括法制教育、思想政治教育、劳动纪律教育、安全方针和规律教育、安全知识教育、安全正反典型教育等。然而目前的培训体系往往忽略了安全意识的培训,所以问题的关键就在于这些培训应该如何开展。

2. 领导与管理技能的培训

其一是社交能力,在日常工作中,与上下级及其他有关人员之间沟通交往的能力。比如与外科医生、手术室护士、麻醉科同事、后勤等相关部门的沟通。与人和睦相处,密切合作。其二是解决问题的能力,是指高年资麻醉医生在遇到困难和问题时,分析问题,抓住重点,通过多种途径和方法将矛盾化解的能力。其三是决策能力,是指能够从实际情况出发,对重大问题能准确把握和正确解决的能力。同时在决策时能广泛听取各方面的意见,在集思广益的基础上果断做出决策。

3. 良好的人际关系和协调能力的培训

主要是指培养麻醉医生通过情感、态度、思想、观点等各种信息的交流来控制、激励和协调他人的活动,从而与他人建立相互配合、相互协作关系的能力。建立具有高度合作和良好人际关系的团队，以应对复杂的麻醉手术环境，尤其是紧急情况时。

麻醉医生之间应该建立良好的同事关系，因为现代麻醉科的工作不是一个人能完成的。同时麻醉科医生还应和其他科室医生建立良好的合作关系，比如术前和外科医生商量，术中及术后密切配合互相协助，正确处理遇到的分歧，态度不卑不亢。必要时应请上级医生协助处理疑难和危重病例。

良好的医疗人际关系可以促进医务人员之间以及医患之间的相互信赖与密切合作，同时又是减少和解决医疗纠纷的重要条件。当前有一部分医疗纠纷是由于医患沟通不当所导致的，因此处理好医患关系的能力也是麻醉医生必须应该具备的素质。医学模式已由过去的“以疾病为中心”转向“以患者为中心”，而现在又转为“以人为中心”，因此要提倡人文关怀，即对人的精神支持。患者有情感需求，需要人文关怀，人文关怀是化解医患矛盾的最好方法。麻醉医生不仅要有精湛的技术，还要给患者以足够的尊重和同情，善于与患者沟通，富于爱心。人性丰满，尽可能人道地满足患者及家属身体的、心理的、社会的以及精神方面的需要，让他们感受到麻醉医学充满人性的温暖。麻醉医生要掌握患者的心理需求，运用麻醉专业知识，以镇定的表情、饱满的精神、诚恳真挚的语言，帮助患者获得精神情感方面的支持，从而保持稳定情绪主动配合。

此外，麻醉医生之间应建立良好的同事关系，因为现代麻醉科的工作不是一个人能完成的。同时麻醉科医生还应和其他科室医生建立良好的合作关系，否则不能对同一台手术形成一个有力的医疗整体。现代麻醉医生的素质培养，除了与自身因素有关外，还离不开医院和科室的培养。

4. 健康心理培训

培养麻醉医生采取对自己没有伤害的或积极的自我防御机制，建立积极的自我防御机制。现在很多大学都开设心理健康教育课程，我们可以充分利用这个阵地，对接受培训的麻醉医生普及心理健康知识，学习诸如放松、脱敏等知识，让他们初步形成心理调适的能力。

5. 对突发事件的反应能力

麻醉和手术中经常会发生意外事件，这时麻醉医生应保持冷静的头脑，对突发事件既要有心理和物质（包括药物和器械等）的准备，又要作出正确的判断和妥善处理。既不能手忙脚乱，乱用药物或剂量，又不能反应迟钝，以致延误抢救。心肺复苏和危重患者的急救能够充分体现前四项的综合实力和水平。

麻醉医生要能处理来自患者方面（如患者的身体状况、有无合并症及其严重程度）、麻醉方面（如麻醉用药、麻醉技术操作、麻醉设备、麻醉管理），以及外科方面（如出血、脏器损害、缺血再灌注损伤、手术创伤对机体的影响、水电解质平衡失调）导致的突发事件、高危事件。

因此，作为一名麻醉医生，哪怕在患者病情平稳时也不能放松警惕，要时时刻刻注意患者的病情变化。对可能发生的问题应有预见性，这种预见性来自手术前认真了解病情，术中仔细观察患者，一旦发生上述问题，立即分析原因，及时正确处理，防患于未然。如果经迅速处理仍不见效，应请教上级医生或同行，共同进行分析处理。灵活果断、迅速敏捷的思维方法要靠平时的训练养成，因此，麻醉医生要注重培养紧张快捷的作风和紧急应变的能力。

麻醉医生工作时的心理状态对麻醉质量起到非常关键的作用。心理素质良好的麻醉医生遇事会稳定自己的紧张情绪，沉着、冷静、忙而不乱，合理安排。稳定的心理素质有助于专业技能的正常发挥，并能够增强患者的信赖感，缓解患者恐惧焦虑的心理。要想在处理突发事件和抢救患者时处变不惊、泰然自若，麻醉医生就必须时刻做好处理突发事件的心理准备，提高心理适应能力，使自身的思维在紧张的环境中处于正常的运行状态。

6. 团队精神的培养

手术的顺利完成需要团队合作，这个团队由手术医生、麻醉医生和手术室护士组合而成。

前美国总统肯尼迪曾说，前进的最佳方式是与别人一道前进。那种只想个人冒尖，不善于与人合作的人，很难做出大成绩，即使取得一时成功，也很可能会因此造成失误。而那些善于与人沟通、善于与同事合作的人在团队中往往更能够充分实现个人的价值，他们取得成就的机会就更大。

I + We=Fully I，这是美国著名心理学家荣格列出的公式。意思是说，一个人只有把自己融入集体中，才能最大限度地实现个人价值，绽放出完美绚丽的人生。在这个极具挑战的竞争年代，麻醉医生要实现自身价值，谋求成功，就必须培养团队精神。

7. 沟通交流

沟通指人与人之间交流意见、观点、情况或感情的过程，大致分为语言沟通、非语言沟通和书面沟通。其意义和作用主要是：①有利于建立互助性人际关系；②有利于提高麻醉质量：良好的沟通是做好一切工作的基础；③有利于营造良好的健康服务的氛围，促进互相理解和信任，提高满意度；④有利于及时准确地了解患者的身心状况，提供正确信息。

语言表达是麻醉医生的基本素质，因而，一个全面的麻醉医生当然也必须学会善于表达、长于沟通，这是培养麻醉医生的必备素质。一方面临床工作中，麻醉科医生需要面对不同的手术科室、不同的手术专业、不同的手术医生、不同的手术操作及习惯，以及不同医生的不同性格等；除此之外，还要面对本科室不同的麻醉医生、手术室护士及其相关人员等等。如此众多的手术科室，纷杂的人员结构，形形色色的事情，作为一个年轻的麻醉医生应该怎样去应对，怎样去沟通、去交流呢？唯一的途径那就是通过自身的言谈举止和适宜的表达方式来实现。或许不经意间地自然流露；或许举手投足时的刻意表达；或许在细微之处的得体展现等等，都能与他人进行沟通交流，其目的都是为了双方增进了解、增加友谊，达成工作中的默契与协调。这样麻醉工作就能事半功倍，否则，反之亦然。通过沟通交流，理顺关系，使大家在一个愉快的环境中工作，不仅有利于促进身心健康，更是保证手术顺利完成的关键。

除了模拟培训之外，沟通交流能力的培训也可以通过讲座和授课的方式，结合临床实例进行剖析和讲解。

（上官王宁　黄宇光）

参考文献

1. Flin R, Goeters KM, Hormann HJ, et al. A generic structure of non-technical skills for training and assessment. Vienna: The 23rd Conference of the European Association for Aviation Psychology, 1998.
2. Hofinger G., Harms H, Buerschaper C, et al. The usefulness of simulator training in combination with psychological training sessions for the improvement of non-technical skills. Eur J Anaesth, 2003, 20: 836-837.
3. Kazuo I, Yasuo K, Kiyoshi M, et al. ASA-PS Affects Human Factor-Induced Morbidity in the Operating Room and Its Outcome. ASA Annual Meeting Abstracts. Patient safety, practice management history, and education. 99(3A): A1298, 2003.
4. O'Connor P, Flin R. Crew resource management training for offshore oil production teams. Safety Science, 2003, 41: 111-129.
5. Yan J. The human factor in medication-error reduction. Am J Health Syst Pharm, 2003, 60: 1417.
6. 李振荣，文素芳，何春红. 沟通交流技巧在手术室工作中的应用. 华夏医学，2007，20：1019-1020.
7. 于广涛. 非技术性技能及其培训. 人类工效学，2004，10：56-57.